国家卫生健康委员会住院医师规范化培训规划教材

内科学
风湿免疫科分册
Rheumatology & Immunology

第 2 版

主　编　曾小峰　苏　茵
副主编　刘　毅　毕黎琦　杨念生　梅轶芳

人民卫生出版社
·北　京·

图书在版编目（CIP）数据

内科学．风湿免疫科分册 / 曾小峰，苏茵主编．—
2版．—北京：人民卫生出版社，2022.8（2024.7重印）
国家卫生健康委员会住院医师规范化培训规划教材
ISBN 978-7-117-32572-1

Ⅰ.①内… Ⅱ.①曾…②苏… Ⅲ.①内科学 — 职业
培训 — 教材②风湿性疾病 — 免疫性疾病 — 诊疗 — 职业培训
— 教材 Ⅳ.①R5

中国版本图书馆 CIP 数据核字（2021）第 263828 号

| 人卫智网 | www.ipmph.com | 医学教育、学术、考试、健康，购书智慧智能综合服务平台 |
| 人卫官网 | www.pmph.com | 人卫官方资讯发布平台 |

内科学　风湿免疫科分册
Neikexue　Fengshi Mianyike Fence
第 2 版

主　　编：曾小峰　苏　茵
出版发行：人民卫生出版社（中继线 010-59780011）
地　　址：北京市朝阳区潘家园南里 19 号
邮　　编：100021
E - mail：pmph @ pmph.com
购书热线：010-59787592　010-59787584　010-65264830
印　　刷：中农印务有限公司
经　　销：新华书店
开　　本：850×1168　1/16　印张：13
字　　数：440 千字
版　　次：2015 年 10 月第 1 版　2022 年 8 月第 2 版
印　　次：2024 年 7 月第 2 次印刷
标准书号：ISBN 978-7-117-32572-1
定　　价：68.00 元
打击盗版举报电话：010-59787491　E-mail：WQ @ pmph.com
质量问题联系电话：010-59787234　E-mail：zhiliang @ pmph.com
数字融合服务电话：4001118166　E-mail：zengzhi @ pmph.com

编 者 名 单

编　委（以姓氏笔画为序）

帅宗文　安徽医科大学第一附属医院　　　　张卓莉　北京大学第一医院

田新平　北京协和医学院北京协和医院　　　陈　盛　上海交通大学医学院附属仁济医院

毕黎琦　吉林大学中日联谊医院　　　　　　武丽君　新疆维吾尔自治区人民医院

刘　毅　四川大学华西医院　　　　　　　　林　进　浙江大学医学院附属第一医院

刘升云　郑州大学第一附属医院　　　　　　郑　毅　首都医科大学附属北京朝阳医院

刘花香　山东大学齐鲁医院　　　　　　　　赵东宝　海军军医大学第一附属医院

苏　茵　北京大学人民医院　　　　　　　　　　　　（上海长海医院）

李小霞　首都医科大学宣武医院　　　　　　姜林娣　复旦大学附属中山医院

李梦涛　北京协和医学院北京协和医院　　　徐　健　昆明医科大学第一附属医院

李鸿斌　内蒙古医科大学附属医院　　　　　凌光辉　中南大学湘雅二医院

杨念生　中山大学附属第一医院　　　　　　梅轶芳　哈尔滨医科大学附属第一医院

杨娉婷　中国医科大学附属第一医院　　　　曾小峰　北京协和医学院北京协和医院

吴振彪　空军军医大学第二附属医院（唐都医院）　魏　蔚　天津医科大学总医院

秘　书　赵久良　北京协和医学院北京协和医院

数字编委（以姓氏笔画为序）

赵久良　北京协和医学院北京协和医院　　　胡朝军　北京协和医学院北京协和医院

出 版 说 明

为配合 2013 年 12 月 31 日国家卫生计生委等 7 部门颁布的《关于建立住院医师规范化培训制度的指导意见》，人民卫生出版社推出了住院医师规范化培训规划教材第 1 版，在建立院校教育、毕业后教育、继续教育三阶段有机衔接的具有中国特色的标准化、规范化临床医学人才培养体系中起到了重要作用。在全国各住院医师规范化培训基地四年多的使用期间，人民卫生出版社对教材使用情况开展了深入调研，全面征求基地带教老师和学员的意见与建议，有针对性地进行了研究与论证，并在此基础上全面启动第二轮修订。

第二轮教材依然秉承以下编写原则。①坚持"三个对接"：与 5 年制的院校教育对接，与执业医师考试和住培考核对接，与专科医师培养与准入对接；②强调"三个转化"：在院校教育强调"三基"的基础上，本阶段强调把基本理论转化为临床实践、基本知识转化为临床思维、基本技能转化为临床能力；③培养"三种素质"：职业素质、人文素质、综合素质；④实现"三医目标"：即医病、医身、医心；不仅要诊治单个疾病，而且要关注患者整体，更要关爱患者心理。最终全面提升我国住院医师"六大核心能力"，即职业素养、知识技能、患者照护、沟通合作、教学科研和终身学习的能力。

本轮教材的修订和编写特点如下：

1. 本轮教材共 46 种，包含临床学科的 26 个专业，并且经评审委员会审核，新增公共课程、交叉学科以及紧缺专业教材 6 种：模拟医学、老年医学、临床思维、睡眠医学、叙事医学及智能医学。各专业教材围绕国家卫生健康委员会颁布的《住院医师规范化培训内容与标准（试行）》及住院医师规范化培训结业考核大纲，充分考虑各学科内亚专科的培训特点，能够符合不同地区、不同层次的培训需求。

2. 强调"规范化"和"普适性"，实现培训过程与内容的统一标准和规范化。其中临床流程、思维与诊治均按照各学科临床诊疗指南、临床路径、专家共识及编写专家组一致认可的诊疗规范进行编写。在编写过程中反复征集带教老师和学员意见并不断完善，实现"从临床中来，到临床中去"。

3. 本轮教材不同于本科院校教材的传统模式，注重体现基于问题的学习（PBL）和基于案例的学习（CBL）的教学方法，符合毕业后教育特点，并为下一阶段专科医师培养打下坚实的基础。

4. 充分发挥富媒体的优势，配以数字内容，包括手术操作视频、住培实践考核模拟、病例拓展、习题等。通过随文或章节二维码形式与纸质内容紧密结合，打造优质适用的融合教材。

本轮教材是在全面实施以"5+3"为主体的临床医学人才培养体系，深化医学教育改革，培养和建设一支适应人民群众健康保障需要的临床医师队伍的背景下组织编写的，希望全国各住院医师规范化培训基地和广大师生在使用过程中提供宝贵意见。

融合教材使用说明

本套教材以融合教材形式出版,即融合纸书内容与数字服务的教材,读者阅读纸书的同时可以通过扫描书中二维码阅读线上数字内容。

获取数字资源的步骤

1 扫描封底红标二维码,获取图书"使用说明"。

2 揭开红标,扫描绿标激活码,注册/登录人卫账号获取数字资源。

3 扫描书内二维码或封底绿标激活码随时查看数字资源。

4 登录 zengzhi.ipmph.com 或下载应用体验更多功能和服务。

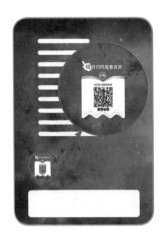

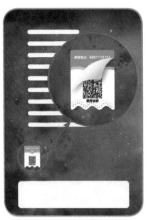

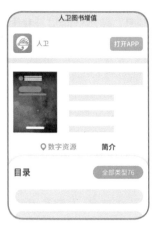

扫描下载应用

配 套 资 源

➢ **配套精选习题集:《内科分册》** 主编:杨金奎

➢ **电子书:《内科学 风湿免疫科分册》(第2版)** 下载"人卫"APP,搜索本书,购买后即可在APP中畅享阅读。

➢ **住院医师规范化培训题库** 中国医学教育题库——住院医师规范化培训题库以本套教材为蓝本,以住院医师规范化培训结业理论考核大纲为依据,知识点覆盖全面、试题优质。平台功能强大、使用便捷,服务于住培教学及测评,可有效提高基地考核管理效率。题库网址:tk.ipmph.com。

主 编 简 介

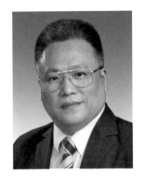

曾小峰

教授、博士生 / 博士后导师。北京协和医院风湿免疫科主任,国家皮肤病与免疫疾病临床医学研究中心主任,亚太风湿病学会联盟(APLAR)副主席,中国医师协会常务理事及风湿免疫科医师分会会长,中华医学会风湿病学分会第九、十届主任委员,中国免疫学会临床免疫分会副主任委员,中国康复医学会骨与关节及风湿病专业委员会候任主任委员,海峡两岸医药卫生交流协会常务理事,北京医学会常务理事及风湿病学分会名誉主任委员,国家"十一五""十二五"科技支撑计划课题负责人,"十三五"国家重点研发计划首席科学家,中国系统性红斑狼疮研究协作组(CSTAR)和国家风湿病数据中心(CRDC)创始人,北京市政协委员。

从事临床教学工作 37 年。国家卫生健康委员会"十三五"全国高等学校教材《内科学》(第 9 版)副主编,先后获得"全国优秀科技工作者""推动行业前行的力量·十大医学贡献专家"、人民网"国之名医·卓越建树奖""改变临床实践的中国原创研究·十大原创研究领衔者""见证 70 年发展致敬医界丰碑:十大原创医学突破者"等荣誉称号。

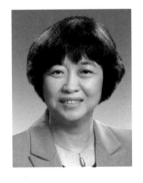

苏 茵

主任医师、教授、博士生导师。北京大学人民医院风湿免疫科副主任 / 北京大学医学部风湿免疫学系副主任。兼任中华医学会风湿病学分会第十届常务委员、北京医学会风湿病学分会第七届候任主任委员、中国医师协会风湿免疫科医师分会第四届常务委员、海峡两岸医药卫生交流协会风湿免疫学专业委员会常务委员;《中华风湿病学杂志》《中华临床免疫和变态反应杂志》《风湿病学年鉴(中文版)》及《英国医学杂志(中文版)》等杂志编委。

先后承担并完成国家"十一五"科技支撑计划、国家自然科学基金、北京市科委协同创新重点项目及北京市自然科学基金等 12 项科研课题。以第一及通信作者身份发表文章 100 余篇,其中 SCI 论文 30 篇,主(副)编(译)或参编了 25部风湿病学专著;获北京大学医学部优秀人才奖励计划,参与获得华夏医学科技奖一等奖等 12 项科技奖。

副主编简介

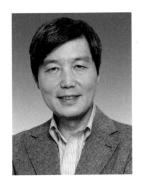

刘 毅

主任医师、教授、博士生导师。四川大学华西医院风湿免疫科主任、罕见病中心副主任,四川大学前沿科学中心免疫炎症研究院负责人。中华医学会风湿病学分会第十届副主任委员,四川省医学会风湿病学专业委员会主任委员,四川省学术和技术带头人。

从事教学工作至今27年。累计发表国际较高水平文章50余篇,主编及参编教材及专著7本。承担国家重点研发计划、国家科技重大专项、国家自然科学基金、四川省科技厅等科研课题20余项。成果荣获军队科技进步奖一等奖、四川省科学技术奖一等奖、四川省医学科技奖一等奖等。

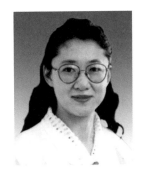

毕黎琦

教授、主任医师、博士生导师、国务院特殊津贴专家。任吉林大学中日联谊医院风湿免疫科主任及医院学位委员会主席,吉林大学内科学全英授课教研室主任。任中华医学会风湿病学分会第七、八、九届常务委员,中国医师协会风湿免疫科医师分会第一、二届副会长,吉林省医学会风湿病学分会主任委员。

从事风湿免疫病的教学、科研、医疗工作37年。研究风湿病免疫的免疫发病机制及免疫调节治疗。主持国家自然科学基金等多项课题,发表系列SCI论文,获吉林省科技进步奖等27项,培养博士后、博士及硕士研究生81名。被评为吉林大学十大白求恩名师。

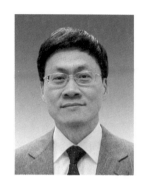

杨念生

教授、主任医师、博士生导师。现任中山大学附属第一医院风湿免疫科主任、内科教研室副主任。中华医学会风湿病学分会常务委员、中国医师协会风湿免疫科医师分会常务委员、中国医师协会内科医师分会常务委员、广东医学会风湿病学分会主任委员。

从事教学工作33年，以通信作者在 *Arthritis & Rheumatology* 等期刊发表SCI论文30余篇，主持国家自然科学基金6项。曾获全国优秀博士学位论文奖及国家和省部级科技进步奖；主编专著3部。曾被评为中山大学十佳优秀教师。

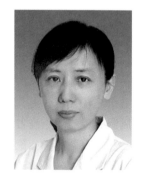

梅轶芳

教授、主任医师、博士生导师。原哈尔滨医科大学附属第一医院风湿免疫科副主任，现任南方科技大学第二附属医院(深圳市第三人民医院)风湿免疫科主任。中国医师协会风湿免疫科专业委员会常务委员，中国医师协会免疫吸附专业委员会常务委员，中国医师协会风湿免疫科专业委员会骨关节炎学组副组长，深圳市健康管理协会风湿免疫专业委员会主任委员，黑龙江省医学会风湿病学分会第五、六届主任委员。

从事临床和教学工作27年，发表SCI论文、核心期刊等论文100余篇，主持课题13项，获得省、厅级科技进步奖3项及厅级医疗新技术奖3项。

前　言

近年来,风湿免疫病领域迅猛发展,迎来黄金时代。国际上基础研究和临床治疗手段不断突破,各种诊疗指南及专家共识推陈出新;国家于2019年出台新政策《综合医院风湿免疫科建设与管理指南(试行)》,成立国家皮肤与免疫疾病临床医学研究中心,风湿免疫学科得以不断进步,相关领域知识日新月异,6年前出版的上一版教材内容略显滞后,亟待最新的研究成果加入其中,充实完善。

鉴于此,国家卫生健康委员会住院医师规范化培训规划教材《内科学　风湿免疫科分册》第2版启动了修订工作。此次修订,比上一版的编纂过程更为艰辛和严谨,从面向全国高等院校及医疗单位编者的慎重遴选到教材内容的反复推敲、精雕细琢,可谓精益求精、追求完美,先后经过4轮广泛深入探讨、归纳、总结、整理、审阅,最终拥有更丰富内涵的第2版终于成稿付梓,即将与广大读者见面。

此次修订团队成员均是风湿免疫病领域的医学知名专家学者,在编写过程中,他们将从医执教积累的丰富经验及医学精英的特质潜移默化地融入教材当中。在主编负责制的前提下,编委会团结奋斗、集思广益、群策群力,为本次高标准、高质量的修订打下了坚实的基础。修订原则方面,紧密贴合教育部等六部门联合印发的《关于医教协同深化临床医学人才培养改革的意见》等相关文件,紧紧围绕《住院医师规范化培训内容与标准(试行)》,强调“基本理论、基本知识、基本技能”,启发学生批判性思维,注重临床创新意识、创新思维和创新能力的培养,鼓励学生能够批判地继承与发扬传统,辩证地对待新观点和新理论,创造性地预见未来。

全书整体结构上延续第1版风格,编写体例上延续以“解析病例为出发点”形式,继续采用以问题为基础的学习(PBL)和以案例为基础的学习(CBL)的教学模式,重点提高住院医师的临床思维能力。内容经过适当的整理合并及拓展,变为23章,尽可能覆盖更多知识点。基础篇涵盖了从生理结构、免疫及炎症机制到自身抗体的详细解读,还增加了“风湿免疫病临床思维方式”“风湿免疫病常用药物”等章节;临床篇更新了大部分疾病的最新诊疗规范和国内外指南。

本教材主要面向从事风湿免疫工作的住院医师,相信修订后的第2版将继续肩负我国医学精英教育的使命和重任,为培养高层次的具有综合素质和发展潜能的医药卫生人才作出更大贡献。诚然,修订过程虽力求完美,但难免有不妥之处,恳请各位同道及师生不吝赐教,以便在再次修订时能够与时俱进,不断完善。

曾小峰

2021年12月

目　　录

第一篇
基 础 篇

第一章　风湿免疫病概述

风湿性疾病(rheumatic disease)是一组累及骨、软骨、关节及其周围软组织(如肌肉、肌腱、滑膜、滑囊、韧带等)及全身多个器官的慢性疾病。风湿性疾病包含100余种疾病,其发病机制虽大多尚未完全阐明,但多数与自身免疫密切相关,因此这些疾病也属于自身免疫病(autoimmune disease),通常总称为"风湿免疫病"。风湿免疫病常呈发作与缓解交替的特点,如未及时诊治,大多数有致残甚至致死的风险,因此及时诊断与治疗是降低风湿免疫病致残、致死的关键。虽然血清自身抗体检测与各种影像学检查极大地提高了风湿免疫病的诊断水平,但进行认真而详细的病史采集和体格检查,始终是确定诊断和进行鉴别诊断的重要依据。风湿免疫病目前尚无根治手段,治疗的目的是控制病情活动,延缓病情进展,保持关节和重要脏器功能,改善生活质量和预后。随着基础医学和临床医学的深入研究,风湿免疫病学的发展已显示出更广阔的前景,许多新的风湿免疫病治疗药物不断涌现,大大改善了风湿免疫病患者的预后,患者的存活时间大幅延长,但患者教育、规律随访和规范用药仍然是风湿免疫病诊治中最重要的环节。

【临床关键点】

1. 风湿免疫病是一组累及关节及其周围骨骼、肌肉、肌腱及其他相关组织和器官的慢性疾病,其临床表现复杂,常涉及多个系统。

2. 接诊风湿免疫病患者时,除了关注常见关节、肌肉等表现外,还需兼顾全身多系统受累,同时关注感染等合并症和药物不良反应。

3. 虽然自身抗体检测、各种影像学检查极大地提高了风湿免疫病的诊断水平,但认真而详细的病史采集和体格检查,始终是确定诊断和进行鉴别诊断的重要依据。

4. 新型靶向药物的出现,极大改善了风湿免疫病患者的预后和生活质量;患者教育、规律随访和规范用药也是影响治疗成败和远期预后的重要的环节。

风湿免疫病包含100余种疾病,而且随着医学的发展越来越多的疾病被纳入了风湿免疫病学的范畴。目前风湿免疫病分十大类。

1. 弥漫性结缔组织病,如系统性红斑狼疮等。

2. 脊柱关节炎,如强直性脊柱炎等。

3. 退行性关节病,如骨关节炎等。

4. 晶体性和代谢性关节病,如痛风和假性痛风等。

5. 感染性关节病,包括由明确病原体直接感染引起的(如莱姆病)和细菌性关节炎,还包括感染间接引起者(如反应性关节炎、病毒性肝炎性关节炎等)。

6. 神经相关性疾病,如腕管综合征、反射性交感神经营养不良等。

7. 肿瘤相关性疾病,如滑膜瘤和滑膜肉瘤,另外还有肺部原发肿瘤引起的骨、关节等症状。

8. 有关节和骨表现的疾病,如弥漫性特发性骨肥厚、变形性骨炎(佩吉特病)、肋软骨炎[蒂策综合征(Tietze综合征)]、致密性髂骨炎和骨坏死等。

9. 无关节和骨表现的疾病,如腱鞘炎、筋膜炎、血管舒缩障碍(如红斑性肢痛病和雷诺病或雷诺现象)等。

10. 其他,如纤维肌痛综合征、结节红斑、结节性脂膜炎、家族性地中海热和肺出血肾炎综合征[古德帕斯丘综合征(Goodpasture综合征)]等。

风湿免疫病分类复杂,疾病种类多,这里只列举很少的部分,仅通过疾病分类的复杂程度就可以想象风湿免疫病的复杂性和疑难性。

与其他疾病一样,详细的病史采集是了解疾病的发生、发展过程并作出正确诊断和鉴别诊断的基础。风湿免疫病大多是多系统受累的慢性疾病,因此全面详细的病史采集对于诊断甚为重要。除了常规的内科疾病问诊和系统回顾外,风湿免疫病病史采集有其特殊的要求和特别的关注点。由于肌肉骨骼系统是风湿免疫病最常累及的器官,因此体格检查时除内科一般性体格检查外,还要特别对患者的肌肉骨骼系统进行全面、详细的检查。检查内容包括关节、关节周围组织、肌腱、韧带和滑囊。

风湿免疫病患者的实验室检查可以分为三大类:第一类为反映受累器官病变性质和严重程度的指标,如血常规、尿蛋白定量、尿沉渣、肝功能、肾功能、血气分析、心肌酶谱和脑脊液检查;第二类为非特异性炎症指标,急性炎症的指标如血沉(红细胞沉降率,ESR)、C 反应蛋白(CRP)、白细胞计数等,慢性炎症指标如血红蛋白、血小板计数、铁蛋白、免疫球蛋白等;第三类是与结缔组织病诊断和鉴别诊断最为相关的血清生物学标志,以抗核抗体谱为代表。此外,遗传标志物(如 HLA-B27)、关节滑液检查和多种影像学检查也是风湿免疫病诊断与鉴别诊断的重要手段。

由于本类疾病大多机制未明,临床表现复杂,常常涉及多个系统,多种疾病之间又有重叠,因此诊断比较困难。目前已有多种疾病分类标准用于疾病的临床研究,并被借用于临床诊断。但是应当强调,分类标准的诊断灵敏度及特异度都不是 100%。不符合分类标准并不能完全除外风湿免疫病的可能,尤其在疾病早期;另一方面,符合分类标准也不能确诊,还须鉴别其他疾病,尤其是肿瘤和感染。应结合病史、体格检查、实验室检查和其他辅助检查综合考虑。在诊断过程中,还应考虑合并症(特别是感染)对临床表现的影响,如狼疮脑病与中枢神经系统感染、晶体性关节炎与感染性关节炎、抗磷脂综合征合并妊娠等。此外,治疗药物的不良反应也是不容忽视的因素,例如糖皮质激素在骨关节和眼部的不良反应等。

由于风湿免疫病临床表现的多样性,往往导致疾病的鉴别诊断范围宽泛,难以确诊。部分风湿免疫病有特征性的病理改变,例如:狼疮性肾炎表现为有大量免疫球蛋白和补体沉积的肾小球肾炎,而抗中性粒细胞胞质抗体(ANCA)相关血管炎则为寡免疫复合物的坏死性肾小球肾炎;干燥综合征患者的唇腺组织中可见灶性淋巴细胞浸润;皮肌炎的肌肉组织中可见肌纤维束周萎缩和淋巴细胞浸润;复发性多软骨炎可见耳郭或气管软骨炎症细胞浸润。因此,病理检查对于诊断和鉴别诊断具有决定性意义,并有助于疾病分类、判断病情活动度和制订治疗决策,虽然为有创性操作,但在诊断与病情判断时应该积极进行。

在治疗风湿免疫病时,应首先告知患者其所患疾病的名称、有关疾病的一般知识、生活方面的指导、对患者生活的影响和大致的预后情况。特别应告知患者所患风湿免疫病属慢性疾病,需要在相当长的一段时间内严格遵循医嘱服用药物以控制疾病,并进行规律性随诊,争取患者长期配合医师诊治,提高治疗的依从性。

用于治疗风湿免疫病的药物种类繁多,传统的治疗药物主要包括非甾体抗炎药(nonsteroidal antiinflammatory drug,NSAID)、糖皮质激素、改善病情抗风湿药(disease modifying antirheumatic drug,DMARD)。近年来生物制剂的研发和在风湿免疫病治疗领域的应用取得革命性进展,目前生物制剂主要包括以下几类:①炎症因子拮抗剂,如肿瘤坏死因子 -α(TNF-α)拮抗剂和白细胞介素 -6(IL-6)受体拮抗剂;②淋巴细胞清除剂,如利妥昔单抗;③炎症细胞活化阻断药,如贝利尤单抗。近年来新出现的针对风湿免疫病发病机制中相关细胞通路的小分子靶向合成药物,如 JAK 酶抑制剂也为风湿免疫病的治疗开辟了新的途径。此外,血浆置换、免疫吸附和大剂量静脉注射免疫球蛋白(IVIg)疗法能迅速清除体内可溶性免疫复合物、抗体等免疫活性物质,但疗效短暂、费用昂贵,仅用于重症患者的紧急治疗,可以提高重症风湿免疫病患者的短期生存率,但采用此法治疗的同时仍应积极使用免疫抑制剂治疗原发疾病,防止病情反弹。对于出现关节病的患者,应保持正确体位,辅以各种物理(水、电、光疗法)治疗以维持关节功能,提高生活质量。对晚期关节病患者,可行外科手术修补、矫形、置换病变关节,以减轻症状、保证生活质量和延缓病情进展。对晚期大血管病变可行血管置换以保证脏器灌注。

(曾小峰　赵久良)

推荐阅读资料

IRESTEIN G S, BUDD R C, GABRIEL S E, et al., Kelley & Firestein's textbook of rheumatology. 10th ed. Philadelphia: Elsevier Saunders, 2017.

第二章　风湿免疫病临床思维方式

　　临床思维是医生从接诊患者到诊断明确并予以治疗过程中作出假设性诊断、进行鉴别诊断和确定诊治方案所伴随的认知过程。临床思维的正确运用,有利于指引医生最有效地采集病史、诊断和治疗疾病,对所得信息进行合乎逻辑的思考,形成准确的临床判断。临床思维包括医生的临床推理和临床实践过程,从患者的具体情况出发全面采集信息,运用已有的知识对相关信息进行分析和推理,从而形成初步诊断。在诊断过程中要运用演绎推理,基于患者主诉、家属提供的附加信息、医生问诊和体格检查获取的信息、实验室与影像学检查,初步形成判断并进行推理,按推理结论指引方向寻找未知信息,形成新的、有效的和完整的证据链,以支持准确的、符合患者具体情况的诊断和治疗方案。

　　风湿免疫病(简称风湿病)的临床思维要比其他系统疾病更复杂,思维路线更长,需要的信息量更大,因此出现误诊的可能性也更大。这源于风湿病的特点:一是病因不清,往往不是单一因素短时造成的,而是多因素包括感染、环境、心理和社会因素等所致;二是疾病表现多是全身性、多系统性损害,一个病种往往有多个临床症状,而多种风湿病又都可能出现同一个临床表现,因此缺乏特异性症状和体征;三是风湿病诊断离不开临床检验,一个病种可能有多种自身抗体,同时多种疾病都可能会出现同一种抗体,故抗体的特异性不明显;四是与其他专科疾病交叉较多,需要强大的鉴别诊断能力,有时需要与其他专科医生共同协作才能作出最后的诊断。因此,风湿病医生的临床诊断和处理更需要有缜密、正确的思维框架。

　　学习临床思维不是为了理解概念,而是为了训练技能,这需要有一套教学方法。学习者首先跟随临床教师,由教师解释推理过程,包括提出假设诊断,对假设进行检验,进行区别性诊断分析;然后学生对教师的推理进行评论;最后教师对学生的评论进行反馈。临床医生及学生要有效地、成功地处理复杂的医疗情况,就必须掌握和应用临床推理技能,这是最重要的,因为这能够决定医疗效果。缺乏临床推理往往就不能提供准确的、令人满意的医疗服务。通常导致临床医疗效果不佳的三大原因包括:①缺乏正确的诊断;②缺乏相关治疗;③没有对并发症等复杂情况进行有效管理。临床思维可有七个步骤,这些步骤是动态的,大致可分为:

　　观察:仔细观察患者及其症状,倾听相关陈述。

　　采集:采集详细信息,包括过去和现在与患者健康相关的情况及问题。

　　加工:检查和处理所采集到的信息,以作出最接近真实情况的诊断,并制订尽可能合理的治疗计划。

　　决定:深度分析患者的病史和当前情况,形成最适当的诊断、治疗意见。

　　方案:提出具体的治疗方案,有时这需要咨询并听取相关学科专家的意见。

　　行动:有效、准确地实施治疗方案。

　　评估:对治疗效果进行评估,检测其有效性,决定是否需要改变目前治疗方案。

一、临床推理及批判性思维

　　临床推理在医生与患者首次接触时就已经开始,患者提供的所有信息,可以让医生一边听取一边开始假设患者可能罹患的疾病。随着病史的不断完善,医生也在不断地排除其他不相关的疾病。首先医生根据疾病人群分布的知识,了解患者的年龄和性别,开始进行分析推理;详细了解患者的症状,针对更需要关注的疾病主要临床特点进行询问。医生持续追问病史,患者不断补充病史,这会让医生不断修正自己的假设诊断和排除诊断。

　　第二步是体格检查,依据问诊中的假设诊断,在体格检查中可能发现阳性体征,同时会发现与假设诊断不符的体征,这时可能会继续追问病史,来肯定或否定自己的假设诊断。

第三步是实验室和影像学检查,掌握了完整的病史和体格检查后,医生可能会再次修订假设诊断,并需要辅助检查,特别是有针对性的实验室检查来帮助作出"初步诊断"。当实验室和影像学检查结果符合医生的假设诊断时,"假设诊断"变成"初步诊断"。若结果不符合医生的假设诊断,需重新梳理信息进一步甄别后重新作出"假设诊断"。临床医生的全部推理过程建立在完整的病史相关信息、全面的体格检查和必要的辅助检查(不会给患者造成不必要的花费)基础上。临床认知往往不是一次完成的,需要不断思考;风湿病属于慢性病,病程长,在疾病的不同阶段会发生变化,深度掌握患者病史就更为重要。如果信息采集不完整、不充分,以后就很可能导致"简单归纳"的逻辑错误,产生错误的假设与判断。

临床分析是对所采集到的信息进行思考以获得新的认识的过程,包括如下几种形式。首先是归类分析,把具有相同症状的疾病归结致一起,以增加假设诊断的证据的有效性和力度。如"发热"症状,在风湿病中主要表现为发热的疾病有系统性风湿病如结缔组织病、血管炎和成人斯蒂尔病等,在同一症状中,要用疾病人群分布特征,分析老年人发热和青年人发热多见的病种,然后再去推理分析。其次是区别分析,医生根据已有知识,鉴别与患者表现出来的与病种相关的或无关的因素,以排除无关因素的干扰,聚焦于相关因素。如关节炎疾病,要排除与感染相关的关节炎后,才能鉴别出非感染性关节炎里的疾病。再次是因果分析,对采集到的各相关信息,分析哪些因素之间具有因果关系;从已知情况出发,依据医生已掌握的知识,推理分析造成这种情况的原因,要避免"错误归因"的逻辑错误。最后是比较分析,将一个病种与其他临床表现相似度较大的病种进行比较,对采取到的信息进行分析。这里要避免"不当类比"的逻辑错误,所联系的相关病种的临床表现与另一个疾病应有较多相似之处,如类风湿关节炎应当与银屑病关节炎进行比较,进行鉴别排除。

综合思维是归纳的高级阶段,对分析所形成的对各因素的认识进行整理,形成有充分依据的整体性的新认识,这对临床诊断十分重要,由于风湿病的关联因素往往比其他疾病更多,模糊性较强,因此综合思维显得更为重要。综合思维可以克服单因素分析可能出现的偏差,可在各因素的联系中重新认识某个因素。例如,女性患者,50岁,出现口腔溃疡,在临床分析中,结合患者还有脱发症状,医生可能拟诊是系统性红斑狼疮,实验室检查结果显示,患者血液中炎症指标升高,自身抗体全部是阴性,不支持初步假设;患者实验室检查出现肾功能异常,这时需要综合归纳思维来修正"假设诊断",可能需要修正原假设诊断,考虑将假设诊断修正为"系统性血管炎"。这里造成偏差的单因素是"口腔溃疡",单纯用口腔溃疡分析疾病会出现偏差,出现口腔溃疡只想到系统性红斑狼疮或白塞综合征(贝赫切特综合征),就会出现"简单归纳"的问题。有效的综合推理是:一方面要涉及已了解的各个相关信息,不宜只综合部分信息就轻易下结论,避免"简单归纳""以偏概全"的逻辑错误;另一方面要注意相关信息的指向性,多数信息特别是关键信息都指向一个疾病,才可以下结论;若相关信息指向不同,则应慎重处理,避免"自相矛盾"的逻辑错误。

批判性思维是立足于证伪、从否定的角度对归纳所形成的判断进行再思考。证伪成立则否定已形成的判断;证伪不成立则可反证所形成的判断的正确性。这是一种反向思维,对于减少临床错误十分重要。临床医生要避免"惯性思维"的错误,不仅要从已有知识、已知信息向前思考,还要在必要的节点上略为停顿,进行反向思维。形成一个判断,特别是初步的判断,不要急于把它当成定论,而应先把它当成一个假设诊断,并对其进行进一步论证。

二、诊断思维

诊断认知过程开始于归纳思维形成的假设诊断,而后通过推理产生方向以进一步采集信息进行求证,发现新的证据不支持假设诊断,则予以否定;若证据充分支持假设诊断,则予以肯定,作出确诊。其实患者到风湿病专科求诊,通常有自己的假设诊断,甚至有可能按自己的理解提供主诉。但这不是医生的出发点,医生不应受患者意见影响,仍需按照诊疗规范采集信息,归纳形成"初步诊断"。对具有典型表现的病种,初步诊断通常较为准确,便仍需进一步做实验室和影像学检查加以求证。如果疾病表现不典型,增加了初步诊断的模糊性和不确定性,则更需要加以求证。新的证据可能否定初步诊断,则需要进行调整,形成新的假设诊断并进行求证。

临床诊断的目标主要是获得确定性诊断,但有时也是为了获得排除性诊断,即排除某种疾病的存在。偶尔会有简单的情况,患者求诊缺乏方向性,医生初诊不能发现任何风湿病的表现,此时不需要进一步求证即可作出排除性诊断。更多的情况则是患者有一些与风湿病相似的症状,这时就可能有两个思维方向:

若相关表现较多,则朝确定性诊断方向求证,这需要做全面的检查以寻找完整的证据;若相关表现较少,则先朝排除性诊断方向求证,先针对关键指标进行检查,当然所选择的关键指标必须准确充分,以避免出现漏诊。

诊断每种风湿病都需要鉴别诊断,对推理思维形成的风湿病假设诊断,与具有类似表现的其他病种进行比较分析,以进一步论证假设诊断,或否定假设诊断以避免误诊。比较分析需要运用差异法,着眼于分析风湿病与鉴别病种有差异的因素,因此需要进一步了解患者是否具有与鉴别病种相关的临床表现。鉴别诊断实质上是一种反证法,虽然目的在于论证风湿病假设诊断,但也间接地对鉴别病种进行论证。若论证鉴别病种为假,则可间接论证风湿病假设诊断为真。这往往需要进行多学科会诊,需要其他专科医生的鉴别诊断和排除。

风湿病诊断常会遇到一些疑难病症,或者患者的症状不典型,推理应当出现的临床症状不清晰甚至没有出现,或者出现难以解释的症状及体征。这时既不足以作出确定性诊断,因为论据不充分、不完整;但又不可轻率作出排除性诊断,要避免出现漏诊。为慎重起见,这时应考虑鉴别诊断,请相关科室的专家来进行论证,若作出排除性诊断,风湿病医生则应当对患者持续观察,随着患者病情的发展而不断采集新证据,更新认识。疾病发展是一个动态过程,临床认知也要进行动态跟随,风湿病医生应当采取研究的态度和方法加以解释,例如请上级医师会诊、利用文献资料、与文献报告的案例进行比较分析。

三、治疗思维

风湿病管理首先要明确治疗目标,在形成确定性诊断的基础上,结合患者的病情,提出可实现的治疗目标。风湿病包含100余种疾病,但大多数病种至今在医学上仍是不可治愈的,治疗目标只能求其次,即完全缓解;若实现不了则再求其次,即病情低活动度或稳定,使其不再向加重的方向发展;若仍不能实现,再求其次,就是缓解症状,减轻患者疼痛之类的身体不适。在这个目标层级中应当优先选择上位目标,也可同时兼容下位目标。例如系统性红斑狼疮治疗目标首先是缓解病情,同时也进行缓解症状的治疗。医生应当从专业角度主导治疗目标的确定,但不是单方决定,而需要听取患者及家属的意见,形成共识。

风湿病治疗要有个体化观点,适应患者个别情况,并有针对性地制订治疗方案。临床上经常出现这样的情况,某种治疗方案对一些患者疗效理想,而对另一些患者的疗效则不理想。要避免用教科书式的普遍性方案不加区别地用于治疗,应当针对患者具体情况因人施治。一是考虑患者的药效敏感性;二是考虑患者对药物副作用的反应性和耐受性;三是考虑患者身体条件的差异,存在的并发症、共患疾病及既往治疗情况;四是要考虑患者的心理承受能力;五是还要考虑患者及家属对治疗费用的预期及支付能力。

治疗风湿病要有长期思维,按照患者病程发展阶段有所区别地制订治疗方案,在病程前期的治疗中就要考虑预后情况及将来的治疗,特别是对系统性红斑狼疮等类似疾病,有必要确定完全缓解病情的治疗目标,制订一个初始方案,并跟随病程,根据患者的治疗反应对治疗方案进行评估和调整,确保病症朝着缓解或低活动度的目标逐渐改善。长期思维可应用于风湿病慢性病管理服务,通过管理服务实施有严密控制的治疗过程,并逐步实现长期完全缓解的治疗目标。

风湿病多属慢性病,部分疾病会导致患者丧失生活能力等,更需要有人文医学思维,围绕患者生理、心理、社会各方面的情况综合施治。现代临床医学模式是生物 - 心理 - 社会模式,临床综合思维不仅要涉及生物医学因素,还要涉及人文医学因素。风湿病患者常伴有心理问题和家庭关系问题,其中有的因素影响疾病的形成和发展,影响患者的求医行为,影响治疗效果。应用人文医学思维,一是要发现患者不利于疾病治疗的行为,提出治疗意见,让患者认识到健康行为的重要性及养成有利于风湿病治疗的健康行为。二是发现患者可能存在的心理问题,例如由于长期患病而产生的抑郁,或因为家庭关爱不够而产生的孤独感、无助感,应劝说患者家属配合治疗,增加对患者的情感支持。三是进行患者心理建设,增强战胜疾病的信心。医生的形象、态度及医患沟通在相当大程度上影响着患者的心理,也关系到患者对医生的评价和信任。增强患者的信任,有利于促进患者遵从治疗方案,有利于实现预期的治疗效果,甚至可以形成心理安慰以利于治疗。

(李小霞)

推荐阅读资料

［1］陈世耀 . 内科临床思维 . 3 版 . 北京：科学出版社，2019.

［2］曾学军 . 内科临床思维基本功释例 . 北京：中国协和医科大学出版社，2013.

［3］LINN A, KHAW C, KILDEA H, TONKIN A. Clinical reasoning: a guide to improving teaching and practice. Aust Fam Physician, 2012, 41 (1-2): 18-20.

推荐阅读资料

第三章　肌肉骨骼系统物理检查法

　　无论患者因何种肌肉或骨骼相关主诉就诊,医生都应对其进行肌肉骨骼系统的物理检查,方法包括视诊、触诊、叩诊和听诊。当患者走进诊室时,检查就已经开始,并按照先上后下、先外后里的原则。如是否可步行入室,或需轮椅、平车推入;步行入室者可观察其步态。患者坐下后先查上肢,依次为双手、腕关节、肘和肩关节;后查下肢,依次为双髋、膝、踝和足关节。对比健侧与患侧是否一致是关节检查的重点。脊柱应取站立位检查,观察脊柱生理弯曲度、棘突及其两侧压痛点,脊柱和双髋关节活动度,卧位时查骶髂关节压痛和双髋关节运动情况。查体时应注意与患者的沟通和人文关怀,避免粗暴手法造成患者疼痛加重;如需要同时检查其他系统,注意相同体位的检查可一起完成,避免反复改变体位为患者带来不便。

　　熟练掌握肌肉骨骼物理检查方法,有利于风湿免疫病的诊断和鉴别诊断。因专业不同,风湿免疫科医师和骨科医师检查脊柱和四肢关节的侧重点有所不同。风湿免疫科医师关注炎症损伤,骨科医师更关注机械损伤,因此针对不同患者,应有所侧重地选择检查方法。

一、脊柱

脊柱查体(视频)

　　1. 脊柱的体表定位　脊柱由 7 个颈椎、12 个胸椎、5 个腰椎、5 个骶椎、4 个尾椎组成。体表可定位部分椎体棘突或间隙,有助于确定病变位置。如第 2 颈椎(又称枢椎)棘突,为枕骨结节向下首个可及椎体;第 7 颈椎(又称隆椎)棘突,在颈前屈时更为明显。双上肢自然下垂时,两肩胛冈内端连线通过第 3 胸椎棘突;两肩胛下角连线通过第 7 胸椎棘突。双侧髂嵴最高点连线通过第 4 腰椎椎体下部或第 4、5 腰椎间隙;双侧髂后上棘连线通过第 5 腰椎、第 1 骶椎间隙。

　　2. 脊柱视诊　脊柱检查应脱去上衣,双足并拢站立,双下肢直立,双上肢自然下垂。应从背面和侧面分别观察脊柱外形。

　　(1)背面:观察脊柱是否正中、有无侧凸畸形(如有,记录侧凸的方向和部位;并变换体位,观察侧凸是否消失)、两肩是否等高、双髂嵴上方是否水平。脊柱侧凸可分为:①姿势性侧凸,见于姿势不良、椎间盘突出、双下肢不等长、脊髓灰质炎后遗症等,其中两下肢不等长可导致站立位侧弯而坐卧位消失;②器质性侧凸,可见于佝偻病、慢性胸膜增厚、胸膜粘连、肩部畸形等,改变体位侧凸不消失。同时也应注意是否有背肌萎缩、腰肌痉挛等肌肉异常,可见于腰椎结核、畸形扭伤、背肌韧带劳损等。

　　(2)侧面:正常脊柱有 2 个生理弯曲,呈"S"形,颈椎、腰椎向前弯曲,胸椎、骶尾椎向后弯曲。脊柱前凸常发生于腰椎,可见于妊娠,病理性可见于大量腹水、腰椎滑脱、先天性髋关节脱位或炎症所致髋关节屈曲畸形。

　　3. 脊柱活动度　脊柱的活动主要在颈椎和腰椎,包括前屈后伸、左右侧屈及左右旋转。检查颈椎时应固定双肩,使躯干不参与运动。如需检查胸椎,先固定骨盆,再转动肩部;以双侧乳头处(第 4 肋间)深吸气和深呼气胸围之差作为胸廓扩张度,正常值为 5cm。表 3-1 为颈椎和腰椎的正常活动度范围。

表 3-1　颈腰椎活动度　　　　　　　　　　　　　　　　　　　　单位:度

部位	前屈	后伸	侧弯	旋转
颈椎	35~45	35~45	45	60~80
腰椎	90	30	20~35	30

4. 脊柱压痛与叩击痛

脊柱压痛:检查时应嘱患者俯卧位,有利于椎旁肌肉放松。检查时,用右手拇指自上而下逐个按压脊椎棘突和椎旁肌肉。正常人无痛,椎旁肌肉压痛常见于腰背肌劳损。第 3 腰椎横突为腰椎中最长,腰肌损伤常在此处有局部压痛并向下肢放射。

脊柱叩击痛:可使用直接叩诊法与间接叩诊法检查。直接叩诊法指用手指或者叩诊锤直接叩击各椎体的棘突。间接叩诊法通过传导显示病变部位,患者应取端坐位,身体稍前倾;医师左手掌面向下置于患者头顶,用右拳叩左手,观察是否有叩痛。

压痛一般反映较浅病变,如局部肌肉损伤;叩击痛一般提示深部病变,如脊柱结核、骨折、椎间盘突出等。

5. 常用的脊柱特殊检查方法

(1)坐位屈颈(Lindner)试验:患者坐位,双腿伸直,前屈颈。如颈椎间盘突出,屈颈可引起神经根压迫,出现坐骨神经疼痛并向小腿放射。

(2)直腿抬高试验和直腿抬高加强试验:患者平卧位,检查者一手握患者足跟,一手握膝伸侧,保持下肢伸直位,缓慢抬高足跟,正常人可抬高至 70°;如抬高至 30°~70° 时,引起下肢放射性疼痛为阳性,见于腰椎间盘突出、坐骨神经痛、腰骶神经根炎。为增加对坐骨神经牵拉强度,再被动使踝关节背屈,如下肢放射痛明显加剧,为直腿抬高加强试验阳性(Lasegue 征)。

(3)Schober 试验:嘱患者直立,在背部髂嵴水平正中线上做零标记,及其下 5cm 和其上 10cm 分别做一标记。让患者向前弯腰(双膝保持直立)至最大限度,测量上下两个标记间距离,若增加少于 4cm 即为阳性,可见于强直性脊柱炎。

(4)枕墙距:患者靠墙直立并背靠墙,双足跟贴墙,双腿直立和双眼平视,测量枕骨部与墙壁之间的距离,正常距离为零。颈僵直和 / 或胸椎畸形后凸时,枕部无法贴壁。

(5)骨盆按压检查:患者侧卧位,检查者用手按压侧位的骨盆处可引起骶髂关节疼痛,可见于脊柱关节炎,特别是强直性脊柱炎。

(6)骨盆旋转试验:极度屈曲两髋、两膝,使臀部离床、腰部被动前屈,如感疼痛为阳性,可见于下腰部软组织劳损、腰骶椎病变。椎间盘突出患者可为阴性。

(7)下肢"4"字试验(Patrick 试验):患者仰卧,一侧膝屈曲并让足跟部放置对侧伸直的膝关节上,此时该侧髋关节外展外旋。检查者一手向下压屈曲的膝关节部,另一只手放在对侧的髂骨前部并下压,如患者出现对侧骶髂关节处疼痛,提示下肢伸直侧的骶髂关节病变;如腹股沟处牵拉痛,可为肌肉损伤引起,与骶髂关节无关。

(8)床边试验(Gaenslen 征):患者仰卧位,一条腿下垂到床边,另一条腿屈曲,并尽量贴近腹壁,如下垂腿的一侧出现疼痛,提示该侧骶髂关节病变。

二、外周关节

1. 关节视诊　观察关节的形态和活动度,关节是否有畸形和结节,患者自主关节活动时的状况,包括屈和伸、内收和外展、内旋和外旋等,双手的握拳,双上臂的背屈,下肢活动还有下蹲起立等。其次是关节肿大,这是诊断关节炎的重要依据,分为关节肿、关节周围肿、关节骨性肥大等,注意受累关节数目、是否对称。最后还要观察关节区域的颜色和变化过程。

(1)常见关节畸形

1)膝内翻:双脚内踝部靠拢,两膝部因双侧胫骨向外侧弯曲呈"O"形;膝外翻:两膝关节靠近时,两小腿斜向外方呈"X"形,两踝分离。

2)足内翻、足外翻:足内翻为足掌活动受限呈固定内翻、内收畸形;足外翻为足掌活动受限呈固定外翻、外展畸形。

3)方肩:可见于肩关节脱位、肩肌萎缩。

4)梭状指:类风湿关节炎等滑膜炎症期,双手近端指间关节肿胀,可表现为梭状指。

5)天鹅颈畸形、纽扣花畸形、尺侧偏斜畸形:均为类风湿关节炎晚期的常见畸形。天鹅颈畸形表现为远端指间关节屈曲、近端指间关节过伸;纽扣花畸形表现为远端指间关节过伸、近端指间关节屈曲;尺侧偏斜畸形为掌指关节半脱位表现。

四肢关节查体
(视频)

6)腊肠指/趾:一个或多个手指或足趾的完全肿胀,见于银屑病关节炎的远端和近端指/趾关节腱鞘炎、滑膜炎。

7)"望远镜"征:因远端指/趾骨溶解,出现严重的指/趾缩短畸形,上节骨嵌入下节指骨的软组织,像"望远镜"样缩短和拉长,见于银屑病关节炎、类风湿关节炎等毁损性关节炎。

(2)常见皮下结节

1)赫伯登(Heberden)结节与布夏尔(Bouchard)结节:双手远端指间关节骨性肥大可见到 Heberden 结节,近端指间关节骨性肥大可见到 Bouchard 结节,均为骨关节炎的特征表现。

2)类风湿结节:常位于关节伸侧、关节周围或骨突出部位的皮下结节,见于类风湿关节炎患者,与疾病活动度相关。

3)痛风结节:尿酸盐结晶沉积在关节内和关节附近肌腱、腱鞘、皮肤结缔组织中,形成黄白色、大小不一的隆起赘生物,也称"痛风石"。

4)腱鞘囊肿:手背等腱鞘走行处的突起肿块,见于关节囊、韧带、腱鞘等结缔组织退行性变。

2. 关节触诊

(1)触摸关节皮温:关节皮温明显升高,伴颜色发红,可见于急性痛风发作、感染性关节炎等。凉髌征指正常情况下,膝关节皮温应低于大小腿皮温;如凉髌征阴性,可提示存在关节炎症。

(2)关节有无压痛:检查者检查小关节时,可用手指按压,或拇指和示指对捏、挤压病变关节和周围组织,观察患者的疼痛程度。如果检查双膝关节时,则检查者要用双手挤压,或用拇指和示指对膝关节进行垂直、水平两个方向的挤压,挤压用力程度达到检查者拇指指甲变白时压力相当于 $4kg/cm^2$。

(3)关节活动时的摩擦感:大关节活动时,检查者用手掌触摸整个关节来感觉有无摩擦感体征,该体征在双膝骨关节炎时比较明显。

(4)关节被动活动情况:是指检查者根据关节病变需要给患者做关节屈、伸等活动,患者处于被动状态。如发现双手指关节尺侧偏斜畸形,需通过检查掌指关节活动度判断是否存在关节固定,以鉴别类风湿关节炎和 Jaccoud 关节病引起的损伤,后者不存在骨和软骨破坏,可在检查者帮助下恢复至正常位置。炎症性疾病患者,关节主动活动受肌力影响无法完成,而被动活动正常,则提示疾病未累及关节。

(5)是否存在关节肿物:如关节腔内有大量积液的类风湿关节炎患者,可因屈曲时显著增加的关节腔压力,导致关节后壁组织突出,形成腘窝囊肿(又称 Baker 囊肿)。

3. 关节听诊 当关节活动时注意是否有骨摩擦音。严重膝骨关节炎时摩擦音比较明显,有时还可在腱鞘炎的关节部位听到柔软的摩擦音。

4. 常见的各(外周)关节特殊检查方法及体征

(1)肩关节:肘关节贴在胸前,手能触摸对侧耳朵,说明肩内收正常;手能从颈后摸到对侧耳朵,说明肩关节前屈、外展及外旋活动正常;手能从背后摸到或接近对侧肩胛骨下角,说明肩关节内旋、后伸正常。

(2)腕关节:正常腕关节背伸 35°~60°,掌屈 50°~60°,桡侧、尺侧偏斜可达 30°。合掌法可测量双腕的屈伸活动度:将双手手掌及手指对掌紧贴,两腕充分背屈,对比两侧的角度;再使两手背贴近,手掌向下充分掌屈,对比双侧的角度。

(3)髋关节——托马斯(Thomas)征:嘱患者平卧,一侧极度屈髋屈膝,可使腰部放平而紧贴床面,此时对侧大腿与床面如有夹角,为托马斯征阳性,提示髋关节的屈曲畸形及存在腰椎前凸代偿。

(4)膝关节——浮髌试验:一手压迫髌上囊,将关节液挤入关节腔内,另一手指反复按压髌骨,在髌上囊处如感到波动,且下压时感到髌骨触到股骨,松开时浮起,即为浮髌试验阳性,提示关节内积液。髌骨加压研磨试验:向上下左右推压髌骨,检查有无摩擦音和疼痛。

三、四肢肌肉及皮肤检查

除中轴和外周关节检查外,风湿免疫病查体亦需重视肌肉和皮肤的特殊表现。尤其是特征的皮疹等,对风湿免疫病的诊断有一定的提示意义。常用的检查要点包括:

1. 肌肉检查 评估肌肉容积(是否有萎缩)、肌张力、肌力是常见的肌肉检查内容。炎性肌病、系统性红斑狼疮、系统性硬化等风湿免疫病患者可出现肌肉受累,因此对于有乏力、无力、肌肉酸痛等主诉的患者,应完善肌力检查。分为 6 级(0~ V 级),具体评判见表 3-2。

表 3-2　肌力分级

分级	描述
0 级	肌肉完全瘫痪,无法检测到收缩
Ⅰ级	肌肉稍有收缩,但关节无活动
Ⅱ级	能带动关节活动,但不能对抗自身重力
Ⅲ级	能对抗自身重力活动
Ⅳ级	可对抗重力和轻微阻力
Ⅴ级	完全正常

2. 特殊指 / 趾改变

(1)指端溃疡:常提示小血管炎,可见于系统性红斑狼疮、系统性硬化、累及小动脉的系统性血管炎。

(2)手指皮肤增厚:皮肤肿胀、发硬,可见于混合性结缔组织病、系统性硬化等。

(3)甲银屑病:指 / 趾甲病变是银屑病关节炎的特征。如果没有甲银屑病,一般没有远端指间关节炎。常见表现为顶针样凹陷、高低不平、有横沟及纵嵴,以及甲板增厚,甲板、甲床分离,甲床过度增生,甲表面呈碎屑状、油污状、末端细条状出血或有白甲。

3. 特征性皮疹　皮疹是风湿免疫病的重要体征。需注意的是,多数皮疹为非特征性,可见于多种疾病,需注意鉴别。以下罗列了常见的、特异性较高的皮疹类型。

(1)Gottron 征:为略微隆起的紫色、粉色或暗红色丘疹,出现在掌指关节或指关节的伸面,也可见于肘、腕、膝关节伸面,是皮肌炎特征性的皮肤损害。

(2)向阳疹:为分布在一侧或双侧眶周的红色或紫色红斑,常伴水肿,是皮肌炎特征性的皮肤损害。

(3)技工手:皮肤过度角化、脱屑、粗裂,手指桡侧明显。常与抗合成酶抗体相关。

(4)蝶形红斑:位于双颊部对称性的红色水肿性皮疹,是红斑狼疮特异性较高的一种皮疹。严重者可有水疱、结痂,继而出现鳞屑、毛囊角质栓和毛细血管扩张。

四、常见风湿免疫病的查体重点

风湿免疫病病种多样,临床表现各有不同。除掌握常规肌肉骨骼检查方法外,也应当熟练掌握常见风湿免疫病的特征性体征,对于有多系统受累的风湿免疫病患者,应注意其他系统的体格检查,全面、综合地评估患者情况。下面以几类常见的风湿免疫病为例,总结不同疾病应侧重的查体要点。

1. 骨关节炎　常见的手骨关节炎体征有 Heberden 结节、Bouchard 结节,还可见到蛇形指、方指等。足关节炎时可见到拇外翻、趾挛缩[或称锤状趾(cock-up)]。双膝骨关节炎时,注意是否存在膝内外翻畸形。

2. 脊柱关节炎　发病初期可有下肢单关节肿胀,晚期可见有脊柱强直。特殊检查:Schober 试验、枕墙距、胸廓扩张度(测定小于 2.5cm 为异常)、直腿抬高试验和直腿抬高加强试验、下肢“4”字征(Patrick 试验)、骨盆按压试验、床边试验(Gaenslen 征)等。另外,需注意观察是否存在跟腱肿胀、银屑病皮疹、指 / 趾甲病变、腊肠指 / 趾、结节红斑、心脏杂音等体征。

3. 类风湿关节炎　①早期可呈现梭状指,晚期可见天鹅颈畸形、纽扣花畸形、尺侧偏斜畸形、“望远镜手”。②双腕关节早期可用合掌法测量;关节炎后期时,双腕关节可出现关节强直,活动度消失。③肘关节:发病初期,呈梭形肿胀并在伸直时尺骨鹰嘴桡侧小凹陷消失,提示关节积液或滑膜炎,同时也可引起关节屈伸和内外旋活动度降低;让患者尽量把前臂伸直观察是否有肘屈曲挛缩;检查者用整个手掌面从后往前滑过肘关节伸侧,检查局部有无结节。④膝关节可肿胀,有时见到腘窝囊肿。⑤双足关节:可出现趾外翻、跖骨头的跖肌半脱位、足趾外侧偏移和远端半脱位等。

4. 干燥综合征　可因高丙种球蛋白血症出现皮肤紫癜、冷球蛋白血症血管炎、荨麻疹性血管炎等。高丙种球蛋白血症性紫癜较常见,好发于下肢,为米粒大小边界清楚的红丘疹,压之不褪色,分批出现,可自行消退,遗留褐色色素沉着。如发现龋齿,需注意是否为猖獗齿,此为干燥综合征的特征性改变,齿颈部首先变黑,后延至全牙,继而小片脱落,最终大量牙齿相继仅留残根。需注意腮腺及浅表淋巴结触诊。

5. 炎性肌病　需仔细评估头颈及四肢近远端肌力,必要时需评估吞咽功能。注意观察是否存在技工手、

11

皮下钙化、Gottron 征、向阳疹、V 形征等皮肌炎特征性皮肤表现。注意肺部和心脏听诊,合并间质性肺疾病者可闻及双肺底爆裂音(Velcro 啰音),合并肺动脉高压者可闻及肺动脉瓣区第二心音亢进、第二心音早期分裂、三尖瓣反流杂音等。

6. **系统性硬化** 注意评估全身皮肤肿胀、硬化情况,手指及足趾末端溃疡,钙质沉着(常见于易创伤区域的皮下组织),也需注意间质性肺疾病和肺动脉高压体征。

7. **系统性血管炎** 根据受累血管部位不同,可有不同的临床表现。小血管炎可表现为指端溃疡、坏死,雷诺现象等;大动脉炎需注意测量双侧上、下肢血压,检查双侧桡动脉搏动,听诊颈部及锁骨下动脉杂音;结节性多动脉炎需注意检查足背动脉搏动、肾动脉杂音,完善神经系统查体;疑诊白塞综合征时需仔细检查是否存在皮肤及黏膜溃疡。

(陈 盛)

第四章 自身抗体

第一节 概　述

自身抗体是指抗自身细胞内、细胞表面和细胞外抗原的免疫球蛋白,患者血液中存在高效价的自身抗体是风湿免疫病的重要特征之一,风湿免疫病多数伴有特征性的自身抗体(谱)。检测自身抗体可实现对疾病的早期预警、诊断与鉴别诊断、病情评估、治疗监测、病程转归及预后判断等。同时,自身抗体的深入研究也可促进对风湿免疫病发病机制的了解。目前临床实验室可开展的自身抗体检测项目已达百项以上(表4-1)。

表 4-1　常见风湿免疫病及其相关自身抗体谱

风湿免疫病	相关自身抗体谱
系统性红斑狼疮	抗核抗体、抗双链 DNA 抗体、抗 Sm 抗体、抗 SSA/Ro 抗体、抗脱氧核糖核蛋白抗体、抗组蛋白抗体、抗核小体抗体、抗心磷脂抗体、抗 β_2- 糖蛋白 I 抗体等
原发性干燥综合征	抗核抗体、抗 SSA/Ro 抗体、抗 SSB/La 抗体、抗涎(腮)腺导管抗体、抗 α- 胞衬蛋白抗体等
类风湿关节炎	类风湿因子、抗环瓜氨酸肽抗体、抗角蛋白抗体、抗核周因子、抗角蛋白丝聚集素抗体、抗 RA33 抗体等
系统性硬化	抗核抗体、抗 Scl-70 抗体、抗 Ku 抗体、抗 PM-Scl(PM-1)抗体、抗着丝点抗体等
系统性血管炎	抗中性粒细胞胞质抗体、抗蛋白酶 3 抗体、抗髓过氧化物酶抗体、抗内皮细胞抗体等
多发性肌炎 / 皮肌炎	抗氨基酰 tRNA 合成酶(ARS)抗体、抗 Mi-2 抗体、抗信号识别颗粒(SRP)抗体、抗黑色素瘤分化相关基因 5(MDA5)抗体、抗转录中介因子 1(TIF1)抗体、抗核基质蛋白 2(NXP2)抗体、抗小泛素样修饰物活化酶(SAE)抗体、抗 3- 羟基 -3- 甲基戊二酰辅酶 A 还原酶(HMGCR)抗体、抗核胞质 5' 核苷酸酶 1A(CN1A)抗体等
抗磷脂综合征	抗心磷脂抗体、抗 β_2- 糖蛋白 I 抗体、抗磷脂酰丝氨酸 - 凝血酶原复合物抗体、抗磷脂酰乙醇胺抗体等
副肿瘤综合征	抗 Yo 抗体(抗浦肯野细胞抗体,PCA-1)、抗 Hu 抗体(抗神经元核抗体 1 型,ANNA-1)、抗 Ri 抗体(抗神经元核抗体 2 型)等
自身免疫性肝炎	抗核抗体、抗平滑肌抗体、抗肝肾微粒体抗体、抗肝细胞胞质 1 型抗原抗体、抗可溶性肝抗原抗体、抗去唾液糖蛋白受体抗体等
原发性胆汁性胆管炎	抗线粒体抗体、抗 Sp-100 抗体、抗 gp210 抗体、抗核包膜抗体、抗着丝点抗体等
自身免疫性胃炎	抗胃壁细胞抗体、抗内因子抗体等
炎性肠病	抗胰腺腺泡抗体、抗小肠杯状细胞抗体、抗酿酒酵母抗体、抗中性粒细胞胞质抗体等
麦胶(麸质)敏感性肠病	抗肌内膜抗体、抗麦胶蛋白抗体、抗网硬蛋白抗体、抗组织谷氨酰胺转移酶等
自身免疫性多内分泌腺体综合征	抗胰岛细胞抗体、抗肾上腺(皮质)抗体、抗甲状腺微粒体抗体、抗睾丸间质细胞抗体、抗卵巢抗体、抗胎盘合体滋养层细胞抗体、抗甲状旁腺抗体、抗脑垂体抗体等
1 型糖尿病	抗胰岛细胞抗体、抗谷氨酸脱羧酶抗体、抗酪氨酸磷酸酶抗体、抗胰岛素抗体等
自身免疫性甲状腺疾病	抗甲状腺球蛋白抗体、抗甲状腺微粒体抗体、抗甲状腺过氧化物酶抗体、抗促甲状腺激素受体抗体等

续表

风湿免疫病	相关自身抗体谱
自身免疫性大疱病	抗表皮细胞间质抗体（天疱疮抗体）、抗表皮细胞基底膜抗体（类天疱疮抗体）、抗桥粒芯糖蛋白 -1 抗体、抗桥粒芯糖蛋白 -3 抗体、抗 BP180 抗体、抗 BP230 抗体等
重症肌无力	抗骨骼肌抗体、抗乙酰胆碱受体抗体等
吉兰 - 巴雷综合征	抗髓鞘相关糖蛋白抗体、抗神经节苷脂抗体等
不孕、不育	抗精子抗体、抗透明带抗体、抗子宫内膜抗体、抗胎盘合体滋养层细胞抗体等

一、自身抗体的分类

1. **疾病标志性自身抗体** 只出现于某种自身免疫病中，极少出现于其他疾病中，对风湿免疫病的诊断价值大，但种类较少且灵敏度低，如系统性红斑狼疮（systemic lupus erythematosus，SLE）中的抗 Sm 抗体（灵敏度 20%~40%）。

2. **疾病特异性自身抗体** 在某种自身免疫病中灵敏度高，在其他疾病也可出现，但阳性率低，如 SLE 中的抗双链 DNA（double stranded DNA，dsDNA）抗体（SLE 疾病活动期的灵敏度为 70%~80%，特异度为 90%~95%），也可见于 I 型自身免疫性肝炎（autoimmune hepatitis，AIH），但阳性率低于 10%。

3. **疾病相关性自身抗体** 与某种自身免疫病有密切相关性，但在其他疾病也可出现，如原发性干燥综合征（primary Sjögren syndrome，pSS）中的抗 SSA 抗体和抗 SSB 抗体，阳性率分别约为 70% 和 40%，对 pSS 诊断意义大，但也常出现于 SLE 中，阳性率分别约为 50% 和 30%。

4. **疾病非特异性自身抗体** 可在多种自身免疫病中出现，不具疾病诊断特异性，如抗核抗体（antinuclear antibody，ANA）可见于多种结缔组织病中，也可见于其他自身免疫病、肿瘤、感染及健康人群中。

5. **生理性自身抗体** 在健康人中可出现的自身抗体，此类自身抗体效价低，不足以引起机体自身组织、细胞的破坏，但可以协助清除衰老蜕变的自身成分，起到免疫自稳作用，其出现的频率和效价可随年龄的增长而增高，常见的自身抗体有 ANA、类风湿因子（rheumatoid factor，RF）、抗平滑肌抗体（anti-smooth muscle antibodies，anti-SMA，抗 SMA）等。

二、自身抗体的检测方法

临床应用的自身抗体检测方法种类很多，但其检测的核心原理却一致，即抗原与相应抗体之间的特异性结合反应。应用于自身抗体检测的方法有间接免疫荧光法（indirect immunofluorescence，IIF）、酶联免疫吸附试验（enzyme linked immunosorbent assay，ELISA）、线性免疫印迹法（line immunoassay，LIA）、免疫扩散法、免疫印迹法、免疫沉淀法、对流免疫电泳法、化学发光法、多元微珠免疫检测法、放射免疫法、免疫斑点法、芯片酶联免疫技术等。其中 IIF、ELISA、LIA 等是目前国内临床实验室最为常用的检测方法。

IIF 使用动物组织切片或培养细胞，如 HEp-2 作为抗原基质，与标本中的自身抗体结合，再用荧光素标记的第二抗体进行检测。可应用于 ANA、抗 dsDNA 抗体、抗中性粒细胞胞质抗体（antineutrophil cytoplasmic antibody，ANCA）、抗角蛋白抗体（anti-keratin antibody，AKA）、抗核周因子（anti-perinuclear factor，APF）、抗SMA、抗肝肾微粒体（liver-kidney microsomal，LKM）抗体、抗线粒体抗体（anti-mitochrondrial antibodies，AMA）等自身抗体的检测。

ELISA 常采用间接法进行自身抗体的检测，即将已知的纯化、重组或人工合成的抗原包被在固相载体表面，待测自身抗体与靶抗原进行特异性结合反应后，再与酶标记的第二抗体反应，并通过酶作用于底物以显色判断结果。可应用于抗 dsDNA 抗体、抗心磷脂抗体（anticardiolipin antibodies，aCL）、抗 β_2- 糖蛋白 I（β_2-glycoprotein I，β_2-GP I）抗体、抗环瓜氨酸肽（cyclic citrullinated peptide，CCP）抗体等自身抗体的检测。

LIA 将已知的纯化、重组或人工合成的抗原包被在检测膜条上（多为硝酸纤维膜）并完成抗原抗体结合反应，而后亦通过酶 - 底物反应来判定结果，可应用于抗 nRNP/Sm 抗体、抗 Sm 抗体、抗 SSA 抗体、抗 SSB 抗体、抗 Scl-70 抗体、抗 PM-Scl 抗体、抗 Jo-1 抗体、抗着丝点蛋白 B（CENP B）抗体、抗增殖性细胞核抗原（PCNA）抗体、抗核小体抗体、组蛋白抗体、抗核糖体 P 蛋白（rRNP）抗体、AMA-M2 抗体等自身抗体的检测。

目前,化学发光法在国内不断被应用于临床实验室的常规检测,与 ELISA 相比能实现自动化、快速、定量及随时待机检测,因而被广泛应用于抗心磷脂抗体、抗 β_2- 糖蛋白 I 抗体、抗髓过氧化物酶抗体、抗蛋白酶 3 抗体、抗 CCP 抗体等自身抗体的检测。

三、自身抗体的临床意义

1. **应用于自身免疫病诊断与鉴别诊断** 如抗 Sm 抗体对 SLE 的诊断具有较高特异性,是目前公认的 SLE 的血清标志抗体,对早期、不典型的 SLE 的诊断或经治疗缓解后的 SLE 回顾性诊断有很大帮助。

2. **应用于自身免疫病病情评估与治疗监测** 如 SLE 中的抗 dsDNA 抗体、系统性血管炎(systemic vasculitis,SV)中的抗蛋白酶 3(proteinase 3,PR3)抗体和抗髓过氧化物酶(myeloperoxidase,MPO)抗体。

3. **应用于自身免疫病病程转归与预后判断** 如局限型系统性硬化(systemic sclerosis,SSc)中抗着丝点抗体(anti-centromere antibodies,ACA)阳性患者预后良好,而弥漫型 SSc 中抗 Scl-70 抗体阳性且年长发病患者预后较差。

4. **应用自身免疫病预警** 如抗 CCP 抗体早在类风湿关节炎(rheumatoid arthritis,RA)发病前 4.5 年即可在患者体内出现,AMA 可以在原发性胆汁性胆管炎(PBC)患者发病前 10 年出现。

5. **自身免疫病发病机制的研究** 通过自身抗体临床应用实践,可进一步研究和阐明风湿免疫病发病机制,如 SLE 中的 ANA 与多器官或组织的细胞核结合,从而导致多器官的损伤。

知识点

1. 自身抗体是自身免疫病的重要特征之一,主要可分为疾病标志性自身抗体、疾病特异性自身抗体、疾病相关性自身抗体、疾病非特异性自身抗体及生理性自身抗体。

2. 自身抗体检查可实现自身免疫病的诊断与鉴别诊断、病情评估与治疗监测、病程转归与预后判断、预警。

3. 常用自身抗体检测方法有间接免疫荧光法、酶联免疫吸附试验、线性免疫印迹法、化学发光法等。

第二节 抗核抗体谱

抗核抗体(anti-nuclear antibody,ANA)是以真核细胞的各种成分为靶抗原的器官非特异性自身抗体的总称,属自身抗体中的一组抗体。迄今已衍生出具有不同临床意义的几十种特异性自身抗体,形成了抗核抗体谱(antinuclear antibodies,ANAs)。ANAs 对风湿免疫病的诊断、鉴别诊断及临床治疗具有重要意义。通常包括六大类,即抗 DNA 抗体、抗组蛋白抗体、抗 DNA 组蛋白复合物抗体、抗非组蛋白抗体、抗核仁抗体和抗其他细胞成分抗体。

一、ANA 常见荧光模型

因被检血清中存在不同性质的特异性 ANA,进行免疫荧光法检测时,同检测底物靶抗原结合,从而呈现形态各异的荧光染色模型。通过荧光染色模型分析,可初步判断相应抗体性质范围,从而指示进一步检测特异性抗体。常见的荧光染色模型有下述 7 种:

1. **均质型(homogeneous pattern,H)** 分裂间期细胞核质染色均匀一致,分裂期细胞染色质阳性(亦呈均质型)。此染色型与抗 DNP 抗体、抗 dsDNA 抗体、抗组蛋白抗体和抗核小体抗体等有关。

2. **斑点型(speckled pattern,S)** 又称核颗粒型。分裂间期细胞核质染色呈斑点状、斑块状,分裂期细胞染色质阴性。此荧光染色型与抗可提取性核抗原(extractable nuclear antigen,ENA)抗体有关。

3. **核仁型(nucleolar pattern,N)** 分裂间期细胞核仁着染荧光,分裂期细胞染色质阴性。此荧光染色型与系统性硬化相关的 ANA 有关。

4. 核膜型(membranous pattern,M) 分裂间期细胞荧光染色在核膜周围,分裂期细胞染色质阴性。此荧光染色型与抗核包膜蛋白抗体(抗板层素或 gp210 抗体)相关。

5. 着丝点型(centromere pattern) 分裂间期细胞核内均匀散布大小较一致的着染荧光细颗粒,无核膜结构,分裂期细胞染色质着丝点密集排列。

6. 胞质型(cytoplasmic pattern) 分裂间期细胞胞质荧光染色阳性,又可分为线粒体型、核糖体型、Jo-1型、细颗粒型等。

7. 混合型(mixed pattern) 指两种或两种以上混合的荧光染色模型。有时一份血清内因含有多种抗体,可出现不同的染色模型(混合型)。

除上述常见荧光染色模型外,还可见一些少见的荧光染色模型,如肌动蛋白型、纺锤体型和 PCNA 型等。多数荧光染色型所对应的特异性自身抗体和临床意义还不十分清楚。

同一种自身抗体可以出现不同的荧光染色模型,不同的自身抗体可以出现同样的荧光染色模型。荧光染色模型具有一定的提示作用,但仅根据荧光染色模型特点来推断自身抗体的特异性具有片面性,应根据特异性自身抗体的检测结果来确定。

二、临床意义

ANA 阳性(高效价)提示风湿免疫病的可能性,ANA 检测对风湿免疫病的诊断和鉴别具有重要意义。ANA 阳性的疾病很多,除风湿免疫病外,某些非结缔组织病、肿瘤、感染甚至健康人群中也可出现低效价的 ANA 阳性(表 4-2)。

表 4-2 抗核抗体的阳性率 单位:%

疾病	阳性率	疾病	阳性率
系统性红斑狼疮活动期	95~100	类风湿关节炎	30~50
系统性红斑狼疮非活动期	80~100	幼年型类风湿关节炎	20~40
药物性狼疮	95~100	自身免疫性肝炎	约 75
混合性结缔组织病	95~100	原发性胆汁性胆管炎	约 75
系统性硬化	70~90	肿瘤	10~30
干燥综合征	60~80	慢性感染	10~50
多发性肌炎 / 皮肌炎	40~60	健康人群	5~10

注:使用抗核抗体免疫荧光抗体技术检测(HEp-2 细胞为实验基质)。

三、抗核抗体谱

(一) 抗 DNA 抗体

主要包括抗 dsDNA 抗体和抗单链 DNA 抗体(anti-single stranded DNA antibodies,抗 ssDNA 抗体)。抗 dsDNA 抗体是目前公认的 SLE 高度特异性抗体,诊断特异度为 90%,灵敏度为 70%,被列为 SLE 分类诊断标准之一。抗 dsDNA 抗体与 SLE 疾病活动性关系密切,其抗体效价随疾病的活动或缓解而升降,常被作为 SLE 活动的指标,可用于监测 SLE 病情变化、判断疾病活动期、观察药物治疗效果等。血清抗 dsDNA 抗体水平升高时提示疾病复发。血清抗 dsDNA 抗体呈高效价伴低补体时,提示发生狼疮性肾炎的危险性大。SLE 缓解期血清抗 dsDNA 抗体水平降低甚至转阴。抗 ssDNA 抗体对疾病诊断缺乏特异性,故临床上实用价值不大。

(二) 抗 DNA 组蛋白复合物抗体

抗脱氧核糖核蛋白抗体(anti-deoxyribonucleoprotein antibodies,抗 DNP 抗体)主要见于 SLE。强阳性时高度考虑 SLE 诊断,阴性结果时排除 SLE 诊断应结合其他免疫学指标,如 ANA、抗 Sm 抗体、抗 dsDNA 抗体、抗磷脂抗体(antiphospholipid antibodies,aPL)等。

（三）抗可提取性核抗原（ENA）抗体

目前临床常规最常检测的抗 ENA 抗体包括抗 Sm 抗体、抗 SSA 抗体、抗 SSB 抗体、抗 rRNP 抗体、抗 Scl-70 抗体及抗 Jo-1 抗体等。

1. 抗 Sm 抗体　抗 Sm 抗体对 SLE 的诊断具有较高特异性，是目前公认的 SLE 的血清标记抗体。在 SLE 中的阳性率为 20%~40%。抗 Sm 抗体阴性并不能排除 SLE 诊断。

2. 抗 SSA 抗体　靶抗原 SSA/Ro 为核糖核蛋白复合物，由 RNA 成分与蛋白成分非共价组合而成。抗 SSA 抗体和抗 SSB 抗体是干燥综合征（SS）分类标准中重要的血清学诊断指标。在 SS 中，抗 SSA 抗体的检出率约为 60%。部分患者可同时检出抗 SSB/La 抗体，两者同时检出时高度提示 pSS。抗 SSA 抗体在其他风湿免疫病中亦可检出，在 SLE 中约为 30%，在其他风湿免疫病和非结缔组织病中亦可检出，因而抗 SSA 抗体对 SS 而言并不特异。抗 SSA 抗体阳性的孕妇，可发生新生儿发生先天性心脏传导阻滞。当抗 SSA 抗体通过胎盘进入胎儿后，可引起新生儿狼疮综合征，此时新生儿抗 SSA 抗体的阳性率大于 90%。

3. 抗 SSB 抗体　抗 SSB 抗体亦为诊断 SS 的重要血清标志物。在 pSS 的检出率为 10%~52%，通常与抗 SSA 抗体同时出现。若抗 SSA、抗 SSB 抗体同时阳性，高度提示 pSS。抗 SSB 抗体还可在少数 SLE 患者中出现，检出率为 10%~15%，这类患者多为 SLE 合并 SS。抗 SSB 抗体亦可引起新生儿狼疮综合征，造成先天性心脏传导阻滞。此外，抗 SSB 抗体与器官受累相关，可作为 pSS 预后评估的标志物之一。

4. 抗 rRNP 抗体　抗 rRNP 抗体为 SLE 的血清高度特异性抗体，阳性率为 10%~40%。抗 rRNP 抗体常在 SLE 活动期中存在，有时不会随病情的缓解立即消失，可持续 1~2 年后才转为阴性。抗 rRNP 抗体阳性患者可出现精神病变，如 SLE 患者并发抑郁症。

5. 抗 Scl-70 抗体　抗 Scl-70 抗体作为系统性硬化（SSc）的血清特异性抗体，阳性率为 25%~40%，对诊断 SSc 的特异度为 100%，灵敏度为 40%。局灶型系统性硬化患者此抗体通常为阴性。抗 Scl-70 抗体在其他结缔组织病和非结缔组织病极少阳性。

6. 抗 Jo-1 抗体　抗 Jo-1 抗体作为抗氨基酰 tRNA 合成酶抗体中最为常见的一种，已成为多发性肌炎（polymyositis，PM）/ 皮肌炎（dermatomyositis，DM）的血清标记性抗体，阳性率为 20%~30%，且多数患者伴有间质性肺疾病和多关节炎或关节痛等。抗 Jo-1 抗体对肌炎的诊断具有较高特异度（>95%），抗体的效价与疾病的活动性相关，与患者的肌酸激酶水平及肌炎活动的临床指标有关。PM 患者中更多见抗 Jo-1 抗体，阳性率可达 40%，在 DM 中约 5% 阳性。

7. 抗 PM-Scl 抗体　抗 PM-Scl 抗体常见于多发性肌炎 / 系统性硬化重叠综合征患者中，抗 PM-Scl 抗体也可见于单独 PM 患者中，阳性率为 8%，系统性硬化患者中的阳性率为 2%~5%。

（四）抗着丝点抗体（ACA）

SSc 患者血清中，ACA 的阳性率为 22%~36%，与雷诺现象有密切关系。ACA 是 SSc 的亚型 CREST 综合征的特异性抗体，阳性率可达 80%~98%。ACA 阳性往往是患者预后较好的一个指标。此外，ACA 还见于原发性胆汁性胆管炎（阳性率 10%~20%），偶见于 SS 肺动脉高压、其他结缔组织病等。

知识点

1. ANA 的经典筛查方法为间接免疫荧光法，其他检测方法还包括酶联免疫吸附试验、免疫印迹法、化学发光法等。

2. 同一种自身抗体可以出现不同的荧光染色模型，不同的自身抗体可以出现同样的荧光染色模型。仅根据荧光染色模型特点来推断自身抗体的特异性具有片面性。

3. 抗 dsDNA 抗体为 SLE 诊断标准之一，亦常被作为 SLE 活动的指标，用于监测 SLE 病情变化、判断疾病活动期、观察药物治疗效果等。

4. 抗 Sm 抗体阴性并不能排除 SLE 诊断。

5. 抗 SSA/Ro 抗体是 SS 分类标准中重要的血清学诊断指标，在其他风湿免疫病如 SLE 中亦可检出。

第三节 抗磷脂抗体谱

抗磷脂抗体(anti-phospholipid antibody, aPL)是一组能与磷脂和 / 或磷脂结合蛋白发生反应的自身抗体,主要包括狼疮抗凝物(lupus anti-coagulant, LA)、抗心磷脂抗体(aCL)、抗 β_2- 糖蛋白 I (β_2-GP I)抗体等。aPL是抗磷脂综合征(anti-phospholipid syndrome, APS)的主要标志物, aPL 可有 IgG、IgM 或 IgA 型, 同一患者几种 Ig 类型的 aPL 可共存。aPL 还可在许多疾病中出现, 如 SLE、SS、混合性结缔组织病(mixed connective tissue disease, MCTD)、类风湿关节炎(RA),以及非风湿免疫病如药物诱发性疾病、感染和神经系统疾病。慢性栓塞性肺动脉高压患者中 aPL 的检出率可为 10%~20%。

一、狼疮抗凝物

狼疮抗凝物(LA)是可在体内自然产生或因自身免疫而产生的异质性免疫球蛋白, 可与 β_2-GP I、凝血酶原或其他带负电荷的磷脂结合而使磷脂依赖性的凝血时间延长, 是与血栓持续相关的独立危险因素。有10% 的 SLE 患者 LA 阳性, 这些患者的小血管受损时, 凝血酶原片段和纤维蛋白肽 A 水平较 LA 阴性的 SLE患者明显升高。此外, LA 可引起肺动脉高压的发生。

二、抗心磷脂抗体

诊断为 APS 的患者中, 抗心磷脂抗体(aCL)的阳性率高达 97%, 因而视为原发性 APS 的筛选指标之一, 但其特异度只有 75%。aCL 可有 IgA、IgG 或 IgM 亚型, 中、高效价的 aCL IgG 和 IgM 抗体是临床诊断APS 的重要指标。aCL 可见于 50% 的 SLE 患者和 5%~40% 的其他结缔组织病患者。检出 aCL 的患者有发展为静脉和动脉血栓的危险。自发性流产、死胎和早产患者经常可检出 aCL, 与是否存在风湿免疫病的症状无关。

三、抗 β_2- 糖蛋白 I 抗体

在 APS 患者中, IgG 和 / 或 IgM 型抗 β_2- 糖蛋白 I(β_2-GP I)抗体的阳性率为 30%~60%, 无症状的人群中也可出现该自身抗体。抗 β_2-GP I 抗体的浓度与静脉血栓史具有明显的相关性, 其中 IgM 型抗体与动脉血栓具有很好的相关性。抗 β_2-GP I 抗体只出现在风湿免疫病中, 而 aCL 在 APS 和某些感染性疾病中可出现[如梅毒、获得性免疫缺陷综合征(AIDS)、肝炎和结核等]。因此, 抗 β_2-GP I 抗体可作为自身免疫性血栓形成的血清学标志, 检测该抗体有助于区分自身免疫性和感染性的血栓。SLE 患者中血栓的严重程度与抗 β_2-GP I 抗体的效价具有很好的相关性。抗 β_2-GP I 抗体对 APS 的特异度高于 aCL, 为 98%; 相反, 抗β_2-GP I 抗体对 APS 的灵敏度仅为 54%, 明显低于 aCL。

知识点

1. aPL 为 APS 的主要标志物, 可在 SLE、SS、MCTD、RA 以及一些非风湿免疫病如药物诱发性疾病中出现。

2. 中等和高效价的 aCL IgG 和 IgM 抗体是临床诊断 APS 的重要指标。

3. APS 的患者中抗 β_2-GP I 抗体 IgG 和 / 或 IgM 型抗 β_2-GP I 抗体的阳性率为 30%~60%, 可作为自身免疫性血栓形成的血清学标志。

第四节 抗中性粒细胞胞质抗体谱

ANCA 可分为胞质型 ANCA(cytoplasmic ANCA, c-ANCA)、核周型 ANCA(perinuclear ANCA, p-ANCA)和非典型 ANCA。ANCA 对系统性血管炎、炎性肠病(inflammatory bowel disease, IBD)和自身免疫性肝病(autoimmune liver diseases)等疾病的诊断与鉴别诊断具有重要意义。

一、抗蛋白酶 3 抗体

抗蛋白酶 3（PR3）抗体与肉芽肿性多血管炎（granulomatosis with polyangiitis，GPA）密切相关。c-ANCA 诊断 GPA 的特异度大于 90%，结合抗 PR3 抗体可超过 95%。抗 PR3 抗体对 GPA 的灵敏度取决于疾病的活动性和病期阶段，在初发不活动的 GPA 中，阳性率只有 50%，而活动性典型的 GPA，几乎 100% 阳性。抗 PR3 抗体在其他多种原发性血管炎中也可被检测到，如显微镜下多血管炎（microscopic polyangiitis，MPA）、坏死性新月体型肾小球肾炎（necrotizing and crescentic glomerulonephritis，NCGN）、结节性多动脉炎（polyarteritis nodosa，PAN）等。此外，抗 PR3 抗体效价与病情活动一致，常被作为原发性血管炎判断疗效、预测复发的指标，用于指导临床治疗。

二、抗髓过氧化物酶抗体

抗髓过氧化物酶（MPO）抗体主要与 MPA、NCGN、嗜酸性肉芽肿性多血管炎（eosiuophilic granulomatosis with polyangiitis，EGPA）相关，阳性强烈提示坏死性血管炎或特发性 NCGN。此外抗 MPO 抗体还可用于判断疗效、估计复发和指导疗效。抗 MPO 抗体可见于其他一些疾病，如 PAN、抗肾小球基底膜疾病、GPA、SLE、RA 和费尔蒂综合征等。抗 MPO 抗体在 10%~15% 的 SLE 中存在，且 SLE 中 ANCA 阳性可能与慢性炎症反应有关。

知识点

1. ANCA 可分为 c-ANCA、p-ANCA 和非典型 ANCA，对系统性血管炎的诊断与鉴别诊断具有重要意义。

2. c-ANCA 诊断 GPA 的特异度好（90%），抗 PR3 抗体在初发不活动 GPA 中阳性率只有 50%，而活动性典型 GPA 可达 100%。抗 PR3 抗体还可作为原发性血管炎判断疗效、预测复发的指标，用于指导临床治疗。

3. 抗 MPO 抗体阳性强烈提示坏死性血管炎或特发性 NCGN。抗 MPO 抗体也可作为原发性血管炎判断疗效、预测复发的指标，用于指导临床治疗。

第五节　类风湿关节炎相关自身抗体谱

类风湿关节炎（RA）是以对称性、进行性及侵蚀性的关节炎为主要临床表现的系统性自身免疫疾病。临床表现多种多样，系一异质性疾病。其常见自身抗体如下：

一、类风湿因子

类风湿因子（RF）是由于细菌、病毒等感染因子，引起体内产生的以变性 IgG 的 Fc 片段为抗原的一种自身抗体。依其免疫球蛋白类型可分为 IgG、IgM、IgA、IgE 和 IgD 五型。检测方法有乳胶颗粒凝集试验、散射免疫比浊法、透射免疫比浊法、ELISA 法等。其中散射免疫比浊法、透射免疫比浊法两种检测方法目前在临床上较为常见。

RF 在 RA 中检出率为 80%，作为 RA 分类标准中的重要血清学指标之一。RF 与 RA 的关节破坏程度和关节外表现有关，且效价越高，对 RA 的诊断特异性越高。持续高效价的 RF，常提示 RA 的疾病活动，且骨侵蚀发生率高。RF 常作为区别 RA 与脊柱关节炎的标准。此外，RF 还可出现在 SLE、pSS、PM/DM、感染性疾病、肿瘤、其他风湿免疫病甚至健康人中。如在亚急性细菌性心内膜炎的阳性率为 40%，因而 RF 的临床特异性较差。但 RF 在 SS 诊断中有重要意义，在 2012 年美国风湿病学会（ACR）推出的 SS 分类标准中，RF 联合 ANA（≥1∶320）被列为血清学诊断标准之一，尤其是对于抗 SSA 和抗 SSB 抗体阴性的 SS 患者的诊断有重要参考价值。

二、抗核周因子

抗核周因子(APF)是一种对 RA 特异的免疫球蛋白。APF 与 RA 的多关节痛、晨僵及 X 线骨破坏之间呈明显相关性,而与发病年龄、病程长短、性别和疾病亚型无关。APF 在幼儿 RA 患者中的阳性率显著高于 SLE 和健康者。

三、抗角蛋白抗体

抗角蛋白抗体(AKA)对早期 RA 的诊断特异度为 90%,灵敏度为 32%。AKA 与 RA 关节压痛数、晨僵时间和 CRP 有关。AKA 还与疾病严重程度和活动性相关,在 RA 早期甚至临床症状出现前即可出现。

四、抗环瓜氨酸肽抗体

抗环瓜氨酸肽(CCP)抗体在 RA 早期即可出现,其灵敏度与 RF 相近(65%~68%),特异度明显高于 RF(95%),约 35% 的 RF 阴性的 RA 患者血清中存在抗 CCP 抗体,是诊断 RA 的标记抗体。抗 CCP 抗体已被纳入 ACR 和欧洲抗风湿病联盟(EULAR)修订的诊断 RA 的标准中。抗 CCP 抗体还可更好地预测 RA 的疾病进展、关节的影像学改变和肾功能损害。

五、抗突变型瓜氨酸波形蛋白抗体

抗突变型瓜氨酸波形蛋白(mutated citrullinated vimentin antibody,MCV)抗体与抗 CCP 抗体诊断 RA 的特异度和灵敏度相当。在 RF 检测为阴性的患者体内可检测到 MCV 抗体,得以弥补 RF 检测的不足之处。此外,抗 MCV 抗体与 RA 疾病活动度评分(DAS-Score)有良好相关性。

六、葡萄糖 -6- 磷酸异构酶

葡萄糖 -6- 磷酸异构酶(glucose-6-phosphate isomerase,GPI)在 RA 患者中可明显升高,在强直性脊柱炎和骨关节炎中则无明显改变,有利于 RA 的鉴别诊断。GPI 与 RF 同时检测时,诊断的灵敏度可达 80% 以上,诊断正确率可达 90%。GPI 还与 RA 肿胀及疼痛关节数正相关,可用于 RA 病情评估。

知识点

1. RF 和抗 CCP 抗体是诊断 RA 的重要指标,为 RA 分类标准之一。

2. RF 还可出现在 SLE、pSS、PM/DM、感染性疾病、肿瘤,甚至健康人中,因而 RF 诊断 RA 的临床特异性较差。

3. 抗 MCV 抗体与抗 CCP 抗体诊断 RA 的特异度和灵敏度相当,与 DAS-Score 有良好相关性。

4. GPI 与 RF 同时检测时,诊断 RA 的灵敏度可达 80% 以上,诊断正确率可达 90%。

第六节　自身免疫性肝病相关自身抗体谱

自身免疫性肝病主要包括三种与自身免疫损伤密切相关的,以肝、胆损伤为主的疾病。包括自身免疫性肝炎(autoimmune hepatitis,AIH)、原发性胆汁性胆管炎(primary biliary cholangitis,PBC)及原发性硬化性胆管炎(primary sclerosing cholangitis,PSC)。自身抗体检测对自身免疫性肝病的诊断、分型及鉴别诊断具有重要意义。

一、抗核抗体

(一) AIH

抗核抗体(ANA)是 AIH 最常见的自身抗体之一,约有 75% 的 Ⅰ 型 AIH 患者 ANA 阳性,而且有 10%

的 AIH 患者,ANA 是其血清中唯一可检测到的自身抗体。AIH 中 ANA 常与抗 SMA 同时出现(85%~90%),其中 ANA 效价一般为 1∶160 以上。

(二) PBC

1. 抗核包膜(被)蛋白抗体 PBC 中有较重要临床意义的抗核包膜(被)蛋白抗体包括抗 gp210 抗体、抗 p62 抗体和抗板层素抗体等。

抗 gp210 抗体是 PBC 的高度特异性抗体,其诊断 PBC 的特异度可高达 96%~99%,极少出现于 AIH、RA、PM、SS 和非自身免疫性肝病患者中;其诊断 PBC 的灵敏度为 10%~41%。约 1/4(10%~40%)的 PBC 患者中,抗 gp210 抗体可与抗线粒体抗体(AMA)同时出现,抗 gp210 抗体也存在于 20%~47%AMA 阴性的 PBC 患者中。对于临床、生化和组织学表现疑诊 PBC 而 AMA 阴性的患者,或 AMA 阳性而临床症状不典型、存在重叠综合征(如与干燥综合征重叠)的患者,抗 gp210 抗体检测有重要价值。抗 gp210 抗体的存在提示患者预后不良,可作为 PBC 患者的预后指标。

抗 p62 抗体为 PBC 另一高特异性自身抗体,在其他肝病或风湿免疫病中较少检出,其灵敏度为 23%~32%。

抗板层素 A 抗体和抗板层素 C 抗体,可见于 PBC(6%~8%)、AIH(9%~23%)等自身免疫性肝病中,并与疾病活动性密切相关。

2. 抗核点抗体 抗 sp100 抗体在 PBC 患者中的阳性率为 10%~30%,其他肝病患者均为阴性。抗 sp100 抗体亦见于其他风湿免疫病,但阳性率低(一般<3%),且阳性患者多与 PBC 密切相关,在临床上常出现于肝损伤之前,如 SS、SSc 等。抗 sp100 抗体在 AMA 阴性 PBC 患者中的阳性率(60%)显著高于 AMA 阳性者(20%),该抗体对 AMA 阴性的 PBC 患者的诊断具有重要意义。

3. 抗着丝点抗体(ACA) ACA 可见于 PBC 患者中,阳性率为 10%~20%。ACA 阳性的 PBC 患者常同时存在 CREST 综合征的临床症状。PBC 患者中约 20% 的 AMA 阳性伴 ACA 阳性。ACA 伴抗核点抗体、抗核包膜蛋白抗体的荧光染色模型也可见到。多种 PBC 相关自身抗体同时出现,可增加对 PBC 诊断的特异性。

二、抗线粒体抗体

PBC 患者中的抗线粒体抗体(AMA)阳性率可高达 95%,是 PBC 诊断标准中重要的一项。PBC 效价高低与疾病严重度或预后并无明显相关。AMA 可分为 9 种亚型(AMA-M1~AMA-M9),不同亚型其临床意义存在差异。AMA-M2 是 PBC 既特异又灵敏的指标。AMA-M2 抗体阳性率大于 96%,且效价较高。在其他慢性肝脏疾病(阳性率为 30%)和 SSc 等自身免疫性肝病(阳性率为 7%~25%)中也可检出抗 M2 抗体,但都以低效价为主。

三、抗平滑肌抗体

抗平滑肌抗体(抗 SMA)无器官及种属特异性,可见于多种肝脏疾病及非肝脏疾病,但高效价的抗 SMA(>1∶160)对 Ⅰ 型 AIH 诊断灵敏度较高(至少 90%),高效价的抗 SMA 还可见于 AIH 与 PBC 重叠综合征患者。以 F-肌动蛋白为靶抗原的抗 SMA 为 AIH 特异性抗体,阳性率高达 97%。而低效价的靶抗原为非肌动蛋白的抗 SMA 可非特异性出现于多种疾病中。

四、抗肝肾微粒体抗体

抗肝肾微粒体(LKM)抗体共有两型,其中抗 LKM-1 抗体为 Ⅱ 型 AIH 特异性抗体,灵敏度为 90%,但检出率仅 10%。慢性丙型肝炎患者中 2%~10% 也可检测到抗 LKM-1 抗体。约有 10% 的 Ⅱ 型 AIH 患者抗 LKM-1 和抗 LKM-3 抗体同时出现,抗 LKM-3 抗体还可见于 10%~15% 慢性丁型肝炎患者。该抗体效价在 Ⅱ 型 AIH 中较慢性丁型肝炎中高。

五、抗肝细胞胞质 1 型抗原抗体

抗肝细胞胞质 1 型抗原抗体(anti-liver cytosol antibody type 1,抗 LC1 抗体)为 Ⅱ 型 AIH 的血清特异性抗体,阳性率为 56%~72%。抗 LC1 抗体常与抗 LKM-1 抗体同时存在(25%~67%),与 Ⅱ 型 AIH 的疾病活动

性相关,为Ⅱ型 AIH 疾病活动标志及预后指标。

六、抗肝 - 胰抗体与抗可溶性肝抗原抗体

抗可溶性肝抗原 / 肝 - 胰抗体(anti-soluble liver antigen/liver pancreas antibodies,抗 SLA/LP 抗体)为少数公认的 AIH 高度特异性自身抗体。抗 SLA/LP 抗体在 AIH 中的阳性率为 10%~30%,该抗体多出现在 ANA、抗 SMA 和抗 LKM-1 抗体阴性的 AIH 患者血清中。临床上常用于 AIH 的诊断和鉴别诊断。约 30% 的Ⅲ型 AIH 仅该抗体阳性,而缺乏其他自身抗体标志。

知识点

1. PBC 患者中的 AMA 阳性率可高达 95%,是 PBC 诊断标准中重要的一项。AMA 可分为 9 种亚型(AMA-M1~AMA-M9),其中 AMA-M2 是 PBC 既特异又敏感的诊断指标。

2. 抗 gp210 抗体诊断 PBC 的灵敏度为 10%~41%,特异度可高达 96%~99%。在 AMA 阴性的 PBC 患者中检出率 20%~47%,对 AMA 阴性疑诊 PBC 患者的诊断具有重要意义。

3. 抗 sp100 抗体在 PBC 患者中的阳性率为 10%~30%,在 AMA 阴性疑诊 PBC 患者中亦可检出,对此类患者的诊断具有重要意义。

4. 高效价的抗 SMA(>1:160)对Ⅰ型 AIH 诊断灵敏度较高(至少 90%),高效价的抗 SMA 还可见于 AIH 与 PBC 重叠综合征患者,而低效价的抗 SMA 可非特异性出现于多种疾病中。

5. 抗 LKM 抗体和抗 LC1 抗体为Ⅱ型 AIH 特异性抗体,灵敏度分别为 90% 和 56%,但检出率均较低,约 10%。两者常同时存在。

6. 抗 LC1 抗体为Ⅱ型 AIH 的血清特异性抗体,阳性率为 56%~72%。抗 LC1 抗体常与抗 LKM-1 抗体同时存在(25%~67%),前者还可作为Ⅱ型 AIH 疾病活动标志及预后指标。

7. 抗 SLA/LP 抗体在 AIH 中的阳性率为 10%~30%,约 30% 的Ⅲ型 AIH 仅该抗体阳性,而缺乏其他自身抗体标志。

第七节 特发性炎性肌病特异性自身抗体

特发性炎性肌病(IIM)是一组临床上以近端对称性肌无力和多器官受累为特征的异质性疾病。主要包括多发性肌炎(PM)、皮肌炎(DM)、免疫介导坏死性肌病(IMNM)、散发性包涵体肌炎(sIBM)及幼年特发性肌炎(JIM)等,临床上以 PM 和 DM 较为多见。

IIM 患者中(>50%)存在多种自身抗体,主要分为肌炎相关性自身抗体(MAAs)和肌炎特异性自身抗体(MSAs)。MAAs 除见于 IIM 外,还可见于其他自身免疫病,如抗 PM-Scl 抗体、抗 Ku 抗体、抗 SSA 抗体、抗 SSB 抗体及抗 U1SnRNP 抗体等。MSAs 主要见于 IIM,极少见于其他疾病中,包括抗氨基酰 tRNA 合成酶(ARS)抗体、抗 Mi-2 抗体、抗信号识别颗粒(SRP)抗体、抗黑色素瘤分化相关基因 5(MDA5)抗体、抗转录中介因子 1(TIF1)抗体、抗核基质蛋白 2(NXP2)抗体、抗小泛素样修饰物活化酶(SAE)抗体、抗 3- 羟基 -3-甲基戊二酰辅酶 A 还原酶(HMGCR)抗体、抗核胞质 5' 核苷酸酶 1A(CN1A)抗体等。

一、抗氨基酰 tRNA 合成酶(ARS)抗体

抗 ARS 抗体的靶抗原是氨基酰 tRNA 合成酶。目前已发现 8 种抗 ARS 抗体:抗组氨酰 tRNA 合成酶(Jo-1)抗体、抗苏氨酰 tRNA 合成酶(PL-7)抗体、抗丙氨酰 tRNA 合成酶(PL-12)抗体、抗甘氨酰 tRNA 合成酶(EJ)抗体、抗异亮氨酰 tRNA 合成酶(OJ)抗体、抗天冬氨酰 tRNA 合成酶(KS)抗体、抗苯丙氨酰 tRNA 合成酶(Zo)抗体及抗酪氨酰 tRNA 合成酶(YRS)抗体。不同的抗 ARS 抗体阳性患者会出现类似的临床症状,临床表现有肌炎(PM 或 DM)、间质性肺疾病(ILD)、关节炎、发热、雷诺现象、技工手等。

抗 Jo-1 抗体作为抗 ARS 抗体中最为常见的一种自身抗体,可出现在 9%~24% 的 IIM 患者中。与其他

抗 ARS 抗体比较,抗 Jo-1 抗体阳性患者更易出现肌炎、技工手等临床表现。另外研究发现,抗 Jo-1 抗体的效价与血清肌酶、血沉(红细胞沉降率)及关节肌肉病变呈一定的相关性。抗 Jo-1 抗体效价越高,疾病的活动性也越高;抗 Jo-1 抗体效价改变可与疾病缓解相关。甚至,抗 Jo-1 抗体阳性患者的 5 年、10 年累计生存率比其他抗 ARS 抗体阳性者高。其他抗 ARS 抗体阳性者出现发热症状、ILD 的风险比抗 Jo-1 抗体阳性者更高。

二、抗 Mi-2 抗体

抗 Mi-2 抗体的靶抗原由分子量 250~340kD 的一组核蛋白组成,是转录调节过程中核小体重构脱乙酰基酶复合物的组成成分之一。

抗 Mi-2 抗体常被认为是 DM 标志性抗体,在成年型 DM 患者中的阳性率为 11%~59%,幼年型 DM 患者中的阳性率为 4%~10%。抗 Mi-2 抗体阳性的肌炎患者病情相对较轻,与关节痛、雷诺现象、ILD、向阳疹、Gottron 丘疹、颈部 V 字征、披肩征、角质过度增生、光敏感性等临床表现相关。另外,抗 Mi-2 抗体阳性者的治疗反应(如利妥昔单抗、激素)和预后相对较好。

三、抗 SRP 抗体

抗 SRP 抗体的靶抗原是信号识别颗粒(SRP),SRP 是一种胞质内小 RNA 蛋白复合物,包含有 7SL-RNA 和 6 种多肽(72kD、68kD、54kD、19kD、14kD、9kD)。既往研究认为 54kD 是主要的抗原肽,但近年研究发现在部分患者中 72kD 是抗 SRP 抗体的主要抗原肽。

抗 SRP 抗体可出现在 5% 的白种成年型 PM/DM 患者中、8%~13% 的亚裔成年型 PM/DM 患者中、2% 的幼年型 DM 患者中。抗 SRP 抗体主要见于 IMNM 患者中。有研究表明,抗 SRP 抗体阳性的患者更易出现严重的肢体肌无力、颈部无力、吞咽困难、呼吸功能不全及肌肉萎缩现象。抗 SRP 抗体阳性患者也常伴有心脏病变、严重的肌炎相关症状,对免疫抑制剂治疗反应差,死亡率较高等。但对此也有不同的研究报道,因此抗 SRP 抗体阳性患者确切的临床特点及预后尚需要进一步研究分析。

四、抗 MDA5 抗体

抗 MDA5 抗体的靶抗原最初是在临床无肌病性皮肌炎(CADM)患者血清中发现的相对分子量为 140kD 的蛋白质,故也称抗 CADM-140 抗体。后来确认该自身抗体的靶抗原是干扰素(IFN)诱导的 MDA5。

抗 MDA5 抗体是 DM 的特异性自身抗体,阳性率约为 20%,主要存在于 CADM 患者血清中(阳性率>60%)。抗 MDA5 抗体与急性/亚急性间质性肺疾病(A/SILD)的发生密切相关,抗 MDA5 抗体阳性患者的 A/SILD 发生率(78.9%)显著高于该自身抗体阴性者(3.2%)。抗 MDA5 抗体对 DM 合并 A/SILD 的灵敏度为 88%、特异度为 94%。

五、抗 TIF1 抗体

抗 TIF1 抗体靶抗原是一种多蛋白质复合物,包括 TIF1-α、TIF1-β、TIF1-γ 3 种亚型。TIF1 家族蛋白参与肿瘤的发生,在不同的肿瘤组织中均可见到 TIF1 蛋白的过度表达,其中 TIF1-γ 是最为常见的靶抗原。

抗 TIF1 抗体在成年型 PM/DM、JDM 中均可出现。抗 TIF1 抗体是 DM 患者发生肿瘤的强相关因子,是肿瘤相关性肌炎(CAM)的重要免疫学指标之一。抗 TIF1 抗体对肿瘤的阴性预测价值高,是 IIM 筛查肿瘤的重要生物学指标。在约 1/5 的 JDM 患者中检测到抗 TIF1 抗体,在 JDM 中抗 TIF1 抗体阳性与 Gottron 征、颊部皮疹、披肩疹、光过敏、表皮过度增生及血清低肌酸激酶(CK)等相关,而与肿瘤的发生无相关性,此也是与抗 TIF1 抗体阳性的成人 DM 患者临床特征的不同之处。

六、抗 NXP2 抗体

抗 NXP2 抗体的靶抗原为核基质蛋白 2(NXP2),NXP2 通过加到 P53 通路相应蛋白的转录,参与细胞衰老的调节。

抗 NXP2 抗体可存在于成年型 DM 和 JDM 中,以 JDM 患者为主(23%~25%)。抗 NXP2 抗体阳性的 IIM 患者年龄明显低于该抗体阴性者,而且与患者的皮下钙质沉积的发生密切相关。另有研究证实,抗 NXP2 抗体阳性与男性 DM 患者肿瘤发生显著相关。因此,临床也应关注此自身抗体阳性者的肿瘤发生情况。

七、抗 SAE 抗体

抗 SAE 抗体的靶抗原为小泛素样修饰物活化酶(SAE)异二聚体 SAE1 和 SAE2。抗 SAE 抗体主要存在于 DM 患者中,也被认为是 DM 的标志性抗体之一。大部分抗 SAE 抗体阳性的患者会出现皮肤病变,随后也会发展为严重的吞咽困难。另外,抗 SAE 抗体与 ILD、肿瘤的相关性仍未有确切的临床结论。

八、抗 HMGCR 抗体

抗 HMGCR 抗体的靶抗原为 3- 羟基 -3- 甲基戊二酰辅酶 A 还原酶(HMGCR),HMGCR 是胆固醇生物合成过程中的限速酶,可以特异地被他汀类药物抑制。抗 HMGCR 抗体的产生与他汀类药物的使用相关,但也在未使用他汀类药物的肌病患者中检测到。抗 HMGCR 抗体主要存在于 IMNM 患者中,是其标志性抗体之一,阳性率可达 60%。该自身抗体阳性者的主要临床特征包括肌无力和吞咽困难等。另外,阳性者对免疫抑制剂治疗的反应性和预后较好,但该抗体的检测值与疾病活动性未发现有相关性。

九、抗 CN1A 抗体

抗 CN1A 抗体的靶抗原为核胞质 5' 核苷酸酶 1A(CN1A),该自身抗体是 sIBM 的特征性血清标志物,在 sIBM 中的阳性率可达 37%,在 PM、DM、其他神经肌肉疾病中的阳性率均小于 5%。另外,在 SLE、SS 患者中也可检测到此自身抗体。抗 CN1A 抗体与 sIBM 的临床特征、治疗反应及预后判断仍未有确切的相关。

知识点

1. IIM 患者中存在多种自身抗体,主要分为 MAAs 和 MSAs。

2. MSAs 主要见于 IIM,极少见于其他疾病中,包括抗 ARS 抗体、抗 Mi-2 抗体、抗 SRP 抗体、抗 MDA5 抗体、抗 TIF1 抗体、抗 NXP2 抗体、抗 SAE 抗体、抗 HMGCR 抗体、抗 CN1A 抗体等。

3. 不同的抗 ARS 抗体阳性患者会出现类似的临床症状,临床表现有肌炎(PM 或 DM)、ILD、关节炎、发热、雷诺现象、技工手等。

4. 抗 Jo-1 抗体作为抗 ARS 抗体中最为常见的一种自身抗体,可出现在 9%~24% 的 IIM 患者中。与其他抗 ARS 抗体比较,抗 Jo-1 抗体阳性患者更易出现肌炎、技工手等临床表现。

第八节 系统性硬化相关自身抗体

系统性硬化(SSc)是一种以皮肤增厚、多系统纤维化及血清自身抗体阳性为主要特征的自身免疫病。根据皮肤受累程度,SSc 通常分为弥漫性 SSc 和局限性 SSc。SSc 存在多种自身抗体,包括 SSc 分类标准(2013 年 ACR/EULAR)中的抗着丝点抗体(ACA)或抗核抗体检测中见着丝点型、抗拓扑异构酶Ⅰ(Scl-70)抗体及抗 RNA 聚合酶(RNP)Ⅲ抗体。目前,还发现 SSc 患者中存在其他自身抗体,如抗 Th/To 抗体、抗 U3RNP 抗体、抗 Ku 抗体、抗 PM-Scl 抗体等。SSc 相关的自身抗体可与疾病的不同亚型、皮肤受累程度、内脏器官受累程度及预后等相关。

一、抗着丝点抗体

抗着丝点抗体(ACA)的靶抗原为着丝点蛋白,位于在细胞分裂时与纺锤体相互作用的动原体(动粒)的内板与外板上。与 ACA 反应的着丝点蛋白包括着丝点蛋白 A~ 着丝点蛋白 G。其中常见的为前 4 种着丝点蛋白,主要的靶抗原为着丝点蛋白 B。

ACA 在 SSc 中的阳性率约为 30%,该自身抗体与雷诺现象有关。另外,ACA 可预测肺动脉高压(PAH),约 20% 的 ACA 阳性的 SSc 患者会发生 PAH。ACA 作为局限性 SSc(CREST 综合征)的特异性自身抗体,阳性率可达到 80%~90%,弥漫性 SSc 中的阳性率仅为 8%。另外,ACA 也可见于原发性胆汁性胆管炎(PBC)

患者中,阳性率为10%~20%,以及其他的自身免疫病患者,如SS、RA、自身免疫性甲状腺炎等。

二、抗Scl-70抗体

抗Scl-70抗体的靶抗原为DNA拓扑异构酶。抗Scl-70抗体是弥漫性SSc的标志性抗体,灵敏度可达40%,特异度可达99.5%。该自身抗体阳性与弥漫性皮肤病变、肺间质纤维化、肌肉骨骼受累、心脏受累、肾脏受累等有关,被认为是预后不良的生物学指标。另外,抗Scl-70抗体的量值可与弥漫性SSc的皮肤纤维化程度和内脏器官受累程度存在相关性,可作为疾病活动性的生物学指标。

三、抗RNP Ⅲ抗体

抗RNP Ⅲ抗体的靶抗原为参与RNA转录的RNA聚合酶Ⅲ。抗RNP Ⅲ抗体作为SSc的特异性自身抗体,在亚洲SSc患者中的阳性率为5%~12%。抗RNP Ⅲ抗体主要与SSc的肾危象、肿瘤发生存在一定的关系。因此,对于抗RNP Ⅲ抗体阳性的SSc患者需要进行肿瘤的筛查。

四、其他自身抗体

1. 抗Th/To抗体的靶抗原 主要针对核糖核酸酶MRP和核糖核酸酶P复合物成分。抗Th/To抗体作为SSc的特异性自身抗体,在SSc患者中的阳性率为2%~5%,主要见于局限性SSc。抗Th/To抗体可与患者的手指水肿、小肠受累、甲状腺功能减退症、心包炎及ILD等相关,但确切的临床特征仍需进一步临床分析。

2. 抗U3RNP抗体的靶抗原 为分子量34kD的纤维蛋白,该自身抗体作为SSc的特异性抗体,在SSc中的阳性率为4%~10%,但也会存在于SLE患者中。抗U3RNP抗体阳性的SSc患者有指端溃疡、坏疽、弥漫性皮肤受累及外周血管病变等临床特征的报道。

3. 抗Ku抗体的靶抗原 是一种参与DNA修复的DNA结合蛋白,并参与DNA复制和基因转录的调控。抗Ku抗体存在于约2%的SSc患者中,也可存在于55%以上的PM/SSc患者中。另外,抗Ku抗体可见于其他的自身免疫病患者中(如SS、PM、MCTD等),抗Ku抗体阳性与患者的雷诺现象、关节痛、表皮增厚及食管反流等临床表现存在一定的相关。

4. 抗PM-Scl抗体的靶抗原 包括多个亚单位的核蛋白复合物,该自身抗体常见于PM/SSc的重叠综合征患者中,但也可见于单独的PM、SSc患者中。抗PM-Scl抗体阳性可能与关节炎、皮肤损害、钙化、技工手、湿疹等临床表现相关。

知识点

1. ACA或抗核抗体检测中见着丝点型、抗Scl-70抗体及抗RNP Ⅲ抗体是SSc分类标准中的相关自身抗体。

2. SSc患者中存在其他自身抗体,如抗Th/To抗体、抗U3RNP抗体、抗Ku抗体、抗PM-Scl抗体等。

3. SSc相关的自身抗体可与疾病的不同亚型、皮肤受累程度、内脏器官受累程度及预后等相关。

(曾小峰)

第五章 关节腔穿刺术

关节炎症是风湿免疫病患者最常见的临床症状。引起关节肿痛的疾病很多,原因复杂,仅通过关节查体和实验室及影像学检查有时不足以对关节病变作出诊断与鉴别诊断。关节腔穿刺术对关节疾病的诊断和治疗具有重要价值,且操作简单、安全、风险低,可常规进行。通过关节穿刺关节液分析可协助明确诊断,而关节内注射药物又能缓解关节疼痛、肿胀,这是其他任何一种操作技术都无法比拟的。在所有关节穿刺中,膝关节穿刺最为常见。掌握好关节腔穿刺术的适应证和禁忌证是进行关节穿刺的重点。

一、关节腔穿刺术的适应证和禁忌证

(一) 适应证

1. 诊断目的 ①急性单关节病变,考虑有感染或创伤造成的可能性;②诊断不明的关节肿胀和积液,而关节液分析可为鉴别关节病变的性质提供重要信息,同时,关节液可以行偏振光显微镜检查,为明确是否存在晶体性关节炎提供证据;③为了解关节腔内结构病变向关节腔内注入造影剂行关节造影检查时。

2. 治疗目的 ①已明确诊断,但治疗效果不理想,关节积液持久不愈并已影响关节功能,需要做多次关节腔内冲洗者;②作为单关节病变的治疗手段,行关节腔内注入药物时。

(二) 禁忌证

1. 关节周围明确感染(如蜂窝织炎)是关节穿刺的绝对禁忌证,但如果考虑这种感染是来源于关节或滑囊内炎症,应试行穿刺。

2. 穿刺部位皮肤有明确病变或破损,如银屑病,因为这些皮肤区域内通常伴有细菌生长,易引起医源性感染。

3. 凝血机制障碍,如血友病等,有形成关节积血的风险。

4. 关节结构已经破坏,关节间隙消失呈骨性或纤维性强直。

5. 人工关节(或假肢)为相对禁忌证。

二、关节腔穿刺术操作流程和注意事项

关节穿刺点:选择易于进入关节腔的部位,通过活动并触摸关节间隙来确认,同时应避开血管、神经、肌腱和皮损部位。

操作流程:摆好体位并使关节放松,选好进针点。操作时按无菌原则进行,以 2% 利多卡因局部麻醉,进针前用手指撑开进针点两侧皮肤,使其稍绷紧,进针速度要快,边抽取边向前推进,遇到骨性阻挡宜略退针并稍变换穿刺方向,切忌在深部大幅度改变方向或反复穿刺。如为单纯诊断性穿刺,需抽取滑液 1~5ml,若为感染性关节炎宜尽量抽完,之后用生理盐水反复灌洗。滑液不能抽出时,可推入少许滑液或略改变针头方向继续抽吸。拔出针头后,用碘伏消毒穿刺点。对于负重关节(尤其是抗凝治疗者)术后应休息或制动 1~2 日。

三、膝关节穿刺术操作过程

临床中最常用的穿刺操作关节为膝关节,也是风湿科医生必须掌握的技能,因此,此处以"膝关节穿刺术"为例详细介绍具体操作过程。

1. 术前准备 向患者和 / 或法定监护人说明关节腔穿刺的目的、意义、安全性及可能发生的并发症,简要说明操作过程,解除患者的顾虑,取得配合,并签署知情同意书。

2. 器械准备 记号笔 1 支、碘伏 1 瓶、棉签 1 包、无菌洞巾、无菌纱布、无菌手套 2 副、5ml 及 20ml 注射

器数个、无菌试管多支、胶布 1 卷、绷带 1 卷、2% 利多卡因 1 支。关节腔内注射药物(所有物品均在有效期内)。将所有物品携至床旁。

3. 操作步骤

(1)术者及助手七步洗手法洗手,戴帽子及口罩。

(2)再次核对患者床号、姓名、住院号等身份信息。

(3)患者取仰卧位,膝伸直,膝关节充分暴露。查阅病历及相关辅助检查资料,确定穿刺部位并用记号笔标记穿刺点(通常于髌骨上方,由股四头肌腱外侧向内下刺入关节囊作为穿刺点,或于髌骨下方,由髌韧带旁向后穿刺以达关节囊作为穿刺点;如滑液量多,可在突出的髌上囊穿刺;关节融合或有明显骨赘时常取坐位,膝关节屈曲,以髌骨内侧远端边缘为进针点,针头微向上朝向关节腔进针)。

(4)以穿刺点为中心,常规消毒 3 遍,术者戴无菌手套,铺无菌洞巾。

(5)术者右手持注射器,左手固定穿刺点,以 5ml 空针抽取 2% 的利多卡因行局部麻醉,进针时注意边回抽边向前推进,遇到骨性阻挡,宜略退针,并稍变换穿刺方向,切忌在深部大幅度改变方向或反复穿刺。完成麻醉后拔出注射器。

(6)更换注射器,循麻醉路径进针,如出现阻力突然消失,表示进入关节腔,此时左手固定针头,右手抽动针栓,完成抽液。如为单纯诊断性穿刺,需抽取滑液 1~5ml;若为感染性关节炎,宜尽量抽尽,之后用生理盐水反复灌洗。如需关节腔内注药,则一手固定好针头,由助手协助更换为已抽好药物的注射器,缓慢注入药物。

(7)术毕,迅速拔出注射器,再次消毒后局部无菌纱布压迫,必要时绷带包扎。对于负重关节(尤其是抗凝治疗者)术后应休息或制动 1~2 日。

(8)取标本 1~5ml 于无菌试管中送检。

膝关节穿刺术(视频)

四、关节腔穿刺术的并发症及防治

1. 穿刺部位感染 关节穿刺术最严重的并发症是感染,处理不及时可造成关节畸形。常见感染致病菌是金黄色葡萄球菌,防止感染的措施是严格掌握适应证及严格无菌操作。

2. 穿刺部位血肿或关节积血 预防措施是在穿刺时避开血管,同时严格掌握有出血倾向者或有凝血机制障碍患者的适应证。对已接受抗凝治疗患者又必须穿刺时,术前停用抗凝药物,术后制动 1~2 日,同时应用弹性绷带缠绕关节,并用冰块冷敷。

3. 关节软骨面损伤 主要原因是手术人员操作不认真,没有按照手术要求操作,再者是手术器械粗糙、穿刺针头有残缺等,两者均可造成继发的骨关节炎改变。

4. 穿刺针折断 术者操作不当或穿刺针质量问题可导致穿刺针折断并滞留关节腔或周围组织内,故术者在操作时要动作轻巧并按照操作准入制度执行,同时选择好穿刺工具。

(刘花香)

第六章 风湿免疫病的影像学检查

第一节 类风湿关节炎的影像学检查

类风湿关节炎(rheumatoid arthritis,RA)是一种慢性、对称性、多关节炎,造成关节软骨、骨和肌腱的破坏,最终导致关节畸形及功能丧失。X线是在 RA 中应用时间最长的影像学技术,近年来随着超声及磁共振技术的发展,后两者在 RA 的诊断和评估中发挥了越来越重要的作用。除了对关节的影像学评价以外,对 RA 常见的内脏损伤——间质性肺疾病来说,肺 CT 是主要的评价手段,而超声在间质性肺疾病的评估中也有一定的帮助。

一、X线

X线主要用于评估关节骨侵蚀情况。在诊断初应完善双手、腕和 / 或双足 X线,以及其他受累关节的 X线检查。RA 的 X线早期表现为关节周围软组织肿胀、关节周围骨质疏松,进而逐渐出现关节间隙狭窄、骨侵蚀、关节融合(图 6-1)。根据关节破坏的严重程度可将 X线改变分为 I ~ Ⅳ期,分期越高越严重。但 X线为重叠影像,对早期病变不敏感,且无法分辨软组织病变类型,不能反映关节炎症状态,已经不能满足对疾病早期诊断、治疗达标的需求。

二、肌肉骨骼超声

肌肉骨骼超声近年来被广泛应用于 RA 的诊疗中,超声可以很好地分辨软组织病变,可以发现更多临床查体无法发现的关节炎症;同时,探查骨侵蚀的灵敏度也显著高于普通 X线,在 RA 的早期诊断、疾

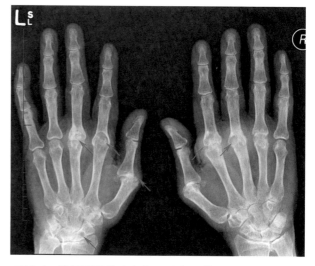

图 6-1 类风湿关节炎患者双手腕 X 线影像,箭头所指为骨侵蚀伴关节间隙狭窄,部分关节融合

病活动度监测、预测疾病复发等方面均扮演着越来越重要的角色。不仅如此,超声还可以引导关节腔穿刺及滑膜活检。

在 RA 中,超声下可发现的病变包括滑膜增生、积液、肌腱及腱鞘病变、滑囊炎、骨侵蚀等。滑膜增生是 RA 中最重要的病理表现,超声可以从灰阶和多普勒两个层面来评价,临床中多采用半定量评价标准。超声发现的滑膜增生以灰阶评分(grey scale,GS)来表示,分为 0~3 级,0 分代表无滑膜增生,评分越高滑膜增生程度越重。类似的,多普勒超声发现的血流信号以能量多普勒评分(power Doppler,PD)或彩色评分(color scale,CS)来表示,分为 0~3 级,0 分代表无血流信号,评分越高血流信号越多,提示炎症越重(图 6-2)。随着超声等技术的应用,传统观念逐渐被更新,肌腱病变并不是脊柱关节炎所特有的,腱鞘炎、肌腱炎、滑囊炎等病变在 RA 中亦可以见到,其中腱鞘炎也有相对应的超声评价体系,与滑膜炎评分分类似。虽然超声探查骨侵蚀的灵敏度较 X线大大提高,但是超声呈现的是单一二维影像,不能体现病变全貌,且受操作者水平影响,不仅如此,超声发现的一些骨侵蚀在正常人中亦可出现,故临床中对于骨侵蚀的判断仍以 X线为准。在间质性肺疾病中,超声下大量 B 线的出现对诊断具有一定帮助。

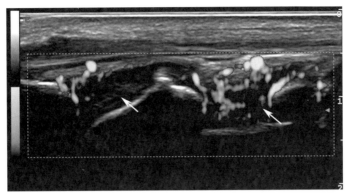

图 6-2　类风湿关节炎患者腕部纵向扫描，
箭头所指为滑膜增生及多普勒血流信号

三、磁共振成像

磁共振成像（magnetic resonance imaging，MRI）对软组织的分辨性能更佳，在 RA 中可以发现滑膜炎、积液、肌腱 / 腱鞘病变、滑囊炎、骨侵蚀等，还可以发现一些亚临床滑膜炎，且对骨侵蚀的灵敏度优于普通 X 线。与超声相比，MRI 具有以下优势：

1. 因为声波无法穿透骨面，所以超声无法探查骨面下的病变，而 MRI 可以清晰地显示骨髓内病变。在 RA 中最常见的就是骨髓水肿（图 6-3），骨髓水肿是骨侵蚀的独立危险因素，同时亦可以作为预测早期 RA 的一项指标。

2. MRI 可以提供多个连续层面的断层影像，对骨侵蚀等病变的判断更为准确。

3. 对于 RA 少见的受累关节——寰枢关节，由于病变深在，超声波不易穿透成像，MRI 的优势更为明显。

4. 超声是依赖检查者的实时影像学手段，而 MRI 可通过阅片进行判读。

另一方面，MRI 也有一些缺点，限制了其在临床中的广泛应用：①判断滑膜炎时需要进行钆增强扫描，而对钆过敏或肾功能不全的患者无法进行增强扫描；② MRI 检查相对超声费用高、检查费时长，难以在临床随访中规律复查；③有密闭恐惧症的患者无法耐受 MRI 检查。

四、计算机体层成像

计算机体层成像（computed tomography，CT）与 X 线的成像原理一致，而灵敏度大大提高，提供连续断层影像，

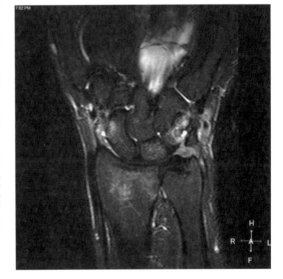

图 6-3　类风湿关节炎患者腕部冠状位扫描 T_2 抑脂序列，箭头所指为骨髓水肿

是检测骨侵蚀的金标准。但临床应用中因 CT 具有辐射，对软组织分辨率差，在 RA 中并不常规用于关节的评估。CT 主要应用于 RA 相关间质性肺疾病的诊断及随访。

第二节　脊柱关节炎的影像学检查

一、脊柱关节炎

脊柱关节炎（spondyloarthritis，SpA）是一组以肌腱炎、附着点炎、骨炎为基本病理改变，以关节炎为主要表现并可伴随关节外受累的自身免疫性炎症性疾病。根据疾病受累范围、病因等因素，SpA 可分为强直性脊柱炎、非放射学中轴型 SpA、外周型脊柱关节炎、银屑病关节炎、炎性肠病关节炎、反应性关节炎、幼年型特发性关节炎 - 肌腱附着点炎型等。出现放射学改变的中轴型 SpA 患者中大约 1/4 会逐渐发展成脊柱强直，除

银屑病关节炎外,多数外周型 SpA 不会像类风湿关节炎一样导致骨质破坏。影像学技术对于发现 SpA 的多种病理改变并进行量化评价、监测疗效具有重要价值。随着对 SpA 诊治观念的不断更新,影像学指标不仅被纳入了中轴/外周型 SpA 的分类标准,也被作为指导 SpA 治疗、评价预后的重要依据。

二、各种影像检查技术的介绍

(一)各种影像检查技术比较

X 线、CT、MRI 及超声等影像技术对 SpA 的诊治具有一定的应用价值。X 线能够发现骨质破坏及关节强直等慢性 SpA 病变,但无法反映早期病变;CT 比 X 线能更为清晰地显示复杂的关节病变,如关节间隙的侵蚀,但对于肌腱、滑膜、附着点等部位的分辨率不高;超声技术无法探测骨髓病变,但对于外周关节的肌腱附着点炎、肌腱/腱鞘炎、滑膜炎具有较高的灵敏度和特异度,是十分便捷且可靠的辅助影像评估方法;MRI 是唯一能够准确评价 SpA 活动性炎症——骨髓改变的影像技术,MRI 显示的病变中,骨髓水肿对于诊断 SpA 具有极高的特异度,而脂肪化生/回填与韧带骨化/骨性强直和不良预后存在密切的关联。

(二)X 线

在外周关节,SpA 的典型病理改变是肌腱端炎,也可出现滑膜炎。对于活动性炎症,X 线仅能观察到软组织肿胀,不能进一步分辨具体炎症的解剖结构和类型;随着炎症迁延,局部出现韧带骨化,X 线可以显现出韧带骨赘,此类改变常见于髌腱、跟腱、跖筋膜(图 6-4)。以银屑病关节炎为代表的一些 SpA 还会造成骨质破坏或强直,X 线可以表现为骨侵蚀、关节间隙狭窄或骨性融合(图 6-5)。

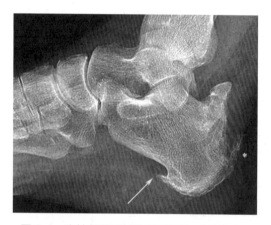

图 6-4 脊柱关节炎的肌腱端骨赘,分别位于跖筋膜(箭头)及跟腱(星号)

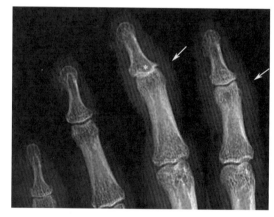

图 6-5 银屑病关节炎手部 X 线影像,可见远端指间关节软组织肿胀(箭头)及关节间隙狭窄(星号)

SpA 累及中轴时,主要 X 线表现为骶髂关节炎和脊柱强直。在疾病的不同阶段,中轴型 SpA 的骶髂关节 X 线呈现不同改变。在骶髂关节炎早期时,病变局限于骨内且尚未造成骨质破坏或间隙改变,X 线检查不能观察到异常。随着疾病发展,逐渐出现骨质破坏、关节间隙改变,到自然进程的终末,发生关节强直,X 线检查可以观察到关节面不规整、间隙变窄、假性增宽、关节融合等改变,其中假性增宽是由于局部出现巨大骨侵蚀所造成的假象。强直性脊柱炎的骶髂关节 X 线可以分为 5 级(图 6-6):0 级,正常;1 级,可疑异常;2 级,轻度异常,关节间隙无改变,伴有局限性骨侵蚀或硬化;3 级,明确异常,提示中度或更严重的骶髂关节炎,可以观察到一处或多处侵蚀、硬化、关节间隙增宽或变窄,以及部分强直;4 级,关节完全强直。

脊柱受累的主要 X 线改变包括:椎体方形改变,由于椎体角炎症、侵蚀导致侧位椎体呈现方形改变;韧带骨赘形成、椎体强直,晚期强直性脊柱炎的典型 X 线改变为竹节样变(图 6-7、图 6-8)。

X 线检查评价 SpA 的主要局限包括:敏感性不足,无法显示疾病早期改变;分辨率不高,成像质量受到软组织、肠道条件干扰,尤其在扫描胸椎和骶髂关节时,受到较多上述因素干扰。

当 X 线发现椎体广泛韧带骨赘形成时,需要特别注意与弥漫性特发性骨肥厚(diffuse idiopathic osteohypertrophy,DISH)相鉴别,该病为原因不明的一种椎体退行性病变,与 SpA 的最大区别在于 DISH 通常不伴有骶髂关节病变。

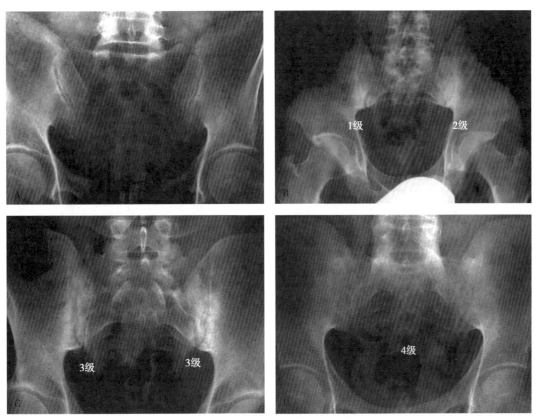

图 6-6　骶髂关节 X 线分级

A. 正常 X 线片；B. 1 级和 2 级；C. 3 级；D. 4 级（箭头所示）。

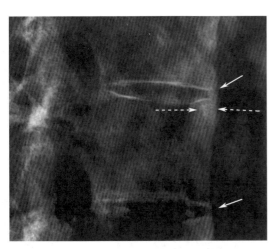

图 6-7　强直性脊柱炎椎体 X 线改变：椎体角硬化
（虚线箭头），韧带骨赘（箭头），椎体呈现竹节样改变

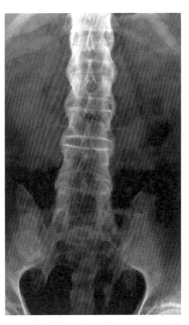

图 6-8　晚期强直性脊柱炎椎体
X 线改变，呈竹节样改变

（三）CT

基本成像原理与 X 线相同，CT 扫描的优势在于能够更清晰地显示骨骼的结构改变。但由于电离辐射更高，临床上不常规选择 CT 用于 SpA 的评价。CT 检查能够显示早期 SpA 的骶髂关节骨质侵蚀，CT 上表现为虫蚀样改变（图 6-9）。

CT 扫描同样只能显示结构改变,无法反映骨炎、附着点炎等活动性病变。此外,CT 扫描的电离辐射高于 X 线片。

(四) MRI

MRI 检查具有组织分辨率高的特点。由于在 T_2 抑脂 MRI 上,只有液体表现为高信号,而炎症正是以水肿为特点,所以通过 T_2 抑脂 MRI 扫描,可以清晰地观察到中轴或外周关节的炎性水肿信号,使得 MRI 成为唯一可以清晰反映 SpA 骨髓炎症的影像检查技术(图 6-10)。在 MRI 上,外周关节的滑膜炎、附着点炎、肌腱炎、腱鞘炎均可得到显现,附着点部位的骨髓水肿提示局部存在附着点炎,是活动性 SpA 的特征性改变。MRI 同样可以显示骨质破坏和骨赘形成。

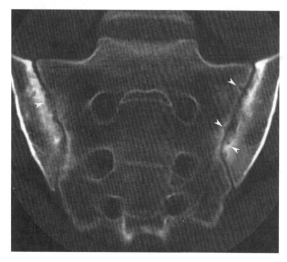

图 6-9　脊柱关节炎的计算机体层成像,可见关节面虫蚀样改变(箭头)

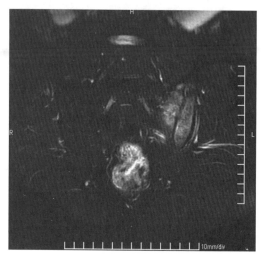

图 6-10　脊柱关节炎的 T_2 抑脂像:可以观察到双侧骶髂关节面下骨髓水肿信号

在中轴关节,SpA 的活动性炎症在 MRI 上表现为骨髓水肿,主要分布在骶髂关节的关节面下或椎体角(图 6-11)。炎症消退后,大多会转化为脂肪信号,称为脂肪沉积 / 回填。晚期强直性脊柱炎患者的 MRI 可以观察到韧带骨赘形成和骨性强直(图 6-12)。

MRI 是在 SpA 诊治中最有价值的检查手段,不仅可以协助诊断,同时能够用于指导治疗及评价疗效。

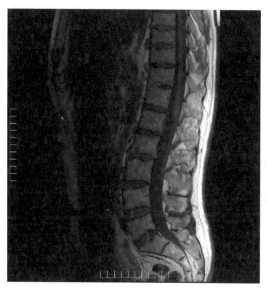

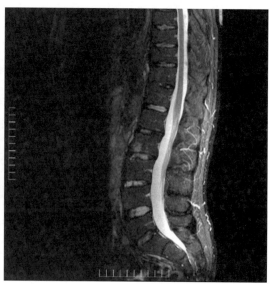

图 6-11　脊柱关节炎脊柱矢状位 T_2 抑脂像:第二腰椎椎体角骨髓水肿

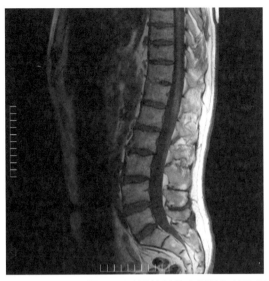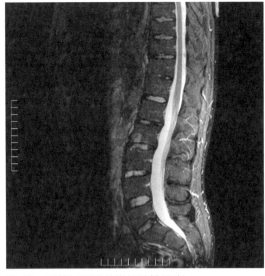

图 6-12　脊柱关节炎脊柱矢状位 T_1 像:第二及第三腰椎前缘间骨性强直

(五) 超声

受到检测原理及解剖结构等因素的影响,超声技术更适用于检测外周关节病变,对于作为中轴关节的骶髂关节、椎体及骶髂关节等部位病变的评估价值有限。关节超声可以敏感地发现肌腱端的炎症。灰阶超声检查可见肌腱/韧带与骨的附着部位增厚,正常的纤维组织信号消失,代之以肌腱端异常低回声;能量多普勒显示肌腱周围及肌腱附着点处血流信号,另外还可以出现韧带骨化、附着点处骨质侵蚀(图 6-13)。

SpA 的腱鞘部位经常可以检测到腱鞘炎症,超声表现包括:腱鞘增生性炎症、肌腱纤维走行紊乱、失去正常肌腱的纤维回声(fibrillar echotexture)及部分或完全撕裂,伴有肌腱周围液性暗区以及肌腱周围的异常血流信号,而相邻软组织也可以出现肿胀及回声减弱(图 6-14)。

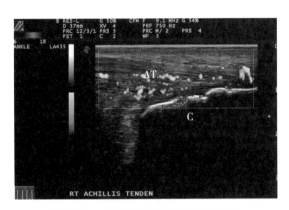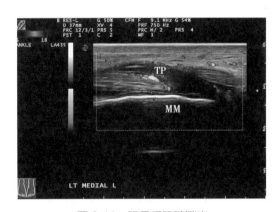

图 6-13　跟腱附着点炎伴跟骨骨侵蚀　　　　　　　　图 6-14　胫骨后肌腱鞘炎
　　AT. 跟腱;C. 跟骨。　　　　　　　　　　　　TP. 胫骨后肌肌腱;MM. 内踝。

SpA 的滑膜炎症也可以通过超声检测。除上述关节病变外,超声技术还可以对 SpA 的一些关节外病变进行评估,如对银屑病关节炎患者的皮损部位厚度、指甲病变等,这些检查也可以为判断病情提供有价值的提示。

第三节　痛风的影像学检查

痛风是嘌呤代谢紊乱和/或尿酸排泄减少引起的一种晶体性关节炎。急性发作期表现为关节内和/或关节旁软组织的红、肿、热、痛,慢性期可以出现持续的外周关节炎,伴有痛风石和骨侵蚀。影像学检查可以发现尿酸盐沉着于关节或其他软组织的征象,辅助临床诊断,还能评价炎症程度和结构破坏,相比有创性的穿刺操作而言,是更经济、便捷的选择。

近些年来,新型影像学术技术如超声、双能 CT(DECT)、磁共振成像(MRI)在痛风领域中的应用越来越多,甚至改变了诊断标准和治疗指南。

一、X 线

X 线对发现骨结构破坏的特异度高,但灵敏度低,且不能显示软组织炎症。早期痛风的 X 线片检查多为正常,长病程患者可能在 X 片上发现具特异性的病变,如典型的关节区或关节旁的穿凿样骨侵蚀病变(图 6-15),因此,X 线片在痛风诊断中的价值很低,但可用于评价长病程患者骨结构的改变。

二、超声

超声技术敏感、价廉、便捷、无辐射,能进行动态检查,近年越来越受推崇。急性期可发现关节腔积液、滑膜炎,反复发作的关节可出现明显的骨侵蚀。与类风湿关节炎不同的是,痛风中的骨侵蚀常位于关节旁而非关节面。2015 年 OMERACT(Outcome Measures in Rheumatology)组织就超声下痛风的几类特征性病变发布了国际共识,包括双轨征、痛风石、聚集体、骨侵蚀(图 6-16)。双轨征常见于关节软骨表面,痛风石常出现在跖趾关节内侧或背侧,亦可出现在其他关节周围、皮下组织等部位。这两类病变是尿酸盐沉积的证据。

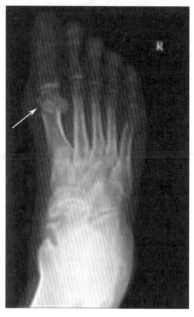

图 6-15 足X线片,箭头示第一跖骨头穿凿样改变,周围高密度影为痛风石

2015 年 ACR/EULAR 发布的痛风分类标准(《2015 gout classification criteria:an ACR/EULAR collaborative initiative》)中,超声显示的双轨征是尿酸盐沉积的有力证据,可评 4 分。《2016 中国痛风诊疗指南》也推荐,对临床表现不典型的疑似痛风患者,可考虑超声检查受累关节及周围肌腱与软组织以辅助诊断。

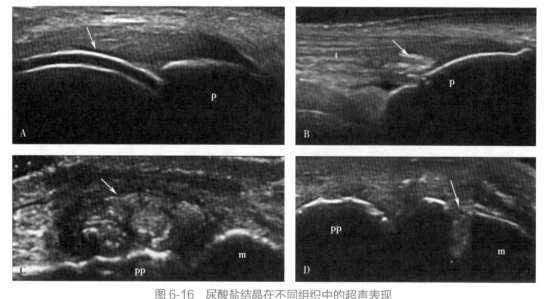

图 6-16 尿酸盐结晶在不同组织中的超声表现

A. 箭头示股骨髁软骨的双轨征;B. 箭头示髌腱内部的聚集体;C. 箭头示第一跖趾关节内的痛风石;
D. 箭头示第一跖骨骨皮质表面的不连续即侵蚀。p. 髌骨;pp. 近端趾骨;m. 跖骨;t. 髌腱。

痛风患者经过有效的降尿酸治疗后,可以观察到双轨征消失,因此超声可间接反映体内尿酸池水平的变化。但痛风石的形态不规则,而超声常规采集的是二维图像,虽然可以在一定程度上反映其大小的变化,但以某个层面的径线作为衡量痛风石体积的变化不够准确,重复性也欠佳。

超声可以快捷地鉴别不同类型的晶体沉积病。尽管痛风与二羟焦磷酸钙沉积病的临床表现近似,但焦磷酸钙结晶沉积在软骨内部,而尿酸盐结晶沉积于软骨表面。

此外,超声还可用于引导穿刺,获取滑液及关节腔内注射药物。

三、双能 CT

双能 CT(dual energy CT,DECT)是应用 2 个互相垂直的 X 线发射管和相应的探测器,同时在 2 个能量级别(80kVp 和 140kVp)上采集图像信息,后期使用 3D 技术分析和赋色,从而将不同性质的晶体和软组织区分开(图6-17)。在急性痛风关节炎患者中,DECT 对尿酸盐结晶的灵敏度为 78%~100%,特异度为 89%~93%。DECT 可发现亚临床痛风石。在对比多个影像学技术的研究中,DECT常作为金标准。

但是,DECT 中的伪像十分常见,关节或关节周围有彩色编码的尿酸结晶可作为阳性扫描结果,甲床和皮肤的、直径 1mm 以下的、移动的、射束硬化的,以及人造血管上的尿酸盐沉积,则不能作为阳性证据。

2015 年 ACR/EULAR 发布的痛风分类标准中,双能CT 显示的尿酸盐沉积在影像学检查中与超声的地位等同,评 4 分。《2016 中国痛风诊疗指南》推荐,对血尿酸正常的痛风疑似患者,在医院有相关设备和条件的情况下,可考虑使用双能 CT 进行辅助诊断。

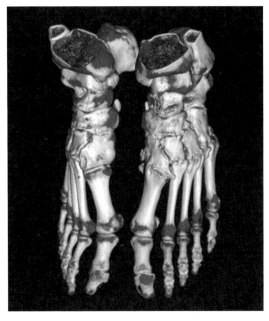

图 6-17 足双能计算机体层成像,绿色为尿酸盐结晶

DECT 采集的是三维影像数据,可以直观显示痛风石的大小和位置,后期可通过特定的软件自动识别并计算痛风石的体积。尽管敏感,但不可避免的电离辐射、偏高的费用、一次检查不能涵盖多个关节区等缺陷,使其应用受到一定的限制,亦不能成为常规的随访手段。

四、MRI

MRI 不仅可显示尿酸盐晶体和其他关节内的炎症信息,还能在早期发现骨质破坏。典型的痛风石在 T_1 加权像中显示为低信号,而在 T_2 加权像中显示为中等至高信号,提示晶体周围或内部存在炎症(图6-18)。

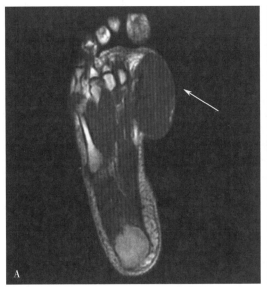
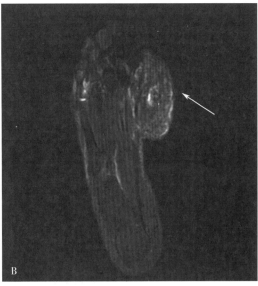

图 6-18 足磁共振成像
A. T_1 加权像;B. T_2 加权抑脂像。箭头所示为痛风石。

痛风石的形态、大小变异较大,呈现为单个或聚集的结节或团块。以 DECT 作为检查痛风石的金标准时,MRI 的灵敏度为 63%,特异度为 98%。将超声与 MRI 进行对比的研究不多,国外一项研究发现超声与 MRI 在痛风石的探查方面一致性很好,但在判断痛风石的大小方面则存在一定的差异。

MRI 对某些特殊解剖部位的检查比超声更有优势,如脊柱周围、骶髂关节、骨盆等少见和深在部位的痛风石,并可通过穿刺证实,从而与感染、肿瘤等其他病因鉴别。

然而,鉴于 MRI 操作的复杂性和昂贵的价格,MRI 仅用于罕见的痛风病例,目前也没有任何分类或诊断标准将其纳入。

MRI 可显示痛风石的轮廓,但测量时需要操作者进行手工描画,因此可重复性受到影响,其昂贵的价格也不适用于临床常规应用。

综上所述,新型影像学技术如超声和 DECT 对于探查痛风病变的灵敏度和特异度均较高,超声的性价比相对更高,二者发现的尿酸盐沉积可作为分类标准中的计分项目。超声在痛风石大小的测量方面重复性偏差,未来可能通过三维探头和软件技术实现精准测量,应用前景值得期待。

推荐阅读资料

［1］中华医学会风湿病学分会 . 2016 中国痛风诊疗指南 . 中华内科杂志 , 2016, 55 (11): 892-899.

［2］GUTIERREZ M, SCHMIDT W A, THIELE R G, et al. International consensus for ultrasound lesions in gout: results of Delphi process and web-reliability exercise. Rheumatology (Oxford), 2015, 54 (10): 1797-1805.

［3］MALLINSON P I, COUPAL T, REISINGER C, et al. Artifacts in dual-energy CT gout protocol: a review of 50 suspected cases with an artifact identification guide. AJR, 2014, 203 (1): W103-W109.

［4］NEOGI T, JANSEN T L, DALBETH N, et al. 2015 gout classification criteria: an American College of Rheumatology/ European League Against Rheumatism collaborative initiative. Ann Rheum Dis, 2015, 74 (10): 1789-1798.

第四节 骨关节炎的影像学检查

骨关节炎(osteoarthritis,OA)是一种常见于老年人的关节退行性疾病,是世界范围内最常见的关节疾患,60 岁以上的老年人中超过 10% 的男性和 18% 的女性均受到骨关节炎的困扰。其特征包括关节软骨的退变、边缘骨质增生、软骨下硬化及滑膜和关节腔系列的生化和形态学改变。常用的影像学检查方法如下:

1. **传统的 X 线** 是骨关节炎最常用的影像学检查方法,也是诊断的金标准。在显示关节间隙狭窄、关节面硬化和变形、骨质增生、关节面下囊性变、关节内游离体、钙化、骨质疏松等方面具有相当的价值(图 6-19),并且价格便宜、操作简便、易普及,在临床及医学研究中占据非常重要的地位。目前最常用的是 Kellgren-Lawrence 和国际骨关节炎研究学会(Osteoarthritis Research Society International,OARSI)的骨关节炎 X 线评分体系。但 X 线也有其局限性:首先它不能检测局部软骨损伤,因此不适合骨关节炎的早期检测,且无法检测滑膜炎症、积液、韧带、半月板及骨髓病变。膝关节间隙的判断可能受软骨厚度、半月板位置及 X 线拍摄质量的影响。此外,骨关节炎多进展缓慢,X 线不利于监测疾病进展。

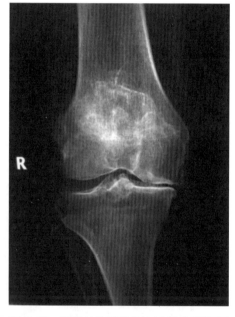

图 6-19 膝骨关节炎患者的 X 线,可见髁间嵴、关节边缘骨质增生,关节内侧间隙变窄

2. **MRI** 在三维结构上检测关节及关节周围组织,分辨率高,对早期病变更敏感。相较于 X 线,MRI 更少受到关节体位的影响,还可以显示关节内及周围软组织病变,如软骨病变、半月板损伤、骨髓病变、韧带损伤及滑膜炎等(图 6-20)。国际骨关节炎研究学会也推荐应用 MRI 来检测软骨病变。膝、髋、手等部位的骨关节炎都有了

相应的 MRI 评分系统,在临床和科研工作中显示了良好的可靠性。虽具有上述优点,但因耗时长、费用高,MRI 尚无法成为骨关节炎常规筛查手段。

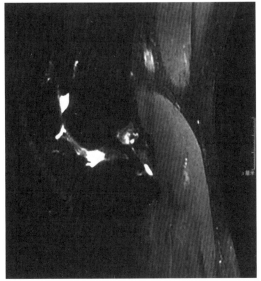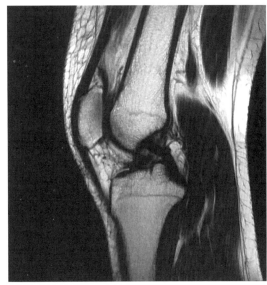

图 6-20　膝骨关节炎的磁共振成像,可见髁间嵴和胫骨平台缘轻度骨质增生,关节腔和髌上囊少量长 T_2 信号(积液)

3. **肌肉骨骼超声检查**　无辐射、价格便宜、可重复性好,方便随访,并且可提供关节及关节周围软组织的病变情况,包括骨赘、软骨病变、滑膜炎、积液,以及部分半月板、韧带病变情况等(图 6-21),已成为骨关节炎评价的有效手段,近年来逐渐应用于临床及科研。另外,在超声的实时引导下还可更准确地进行关节腔穿刺和关节腔给药。但由于超声波穿透性有限,对关节内部半月板及韧带病变显示欠佳。骨关节炎的超声评价多数为半定量评分体系,最常用的是 OMERACT 的评分系统。超声造影可更好地显示滑膜炎中小血管中的慢速血流。

4. **CT、核素、正电子发射计算机体层显像仪(PET/CT)等检查**　对骨关节炎有一定价值,但因其存在辐射、性价比等因素,在临床工作中应用有限。

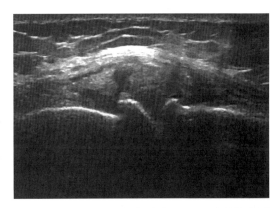

图 6-21　膝骨关节炎的超声表现,可见膝关节内侧骨赘形成伴关节间隙狭窄

(张卓莉)

推荐阅读资料

[1] GLYN-JONES S, PALMER A J, AGRICOLA R, et al. Osteoarthritis. Lancet. 2015, 386 (9991): 376-387.

[2] ROEMER F W, ECKSTEIN F, HAYASHI D, et al. The role of imaging in osteoarthritis. Best Pract Res Clin Rheumatol, 2014, 28 (1): 31-60.

[3] SAKELLARIOU G, CONAGHAN P G, ZHANG W, et al. EULAR recommendations for the use of imaging in the clinical management of peripheral joint osteoarthritis. Ann Rheum Dis, 2017, 76 (9): 1484-1494.

第七章　风湿免疫病常用药物

第一节　糖皮质激素及非甾体抗炎药

一、糖皮质激素

糖皮质激素(glucocorticoids)是治疗风湿免疫病的基础药物之一,如何规范使用与防治副作用一直备受关注。一方面,无论是系统性红斑狼疮、系统性血管炎、炎性肌病、风湿性多肌痛等弥漫性结缔组织病,还是类风湿关节炎和痛风等炎性关节炎,都是糖皮质激素治疗的适应证;另一方面,临床上常见到因为不规范使用糖皮质激素导致各种副作用的患者。因此,正确认识和规范使用糖皮质激素,对于风湿免疫病患者的治疗与慢病管理非常重要。

(一) 糖皮质激素治疗风湿免疫病简史

人类发明与使用糖皮质激素迄今仅75年。1944年人工合成可的松首次用于临床,1948年美国医生Philip S.Hench使用可的松治疗活动性类风湿关节炎取得意想不到的成功。两年后他与梅奥诊所同事共同获得1950年诺贝尔生理学或医学奖。此后,各种糖皮质激素制剂被陆续合成并推向临床,因其起效迅速、疗效确切,为风湿免疫病治疗提供了强有力武器。随着临床使用越来越广泛,糖皮质激素的各种副作用也逐步显现,导致其安全性被质疑。例如,使用糖皮质激素治疗类风湿关节炎就经历了被神化、被质疑和被客观评价等阶段。

(二) 糖皮质激素作用机制

糖皮质激素作用机制包括基因机制和非基因机制。常规剂量主要通过基因机制起效,即糖皮质激素通过细胞膜,结合胞质内糖皮质激素受体、热休克蛋白和糖皮质激素反应元件,调控核转录因子而起作用,通常30分钟起效。大剂量冲击治疗时,糖皮质激素早期通过非基因机制在数分钟内起效,继而通过基因机制,产生持续疗效。

糖皮质激素可抑制多种免疫效应细胞(T细胞)活化、增殖、分化及存活,促进炎症细胞(特别是T细胞)凋亡。糖皮质激素对B细胞作用较弱,对于中性粒细胞则可以抑制其与内皮细胞的黏附,糖皮质激素增加中性粒细胞数量,抑制其迁移,但不影响中性粒细胞的功能。对于巨噬细胞和单核细胞,减少其血液中的数量,抑制迁移,减弱吞噬和杀菌作用,并且抑制抗原提呈。糖皮质激素可抑制成纤维细胞增殖及白细胞介素(IL)-1和肿瘤坏死因子(TNF)-α诱导的基质金属蛋白酶合成,延缓关节骨组织与软骨的破坏,这也是糖皮质激素治疗炎性关节炎的作用基础。

(三) 糖皮质激素的种类与剂量选择

1. 糖皮质激素制剂种类　常用的糖皮质激素种类见表7-1。临床上治疗风湿免疫病使用的糖皮质激素多以中效制剂为主,如泼尼松、泼尼松龙和甲泼尼龙。短效制剂多为静脉制剂,如可的松和氢化可的松,可快速控制病情。长效制剂多为临时肌内注射或关节腔给药,如地塞米松和倍他米松,一般不长时间连续使用。

2. 糖皮质激素的剂量选择　为了规范糖皮质激素在风湿免疫病治疗中的使用方案,欧洲抗风湿病联盟(EULAR)对糖皮质激素的剂量提出了标准化定义(表7-2)。

临床上使用糖皮质激素的剂量有以下几种情况:

维持量糖皮质激素(2.5~10mg/d泼尼松或等效剂量),用于多种风湿免疫病的维持治疗,如缓解期系统性红斑狼疮、血管炎、炎性肌病等,常用制剂为泼尼松、甲泼尼龙和曲安西龙。

表 7-1　目前临床上常用的糖皮质激素种类及药代动力学比较

种类及名称	等效剂量/mg	相对糖皮质激素活性	相对盐皮质激素活性	蛋白结合	血浆半衰期/h	生物半衰期/h
短效						
可的松	25.00	0.8	0.8	—	0.5	8~12
氢化可的松	20.00	1.0	1.0	++++	1.5~2.0	8~12
中效						
甲泼尼龙	4.00	5.0	0.5	—	>3.5	18~36
泼尼松龙	5.00	4.0	0.6	++	2.1~3.5	18~36
泼尼松	5.00	4.0	0.6	+++	3.5~3.8	18~36
曲安西龙	4.00	5.0	0	++	2.0~5.0	18~36
长效						
地塞米松	0.75	20.0~30.0	0	++	3.0~4.5	36~54
倍他米松	0.60	20.0~30.0	0	++	3.0~5.0	36~54

注:—表示无;++ 表示高,+++ 表示很高,++++ 表示极高。

表 7-2　糖皮质激素剂量分组

剂量分组	具体说明
低剂量	≤7.5mg/d 泼尼松或等效剂量
中等剂量	>7.5mg/d,但≤30mg/d 泼尼松或等效剂量
大剂量	>30mg/d 泼尼松或等效剂量
极大剂量	>100mg/d 泼尼松或等效剂量
冲击剂量	≥250mg/d 泼尼松或等效剂量,连用多日

小剂量糖皮质激素[>7.5mg/d,但<30mg/d 或 0.5mg/(kg·d)泼尼松或等效剂量],可用于多种亚急性风湿免疫病的初始治疗,常用制剂为泼尼松、甲泼尼龙、琥珀酸氢化可的松,静脉或口服使用。

中等剂量糖皮质激素[30~60mg/d,或 0.5~1mg/(kg·d)泼尼松或等效剂量],用于亚急性风湿免疫病的起始治疗,常用制剂为泼尼松、甲泼尼龙或地塞米松。

大剂量糖皮质激素[>1.0mg/(kg·d)泼尼松或等效剂量],用于急性风湿免疫病的初始治疗,常用制剂为泼尼松、甲泼尼龙或地塞米松。

冲击量糖皮质激素[≥250mg/d 泼尼松或等效剂量,或 7.5~30.0mg/(kg·d),连用多日],用于重症或有危及生命的并发症的风湿免疫病,主要制剂为甲泼尼龙静脉制剂。

(四)糖皮质激素治疗风湿免疫病的注意事项

1. **防治骨质疏松**　骨质疏松是长期使用糖皮质激素的最常见副作用之一,一旦发生骨质疏松可能导致脆性骨折,后果严重。因此,对于使用泼尼松剂量≥7.5mg/d,计划持续治疗超过 3 个月者,临床医生应在开始使用糖皮质激素同时予补充钙和维生素 D;对于有发生骨折高风险的患者,可以加用双膦酸盐类药物预防骨质疏松。如使用糖皮质激素的患者新发单侧或双侧髋关节疼痛,应及时就医检查,排除骨质疏松、股骨头坏死等不良反应。

2. **糖皮质激素撤药反应**　长期应用糖皮质激素,可能会抑制患者的下丘脑 - 垂体 - 肾上腺轴功能。如果突然停药,中断了外源性糖皮质激素,而体内糖皮质激素分泌未能相应增加,就会造成一系列肾上腺皮质功能不全的症状,如恶心、呕吐、厌食、乏力、低血压、低血糖、体温调节紊乱等。如果发生这种情况,可以继续补充小剂量糖皮质激素,很快可以消除上述症状。

3. **妊娠与哺乳期使用糖皮质激素**　妊娠期胎儿受胎盘保护,不受母体血液中糖皮质激素的影响。与转运蛋白结合的糖皮质激素无法通过胎盘,而且胎盘上的 11β- 羟甾类脱氢酶可灭活氢化可的松和泼尼松龙。但地塞米松因为不与转运蛋白结合,可以通过胎盘屏障。因此,当孕妇需要使用糖皮质激素治疗时,应选择泼尼松、泼尼松龙和甲泼尼龙,可减少对于胎儿的影响。有研究显示,妊娠早期应避免使用大剂量糖皮质激素,低剂量泼尼松通常比较安全。

(五)糖皮质激素在常见风湿免疫病中的应用

糖皮质激素在风湿免疫病中的使用原则是给药方案个体化,即需要根据患者的疾病诊断、分期、疾病活动度、是否有合并症(如感染)及患者对药物的反应等因素,在治疗前进行危险因素评估,制订相应用药方案。对于孕妇、糖尿病或骨质疏松患者等情况,还需请相关科室会诊后制订完善的预案。

1. **系统性红斑狼疮** 系统性红斑狼疮临床表现多样,部分患者仅表现为皮疹,病情较轻。部分患者合并肾脏受累,甚至出现肺泡出血、肾衰竭、神经精神症状或血液系统危象。因此,对于系统性红斑狼疮患者应根据是否初发、病情轻重、是否合并感染、肾脏病理类型,以及是否合并肾功能损害或血液系统危象等因素,确定使用糖皮质激素的种类、剂量及疗程。

糖皮质激素治疗系统性红斑狼疮可分为诱导缓解、维持治疗及复发治疗三个阶段。诱导缓解期使用足量糖皮质激素配合免疫抑制剂治疗;维持阶段则糖皮质激素逐渐减量,直至最小治疗剂量;一旦病情复发,则需要根据患者情况增加到合适剂量,待病情稳定后再缓慢减量。

单纯以皮疹为主要表现的红斑狼疮可以不使用糖皮质激素,或者使用中小剂量口服糖皮质激素。合并脏器受累的红斑狼疮(如狼疮性肾炎),可使用大剂量糖皮质激素治疗 4~8 周,待病情控制后开始减量,通常每 1~2 周减少 5%~15% 剂量,至 10mg/d 维持。对于有危及生命的并发症的重症狼疮患者,可以使用冲击剂量糖皮质激素治疗,连续使用 3~5 日,必要时 1 周后重复冲击,再根据病情缓解情况恢复至大剂量[1~1.5mg/(kg·d)]糖皮质激素治疗。狼疮性肾炎的病理类型对于糖皮质激素方案制订有指导意义,Ⅳ 型狼疮性肾炎除了需要使用糖皮质激素外,通常还需要联合使用环磷酰胺或者霉酚酸酯治疗。

2. **系统性血管炎** 系统性血管炎是以血管壁炎症、坏死、炎症细胞浸润为主要病理特征的一组异质性疾病,常累及多脏器系统。系统性血管炎使用糖皮质激素的原则与系统性红斑狼疮非常相似,可分为诱导缓解、维持治疗及复发治疗三个阶段。诱导缓解期使用足量糖皮质激素联合免疫抑制剂治疗,通常需要半年左右;待病情完全缓解后,糖皮质激素逐渐减量;至维持阶段应使用最小治疗剂量;如果患者病情复发,则需要根据患者情况(轻症复发或重症复发),调整糖皮质激素到合适剂量,待疾病控制病情稳定后再缓慢减量。

3. **类风湿关节炎** 类风湿关节炎是以滑膜炎、关节慢性侵蚀性病变为特点的自身免疫病。重症类风湿关节炎是糖皮质激素最早用于临床的疾病,对于合并重要脏器受累的类风湿关节炎患者,如合并间质性肺疾病、巩膜炎、皮肤血管炎时,可以使用中等剂量至大剂量的糖皮质激素治疗。对于未合并关节外表现的活动期类风湿关节炎患者,糖皮质激素往往联合其他改善病情抗风湿药来快速控制病情,即作为"桥治疗",病情控制后尽快将糖皮质激素减至泼尼松 10mg/d 以下,使用糖皮质激素时间一般不超过 3 个月。对于小剂量糖皮质激素治疗类风湿关节炎的性价比与安全性仍然存在争议,有研究认为其副作用被夸大了。但无论如何,在计划使用糖皮质激素前即应该加用钙剂与维生素 D,预防和治疗骨质疏松对于类风湿关节炎的远期预后有重要影响。

4. **多发性肌炎与皮肌炎** 多发性肌炎和皮肌炎是以四肢对称性近端肢带肌受累为主要表现的自身免疫病,部分患者可能合并肿瘤。对于无脏器损害的多发性肌炎 / 皮肌炎患者,通常使用中等剂量到大剂量糖皮质激素治疗 4~6 周,然后减量维持;对于合并呼吸肌或吞咽肌受累,出现呼吸障碍或进食呛咳,或者合并快速进展间质性肺疾病者,可使用冲击剂量糖皮质激素。

5. **干燥综合征** 干燥综合征是一种主要累及唾液腺、泪腺等外分泌腺的自身免疫病,可常有口眼干、疲劳和关节痛。干燥综合征可单独存在或合并其他器官特异性自身免疫病,如甲状腺炎、原发性胆汁性胆管炎。

干燥综合征如合并重要脏器受累(如血小板减少、间质性肺疾病、肌炎等),可以使用糖皮质激素治疗,剂量根据病变程度而定,一般是中等剂量到大剂量口服给药。干燥综合征合并肾小管酸中毒、晚期间质性肺疾病等慢性并发症时,是否使用糖皮质激素需权衡利弊,根据患者个体情况区别对待。如出现威胁生命的并发症,如重度血小板计数降低有严重出血风险、视神经脊髓炎等情况时,可使用甲泼尼龙冲击治疗。

6. **痛风** 痛风为尿酸盐结晶在关节腔等部位沉积所致的晶体性关节炎,是最常见的炎性关节炎之一。多个国际指南把糖皮质激素作为痛风急性发作的一线治疗药物,疗效肯定,短时间使用副作用少。痛风急性发作时,可口服中等剂量泼尼松[0.5mg/(kg·d)]或等效剂量甲泼尼龙,关节肿痛消失后停用,亦可肌内注射复方倍他米松。如为单关节肿痛,可关节腔注射复方倍他米松或曲安西龙。对于不适合口服糖皮质激素的患者,可静脉使用糖皮质激素或者促肾上腺皮质激素(ACTH)。

7. 系统性硬化 系统性硬化(硬皮病)是一种以局限性或弥漫性皮肤变硬和增厚为主要特征的结缔组织病,表现为皮肤进行性硬化与内脏受累,病理基础为皮肤微血管病变及细胞外基质过度沉积。一般情况下糖皮质激素不作为系统性硬化常规治疗药物,长期大剂量使用糖皮质激素(≥15mg/d泼尼松)还是系统性硬化肾危象的危险因素。对于早期皮肤肿胀明显患者,或者合并肌炎、肺动脉高压的患者,可以试用小、中等剂量糖皮质激素。对于合并间质性肺疾病患者,可以根据其类型与程度,酌情使用中至大剂量糖皮质激素治疗。

8. 强直性脊柱炎 强直性脊柱炎是一种主要侵犯骶髂关节、脊柱肌肉附着点及外周关节的慢性炎症性疾病,可伴发关节外表现,晚期典型表现为脊柱"竹节样改变"。其病理性标志改变和早期表现之一为骶髂关节炎,肌腱端炎为本病特征之一。

目前国际指南不主张全身使用糖皮质激素治疗强直性脊柱炎,在生物制剂推出之前,有医生使用骶髂关节局部注射糖皮质激素制剂的方法,可以缓解骶髂关节疼痛。在生物制剂广泛应用之后,加之骶髂关节注射不易定位,现在已很少有人采取这种给药方式。临床上合并难治性葡萄膜炎的患者,如果非甾体抗炎药无法控制,又负担不起生物制剂费用时,可以使用中等剂量糖皮质激素控制病情进展。

9. 风湿性多肌痛 风湿性多肌痛是一种和其他诊断明确的风湿免疫病、感染及肿瘤无关的慢性疼痛性疾病,常见于50岁以上人群,伴血沉增快。临床表现为以四肢及躯干近端肌肉疼痛为特点的临床综合征,颈、肩胛带及骨盆带肌中2个或2个以上部位的疼痛及僵硬,持续30分钟或更长时间,不少于1个月时间。小剂量糖皮质激素对风湿性多肌痛有良好疗效,推荐起始剂量为泼尼松12.5~25mg/d。用药后患者骨骼肌肉系统疼痛和僵硬症状常获得快速(常在1日内)和显著的改善,血沉和C反应蛋白(CRP)水平逐渐恢复正常。风湿性多肌痛患者在糖皮质激素减量后病情可能复发,此时可将口服泼尼松加量至复发前剂量,在4~8周内逐渐减量维持。

(六)小结

糖皮质激素是治疗风湿免疫病的基础药物之一,是很多风湿免疫病患者诱导缓解和维持治疗的有力武器。糖皮质激素通过糖皮质激素受体发挥作用,在大剂量时,非基因机制也参与作用。对于经济条件不佳的关节炎患者可以快速缓解症状,妊娠期间使用低剂量泼尼松安全性良好。如何规范使用糖皮质激素,避免其副作用,最大限度发挥其疗效,是每个临床医生应该重视的问题,对风湿免疫科医生尤其如此。

二、非甾体抗炎药

非甾体抗炎药(nonsteroidal anti-inflammatory drug,NSAID)是风湿免疫科常用药物之一,主要功用是抗炎、解热和镇痛,广泛用于治疗类风湿关节炎、痛风、骨关节炎、强直性脊柱炎等疾病,以及以肌肉骨骼慢性疼痛为特征的其他风湿免疫病。

NSAID有不同种类,共同机制是通过抑制环氧合酶来抑制前列腺素(PG)的合成。临床上存在患者对于一种NSAID显效,而对另一种无显效的现象,提示其药理作用还有其他生化与药理因素参与。由于NSAID在风湿免疫病治疗中使用时间可能较长,而长期使用NSAID已发现对于胃肠道及心血管系统具有不良反应,因此本节的重点是关注NSAID在风湿免疫性疾病中的使用要点及其安全性问题。

(一)NSAID药物简史

在人类发展史上,有很多从植物中提取的用于治疗"风湿免疫病"的药物,其中的有效成分含有NASID。古希腊希波克拉底等医学先贤描述了可以从柳树中提炼治疗关节痛的药物,到19世纪20年代人类发现这种药物的活性成分是水杨酸。1853年法国化学家弗雷德里克·热拉尔(Gerhardt)用水杨酸与乙酸酐合成了乙酰水杨酸(阿司匹林),当时未推向市场。1897年德国化学家费利克斯·霍夫曼再次合成阿司匹林,并为他父亲治疗关节炎,发现疗效极好,后在全世界范围推广使用。

20世纪50年代以来,许多阿司匹林类似药物陆续被发现,如保泰松、吲哚美辛、布洛芬、萘普生等。保泰松是第一个被使用的NSAID,其抗炎镇痛效果强劲,但是因为骨髓抑制等副作用而逐渐退出市场。20世纪60年代推出的吲哚美辛是颇有代表性的NSAID类药物,抗炎镇痛疗效确切,其治疗痛风和强直性脊柱炎的疗效被当作标杆。20 世纪 70 年代以来,很多新的 NSAID 陆续出现,如布洛芬、萘普生、尼美舒利、美洛昔康等。这些药物经过结构优化,药物不良反应相对减少,而治疗效果没有明显减退。

(二) NSAID 的作用机制

1971 年药理学家发现,NSAID 具有共同作用机制,即通过抑制环氧合酶(COX)来抑制前列腺素的合成来发挥作用。进一步研究证实,前列腺素 E_2(PGE_2)是炎症部位起作用的主要的前列腺素,合成的限速酶是 COX,而 COX 至少有两种同工酶 COX-1 和 COX-2,两者有 60% 的同源性。NSAID 的临床疗效取决于其基本药理特性,和对于不同 COX 亚型(COX-1 和 COX-2)的作用。

继传统的 NSAID 后推出的 COX-2 选择性抑制剂有罗非昔布、塞来昔布、依托考昔等。这些 COX-2 选择性抑制剂对于胃肠道的不良反应明显少于传统 NSAID,但心血管风险可能会增加,罗非昔布还因此退市,使得人们更加关注 NSAID 药物的心血管安全性。

(三) NSAID 的分类

NSAID 可以根据化学结构、血浆半衰期和对 COX-1/COX-2 选择性不同来分类。根据 NSAID 药物的化学结构,可以分为 8 类:①水杨酸类,如阿司匹林;②丙酸类,如布洛芬;③苯乙酸类,如双氯芬酸;④吲哚乙酸类,如吲哚美辛;⑤吡咯乙酸类,如托美丁;⑥吡唑酮类,如保泰松;⑦昔康类,美洛昔康;⑧昔布类,如塞来昔布。另有一些 NSAID 不属于这些分类,如尼美舒利。

根据 NSAID 药物半衰期长短,可以分为:①长半衰期 NSAID,如吡罗昔康;②短半衰期 NSAID,如双氯芬酸、洛索洛芬等。

根据抑制 COX 的特性可以把 NSAID 药物分成 4 类:①COX-1 倾向性抑制剂,如阿司匹林;②非选择性 COX 抑制剂,如吲哚美辛、双氯芬酸等;③COX-2 选择性抑制剂,如美洛昔康;④COX-2 特异性抑制剂,如塞来昔布、艾瑞昔布、依托考昔。

此外,为了便于使用,NSAID 还被制成了各种不同剂型。如口服布洛芬缓释剂;外用制剂如双氯芬酸乳胶剂、依托芬那酯凝胶;塞肛用的栓剂,如吲哚美辛栓剂等。

(四) NSAID 的副作用

NSAID 也是全球使用最多的药物种类之一,全世界每天约有 3 000 万人使用。NSAID 治疗风湿免疫病不仅使用范围广,而且使用时间较长,因此对于其常见不良反应已有足够认识。有研究报道,使用 NSAID 的患者有 1/3 发生过药物相关不良反应,有 10% 患者需停药。

1. 心血管系统不良反应 NSAID 的心血管副作用发生率虽然不高,但可能导致严重后果,罗非昔布正是因为心血管副作用而退市。NSAID 最常见的心血管不良反应包括高血压、充血性心力衰竭和心肌梗死。

多个研究报道发现 NSAID 可以导致患者血压轻度升高,平均为 5mmHg。患者血压升高的程度因人而异,也与选用的 NSAID 药物种类有关,如患者高龄或原有高血压,则服药后血压增高幅度更大。常用的 NSAID 中,萘普生和吲哚美辛引发血压升高较明显,而阿司匹林不会导致血压升高,患者血压升高幅度与是否为 COX-1 或 COX-2 选择性抑制剂无明显差异。因此,如果计划较长时间使用 NSAID,应该告知患者监测血压变化,如果伴有高血压,必要时需要调整降压药剂量与方案。

使用 NSAID 一般不会导致患者心力衰竭,但慢性充血性心力衰竭患者可能会因为长期使用 NSAID 而加重病情,这种情况与患者使用 NSAID 后体液潴留有关。因此,原有充血性心力衰竭的患者应避免长时间使用 NSAID,如必须使用,则应密切关注血压和心、肾指标。

心肌梗死和猝死是 NSAID 药物最严重的心血管并发症,不同类型 NSAID 对于这一并发症的影响不同。小剂量阿司匹林被用于预防急性冠脉综合征,但 COX-2 选择性抑制剂有导致心肌梗死和猝死的风险。以往有研究认为萘普生心血管风险相对较低,但后续研究证实萘普生与其他 NSAID 发生心血管风险无明显差异。对于不得已需要使用 NSAID 的患者来说,应首选非选择性 NSAID,而且应避免长期使用。

2. 消化道不良反应 NSAID 药物最常见的不良反应是消化道不良反应。NSAID 引起的消化道副作用包括胃肠道不适,胃、十二指肠溃疡和下消化道溃疡及出血,尤其是下消化道溃疡及出血,临床上常常被忽视或误诊。30%~50% 长期使用 NSAID 的患者存在内镜下可见的胃肠道黏膜损伤,发生消化性溃疡的相对风险是未使用者的 4~5 倍。NSAID 导致消化道损害的主要机制是药物对消化道黏膜细胞的直接损伤,以及由于抑制了环氧合酶从而抑制了胃肠道黏膜的前列腺素产生,损害了黏膜保护因素而导致溃疡形成。NSAID 胃肠道损害的危险因素包括:已有消化道溃疡病史、高龄、幽门螺杆菌感染、合用糖皮质激素、使用 NSAID 剂量大、合用抗凝药等。因此,对于有上述高危因素的风湿免疫病患者,需要特别关注胃肠道不良反应。应注意:①尽量避免合用糖皮质激素等有关药物;②如需较长时间使用 NSAID,应加用质子泵抑制剂抑酸护胃;③选用 COX-2 选择性抑制剂类 NSAID;④NSAID 药物尽量使用最小有效剂量、最短疗程。

3. **肾脏毒性** NSAID 导致的肾脏不良反应发生率约 5%,最常见的表现是水肿和肾功能减退。NSAID 导致肾脏毒性的机制与其抑制肾脏的前列腺素合成有关,前列腺素扩张血管,抑制肾小管对血管紧张素的反应,维持肾血流量,而 NSAID 抑制前列腺素合成,可使肾脏灌注下降,出现水钠潴留、高血钾、可逆性的肾脏功能不全、间质性肾炎及肾乳头坏死等。NSAID 导致肾毒性的危险因素有:原有慢性肾脏病(CKD)、长期使用镇痛药、合并糖尿病、肝硬化、高龄、脱水状态及使用大剂量利尿剂等。有两种情况需要注意避免:一是在脱水情况下使用大剂量 NSAID,另一种是长期使用两种或以上镇痛药;前者可导致急性肾乳头坏死,后者则可导致镇痛药肾病。

(五) NSAID 相关药物相互作用

NSAID 与某些常用药物之间存在相互作用,导致其他药物代谢清除时间、药物浓度改变,不良反应因此增加。部分风湿免疫病患者需要较长时间使用 NSAID,因此必须了解与之相关的药物间相互作用,在临床工作中加以注意。

1. **NSAID 药物与甲氨蝶呤** 同时使用甲氨蝶呤和 NSAID 是治疗风湿免疫病的常见组合,如治疗类风湿关节炎时。NSAID 可干扰肾小管离子交换,减少甲氨蝶呤的清除,从而增加甲氨蝶呤血药浓度,但该效应个体差异较大,多数普通患者并未表现出甲氨蝶呤不良反应发生率明显增加。一般而言,对于合并肾功能不全的患者联用这两种药物时需要严密监测,避免发生严重不良反应。

2. **NSAID 与降压药** 如前所述,NSAID 可导致血压升高,可能降低多种降压药(如钙通道阻滞剂、血管紧张素转化酶抑制剂、β 受体阻滞剂)的降压作用。该效应可能与肾脏前列腺素合成被抑制,水钠潴留增加和血管收缩有关。NSAID 还会降低利尿剂促进尿钠排泄作用,加重充血性心力衰竭。因此,高血压患者开始使用 NSAID 后需要密切监测血压,必要时调整降压药方案。

3. **NSAID 与其他药物** NSAID 药物可抑制肾脏排锂,增加血浆中锂浓度,必须合用时应严密监测血锂浓度。保泰松和水杨酸盐抑制华法林代谢,增加其抗凝作用,并增加胃肠道出血风险,应避免合用或及时调整华法林剂量。NSAID 在肾功能减退患者可减少地高辛清除,增加其血浆浓度,可能导致地高辛中毒,在肾功能正常者少见。

(六) NSAID 在风湿免疫病治疗中的应用

NSAID 在风湿免疫病治疗领域有广泛适应证,尤其是用于缓解各种关节炎患者的疼痛。类风湿关节炎、强直性脊柱炎、痛风和骨关节炎等疾病,可能需要长期使用 NSAID。因此,需根据风湿免疫病患者病情特征与经济状况等,选择合适的 NSAID,尽可能减少不良反应。

以下原则可以协助临床医生制订正确的 NSAID 治疗方案。

(1)药物方案个体化:风湿免疫病患者对 NSAID 的疗效与耐受性差异很大,对于不同种类、不同剂量的药物疗效及不良反应各不相同,需要医生根据用药史选择与尝试,确定最佳药物与有效剂量。

(2)从小剂量用起,逐渐加量:多数 NSAID 大约 2 周后才能完全发挥其疗效,不必在使用初期急于加量,使用最低有效剂量才能尽可能避免药物不良反应。

(3)避免与糖皮质激素合用:NSAID 抑制胃肠黏膜前列腺素合成,减弱其保护因素,糖皮质激素促进胃酸分泌,合用时胃肠道出血风险将大幅增高。

(4)避免不同的 NSAID 药物联用:研究发现,不同的 NSAID 联用不能增加疗效,不良反应却明显增加。

(5)根据不同疾病选择合适的 NSAID:对于类风湿关节炎,多数 NSAID 都可选择,疗效无明显差别。对于骨关节炎,首选对乙酰氨基酚。对于痛风性关节炎,依托考昔有适应证而且疗效确切。

研究表明 NSAID 能够有效缓解强直性脊柱炎患者的疼痛、晨僵,改善运动功能和预后,并有可能延缓其放射学进展(脊柱强直)。因此,2010 年国际脊柱关节炎协会(ASAS)和欧洲抗风湿病联盟(EULAR)关于强直性脊柱炎治疗的推荐意见中将 NSAID 作为强直性脊柱炎治疗的一线用药,无论患者是否感觉疼痛,只要有活动性炎症存在,就应当使用。但是,治疗强直性脊柱炎是持续使用还是"按需"间断使用 NSAID,持续使用 NSAID 能否阻止强直性脊柱炎患者影像学进展,仍有争议。

(6)根据发生不良反应的风险来选择:心血管风险较高患者,使用非选择性 NSAID 更好,胃肠风险较高的患者,则 COX-2 选择性抑制剂更适合;对于已有肾功能减退的患者,需慎用 NSAID,不得不短期使用时也应减量。

(7)特殊人群:老人及儿童使用 NSAID 应减量,需要评估风险。孕妇必要时在妊娠中期可使用非选择性 NSAID,妊娠早期与晚期均不宜使用。

(七)小结

NSAID 是治疗风湿免疫病常用的抗炎、镇痛、解热药物,在使用过程中应关注患者胃肠道与心血管危险因素,定期检测血压、肝功能和肾功能,注意药物间相互作用,避免同时使用抗血小板聚集药、抗凝药和糖皮质激素,特殊人群如老人、孕妇等使用 NSAID 时不良反应会增加,应尽量避免长期使用。

(凌光辉)

推荐阅读资料

[1] 徐东,史群,张烜.糖皮质激素在免疫病治疗中的作用.中国实用内科杂志,2013(10):775-778.

[2] HWANG Y G, SAAG K. The safety of low-dose glucocorticoids in rheumatic diseases: results from observational studies. Neuroimmunomodulation, 2015, 22 (1-2): 72-82.

[3] POK L, SHABARUDDIN F H, DAHLUI M, et al. Clinical and economic implications of upper gastrointestinal adverse events in Asian rheumatological patients on long-term non-steroidal anti-inflammatory drugs. Int J Rheum Dis, 2018, 21 (5): 943-951.

[4] SIEPER J, LISTING J, PODDUBNYY D, et al. Effect of continuous versus on-demand treatment of ankylosing spondylitis with diclofenac over 2 years on radiographic progression of the spine: results from a randomised multicentre trial (ENRADAS). Ann Rheum Dis, 2016, 75 (8): 1438-1443.

第二节 传统改善病情抗风湿药

改善病情抗风湿药(disease-modifying anti-rheumatic drug,DMARD)是一组结构、作用机制各不相同的药物。最初被定义为用来治疗类风湿关节炎(RA),降低疾病活动度、缓解病情、防止相关器官损害的药物。DMARD 曾被称为慢作用药(slow-acting anti-rheumatic drug,SAARD)、诱导缓解药(remission-inducing drug,RID)等。DMARD 在风湿免疫病领域的应用并非局限于 RA。目前将甲氨蝶呤(MTX)、抗疟药(硫酸羟氯喹和氯喹)、柳氮磺吡啶、来氟米特 4 种药物称传统 DMARD(conventional DMARD,cDMARD),也可称为传统合成 DMARD(conventional synthetic DMARD,csDMARD),本节采用 csDMARD 的名称,且将主要介绍上述 4 种 csDMARD。近年来,青霉胺、金制剂等曾经的常用药物已逐渐淡出风湿免疫病的临床应用,而环磷酰胺、硫唑嘌呤、环孢素等药物则被称为免疫抑制剂,这些药物的相关内容将在下节予以介绍。

【临床关键点】

1. MTX 是单药治疗 RA 的最常用选择,是治疗 RA 的"锚定药"。来氟米特、柳氮磺吡啶和羟氯喹等都可以用于治疗 RA,单药或联合使用均有效。

2. csDMARD 的作用机制尚不完全清楚,其共同特征是具有抗炎和免疫调节作用。实际应用时既可以单药,也可以选择联合治疗。

3. csDMARD 对其他多种风湿免疫病也有肯定的治疗效果。

4. 临床应用 csDMARD 时应当注意个体化。需考虑包括患者年龄、是否有生育计划、合并症和联合用药等多种因素,且需要注意监测药物相关的不良反应。

一、传统合成改善病情抗风湿药的作用机制和临床应用相关注意事项

(一)甲氨蝶呤

甲氨蝶呤(methotrexate,MTX)是最常用的治疗 RA 的 DMARD,同时也是联合用药方案的基石,被称为"锚定药"。

MTX 为叶酸类似物,其生物活性形式是甲氨蝶呤多聚谷氨酸(MTX-PG),通过干扰细胞的叶酸代谢达到抑制炎症反应,抑制多种炎症相关细胞增殖等治疗效果。首先,MTX 可以抑制/干扰腺苷的代谢,导致胞

内和胞外腺苷水平升高,起到抗炎作用;其次,通过抑制转甲基反应、导致四氢叶酸耗竭、干扰胸苷合成等途径抑制细胞增殖;最后,MTX 抑制二氢叶酸还原酶,从而抑制对细胞功能至关重要的转甲基作用,进一步起到抗炎、抗增殖作用。此外 MTX 还可通过抑制多胺,调节单核细胞、淋巴细胞分泌的细胞因子及其抑制物,调节促炎物质(如前列腺素、白三烯等)的释放,抑制炎症细胞产生的蛋白水解酶等作用而起到抗炎作用。

MTX 吸收迅速,口服后 1~2 小时,皮下 / 肌内注射给药后 0.1~1 小时血药浓度即可达到峰值,4 小时后,关节滑液的浓度达到血药浓度水平。牛奶可以影响 MTX 的口服吸收,其他食物不影响。炎性肠病等肠道疾病也可以影响 MTX 的吸收。有研究显示非口服给药在某些药代动力学参数、减少毒性反应和疗效等方面可能优于口服给药。50%~60% MTX 与血浆白蛋白结合。MTX 可以在第三间隙聚集,因此有胸腔积液、腹水的患者使用 MTX 时应当予以注意。MTX-PG 达到 90% 细胞内最高稳态浓度的时间为 6.6~62 周,平均 27.5 周。MTX 经肝脏代谢为 7- 羟甲氨蝶呤。MTX 及其肝脏代谢产物可通过肾小球滤过及近曲小管分泌进入尿液,并在远端小管被重吸收。

MTX 可作为多种风湿免疫病的治疗药物,在所有 DMARD 中其效能 - 毒性比最好。可以单药或联合使用治疗多种关节炎,包括 RA 及其并发症(包括费尔蒂综合征、RA 并发皮肤血管炎等)、幼年型特发性关节炎、银屑病关节炎等,均有良好的治疗效果。MTX 也可用于治疗包括系统性红斑狼疮、血管炎(大动脉炎和巨细胞动脉炎 / 风湿性多肌痛)、炎性肌病、早期系统性硬化、早期结节病等在内的多种风湿免疫病。

MTX 可以口服,也可以皮下或肌内注射。初始剂量通常每周 10~15mg,可以逐渐增加剂量,当患者不能耐受时可以减量至 7.5~10mg,每周一次。在 MTX 给药 24 小时后补充叶酸可以减轻 MTX 的毒性反应,并且对 MTX 的疗效并无影响,剂量可采用 5mg/ 周。MTX 在儿科应用的剂量为 0.3~1mg/kg。各地区 MTX 的推荐剂量并不一致,其中 2016 年 EULAR 指南推荐 MTX 剂量应逐渐加大至 25~30mg/ 周,日本推荐最大剂量不超过 16mg/ 周。

应用 MTX 时应注意监测潜在的药物不良反应。对 65 岁以上的老年患者应酌情减量,并根据肌酐清除率(ClCr)随时调整,当 ClCr 低于 10% 时,应避免使用 MTX。酗酒、肥胖、糖尿病、慢性乙肝或丙肝和同时应用潜在肝毒性药物的患者更易出现肝损害。血液系统损害具有剂量依赖性,白细胞减少,贫血和血小板减少或全血细胞减少均可能发生。出现骨髓抑制时可采用亚叶酸治疗。低蛋白血症、肾功能不全和同时服用磺胺药可能增加血液系统不良反应的风险。与 MTX 相关的肺部表现有:急性间质性肺炎(超敏性肺炎)、间质纤维化、非心源性肺水肿(多见于大剂量 MTX 治疗恶性肿瘤,风湿免疫病治疗时罕见)、胸膜炎和胸腔积液、肺部结节等。MTX 相关肺部不良反应的发生率很难量化,据估计发生率为 2.1%~5.5%。在作出判断时应注意除外感染等其他可能病因。其危险因素包括年龄、蓝领职业、吸烟(尤其是女性)和糖尿病等。MTX 皮肤黏膜不良反应可有口腔溃疡等,呈剂量依赖性。

MTX 可导致可逆性男性不育,但对女性生育能力似乎没有不利影响。美国食品药品监督管理局(FDA)妊娠期药物危险分级中 MTX 被列为 X 级。无论男女,在准备妊娠时应提前 3 个月停用 MTX,也可同时服用叶酸,考虑到相关致畸风险,育龄患者应当注意避孕。

MTX 与来氟米特、柳氮磺吡啶、硫唑嘌呤合用时可增加肝毒性;磺胺类、NSAID、水杨酸盐、青霉素 G、哌拉西林、丙磺舒能够竞争性抑制肾小管分泌,导致 MTX 清除延迟。MTX 在远端小管的重吸收作用可以被羟氯喹(HCQ)增强,叶酸可以拮抗 HCQ 的作用。NSAID 及磺胺药等还可能与 MTX 竞争结合白蛋白,导致其血浆浓度升高,但这种效应在小剂量时使血浆游离 MTX 浓度升高不大,因此并无实际临床意义。

应用 MTX 时应监测肝肾功能;已存在骨髓抑制、嗜酒 / 酒精性肝病、AIDS 患者、妊娠及哺乳期妇女等不宜使用 MTX 治疗;轻中度肾功能不全者为相对禁忌证,如必须使用则需严密监测肾功能及其他不良反应。

(二)来氟米特

来氟米特(leflunomide,LEF)是一种前体药物,在结构上属于异噁唑类衍生物。服用后在体内迅速转化为活性代谢产物特立氟胺(teriflunomide,TER,A771726),后者在低浓度时,通过抑制二氢乳清酸脱氢酶(DHODH),抑制嘧啶的合成,从而抑制活化的淋巴细胞,但静息的淋巴细胞不受影响。在高浓度时,TER 还可以通过抑制酪氨酸激酶,干扰细胞信号转导影响细胞的生长和分化。另外 LEF 还能通过阻断核因子 κB(NF-κB)的活化,抑制中性粒细胞趋化,达到抗炎作用。其最终的净效应是减少活化的 T 细胞数量。

LEF 口服吸收迅速,且不受饮食影响,在胃肠道和肝脏中迅速转化为 TER。单次口服剂量 5~25mg 时血浆浓度与剂量呈线性相关,服药后 7 日可达到稳态。TER 存在肝肠循环,其半衰期大约为 2 周,通过肾脏和肠道排出的药物基本相等,健康人在 28 日可排出 90% 的 LEF,少数停药后数月甚至数年仍可能在体内检测到 TER。故在必要时需使用考来烯胺达到快速有效地清除。

LEF 可用于治疗 RA 及多种其他风湿免疫病,包括系统性红斑狼疮、狼疮性肾炎、银屑病关节炎、强直性脊柱炎外周关节受累、肉芽肿性多血管炎的维持治疗及幼年型特发性关节炎等。

LEF 的剂量通常为 10~20mg/d。由于消化道的不良反应较多,多数医生已不再采用首先给予 3 日负荷剂量的给药方法。LEF 的儿科使用推荐剂量为体重<20kg 时,10mg 隔日一次;体重为 20~40kg 时,每日 10mg;体重>40kg 时,20mg 每日一次。

LEF 常见的不良反应为胃肠道不适,包括腹泻、腹痛、消化不良和恶心。LEF 的肝毒性发生率报道不一致,大致与 MTX 的肝损害发生率相似,因此在目前情况下建议在使用 LEF 时密切监测肝功能。LEF 的其他不良反应还包括部分患者出现的血压升高、高脂血症、皮疹、脱发、全血细胞减少、体重下降等。

目前尚无 LEF 在老年人和肾功能不全患者中的安全性相关对照研究,因此对此类患者应用 LEF 时应当注意严密监测。

LEF 的 FDA 妊娠期药物危险分级为 X 级,育龄妇女在应用 LEF 时应严格避孕。已用药者可采用考来烯胺 8g,每日 3 次,口服 11 日,对 LEF 进行洗脱,两次检测 LEF<0.02mg/L 后再准备妊娠。LEF 在乳汁中分布情况不明,故哺乳期妇女建议避免使用 LEF。男性患者缺乏相关数据,在有生育计划时也应遵循上述洗脱程序。

总之,在 LEF 治疗前应全面检测全血细胞计数,肝脏转氨酶和肌酐水平等,并在开始 LEF 治疗后定期随访,尤其是同时联合使用其他免疫抑制剂的患者,出现上述不良反应时,可考虑进行药物洗脱。服药期间应避免接种活疫苗。

(三)柳氮磺吡啶

柳氮磺吡啶(sulfasalazine,SSZ)也称为柳氮磺胺吡啶(salazosulfapyridine,SASP),现大多使用柳氮磺吡啶这一名称。

SSZ 是由 5- 氨基水杨酸(5-AZA)和磺胺嘧啶组成的共轭化合物。SSZ 可通过以下机制达到抗炎和免疫调节等治疗作用:①抑制花生四烯酸的级联反应;②下调中性粒细胞趋化、迁移等,同时抑制细胞内信号传递;③通过抑制多聚谷氨酸等叶酸代谢相关的酶,使得细胞间隙基质中的腺苷水平升高,从而抑制炎症反应。体外实验研究显示,SSZ 还具有抑制 T 细胞增殖,调节自然杀伤(NK)细胞和 B 细胞的分化,抑制 / 调节包括 TNF-α、IL-6、NF-κB 在内的多种细胞因子释放,抑制内皮细胞增殖等作用。

SSZ 口服后大约 30% 被吸收,其中大部分可进入肝肠循环,原型经胆汁分泌,总体生物利用度大约仅为 10%。到达结肠后经肠道菌群的作用,SSZ 的偶氮键还原分解为 5-AZA 和磺胺嘧啶。磺胺嘧啶进入血液循环(被认为是治疗风湿免疫病的活性成分)。而 5-AZA 则大部分停留在肠道(治疗溃疡性结肠炎的有效成分)。SSZ 和磺胺嘧啶在体内广泛分布,血清浓度与滑液浓度相似。SSZ 半衰期为 6~17 小时,老年人较长。磺胺嘧啶的半衰期为 8~21 小时。

磺胺嘧啶经肝脏代谢,经 N- 乙酰化,羟化和葡糖醛酸化等过程彻底代谢。磺胺嘧啶经尿液排出。5-AZA 则由粪便排出体外,小部分经重吸收后代谢为 N- 乙酰氨基水杨酸经尿液排出体外。

SSZ 可用于治疗类风湿关节炎和脊柱关节炎(包括强直性脊柱炎、银屑病关节炎、反应性关节炎、炎性肠病性关节炎、幼年性炎性关节炎等)。SSZ 的成人使用剂量为 1.5~3g/d,治疗炎性肠病可使用 4~6g/d,维持剂量为 1.5~2g/d,分 3~4 次口服。儿童初始剂量为 40~60mg/(kg·d),分 4~6 次口服,维持剂量为 30mg/(kg·d),分 3~4 次口服。

SSZ 的不良反应多出现在用药的前几个月,最常见的反应包括胃肠道反应、头痛、头晕和皮疹。血液系统不良反应最常见为中性粒细胞减少,血小板减少少见。皮肤不良反应常见为伴有瘙痒的斑丘疹,少见情况可能出现多形红斑表现,甚至 Stevens-Johnson 综合征。SSZ 还可能引起外周嗜酸性粒细胞增多、嗜酸性肺炎,表现为咳嗽、呼吸困难、发热、体重下降等,可能伴有肺纤维化,多数患者停药即可缓解,少数需采用糖皮质激素治疗。少见的不良反应还有易激惹、焦虑、头痛、睡眠障碍等。

SSZ 的 FDA 妊娠期药物危险分级为 B/C,对女性患者生殖系统功能并无影响,未发现导致胎儿发育异常的相关证据,故妊娠期间使用 SSZ 是安全的。磺胺嘧啶可以通过乳汁分泌,也曾有小儿出血性腹泻的报道,故应用于哺乳期妇女应谨慎。男性患者可能导致精子减少,但停药 2~3 个月后能恢复正常。

对 SSZ 不良反应的监测包括用药前检测全血细胞计数、肝肾功能等。监测周期建议为用药初期为每 2~4 周一次,经超过 3 个月的长期随访后,监测周期可延长至每 3~6 个月一次。SSZ 很少与其他药物发生相互作用,广谱抗生素有可能降低其生物利用度。对磺胺药或水杨酸成分过敏者应当禁用 SSZ,有泌尿道或肠道梗阻者也应避免使用本药。

(四) 抗疟药

抗疟药用于治疗风湿免疫病的历史可以追溯上百年。目前最常用者为氯喹(chloroquine,CQ)和羟氯喹(hydroxychloroquine,HCQ)。

抗疟药具有免疫调节和抗炎作用,但其具体作用机制尚不清楚,可能的药理机制包括:① CQ 和 HCQ 为弱碱性,可以在胞质小囊泡等部位积累,并改变其 pH,进一步干扰细胞代谢,起到稳定溶酶体膜,弱化单核/巨噬细胞的抗原递呈,降低循环免疫复合物等作用。②抑制促炎细胞因子,包括 IL-1、IL-6 和 INF-γ 等。③上调细胞凋亡,清除自身免疫性淋巴细胞,抑制淋巴细胞的增殖和 NK 细胞的活性。④干扰促炎性前列腺素和磷脂过氧化物的产生且具有抗氧化作用。抗疟药的其他效应还有光保护作用、抗血栓作用、脂代谢调节作用及降低血糖等。

CQ 和 HCQ 口服吸收迅速,在 8 小时内达到血药峰浓度。血药浓度具有较大的个体差异,但血药浓度与疗效似乎并无线性关系。药物的组织浓度分布差异较大,浓度最高的为含黑色素的组织(皮肤、视网膜),最低的是脂肪、骨骼、肌腱和脑,与血药浓度近似。药物半衰期为 40~50 日,服药后 3~4 个月血药浓度达到稳态。HCQ 和 CQ 以原型或代谢为去乙基衍生物通过尿液排出体外。

CQ 和 HCQ 可用于治疗 RA、系统性红斑狼疮、盘状红斑狼疮、抗磷脂综合征、干燥综合征及儿童的系统性红斑狼疮和皮肌炎等风湿免疫病。HCQ 的剂量为 6.5mg/kg(标准体重),实际应用很少超过每日 400mg,分次服用。CQ 的剂量为 3mg/kg,实际使用一般为 250mg/d。老年人无须减量。

CQ 和 HCQ 的最常见不良反应为眼部不良反应,早期反应可能有调节障碍、暗适应障碍和视物模糊、角膜沉积物等,均为可逆性。视网膜毒性反应为严重不良反应,表现为眼底检查时呈现的牛眼样黄斑病变。旁中心视野测试可以提早发现视网膜毒性。晚期可以导致视力的不可逆丧失。视网膜病变的危险因素包括高剂量长期应用(超过 5 年)、肝肾基础疾患和年龄>60 岁等。其他不良反应还有头痛、失眠、易激惹、皮疹、食欲减退、恶心呕吐、腹泻、血糖降低等,偶有心脏传导阻滞的报道。

CQ 和 HCQ 的 FDA 妊娠期药物危险分级为 C 级,曾有关于 CQ 影响胎儿发育的报道。当前的推荐意见是 HCQ 可以在妊娠期间使用。虽然在乳汁中可以检测到低浓度的 HCQ,但目前普遍认为服药期间哺乳对婴儿是安全的。

对存在发生眼部不良反应风险因素的患者,应在用药前及此后的每年检查眼底,对于没有眼部不良反应危险因素的患者,服药 5 年后应每年检查一次眼底。既往曾因使用抗疟药导致视网膜或视野病变者禁用此类药物。此外,HCQ 可降低血糖水平,糖尿病患者应注意监测血糖水平。此外,HCQ 能增加地高辛和环孢素水平,降低 MTX 水平,CQ 可干扰细胞色素 P450 酶,在合并使用这些药物时应予注意。

知识点

1. csDMARD 是一组结构和作用机制不同的药物,共同特征是具有抗炎和免疫抑制作用,均可有效地治疗 RA。

2. 除治疗 RA 外,csDMARD 还可以用于治疗多种其他风湿免疫病。

3. 临床应用 DMARD 是前应注意评价患者发生药物毒性反应的风险,并在开始治疗后密切监测药物不良反应。

4. 有妊娠计划的患者应停用 MTX 和 LEF,LEF 使用者需要进行相应的药物洗脱,HCQ 和 SSZ 可以用于妊娠和哺乳患者。

二、传统合成改善病情抗风湿药的联合治疗

csDMARD 联合治疗在一定程度上存在争议,有学者强调联合治疗方案可增加发生毒性反应的风险,且增加社会的医疗费用负担。然而,从 20 世纪 90 年代起,有多项研究显示,联合治疗的效果优于单药且没有增加药物毒性。

csDMARD 是治疗 RA 的一线药物和治疗 RA 的基石,其中 MTX 处于核心地位。当单药 MTX 治疗未达标或存在禁忌时,应考虑应用 LEF 或 SSZ 单药治疗或者 csDMARD 联合治疗(2 种或 3 种联合)或生物制剂/合成小分子靶向药联合 csDMARD 治疗。当患者且具有 RA 预后不良因素时,应早期积极采用联合治疗方案。

对于中/高疾病活动度的 RA 患者可以考虑 csDMARD 联合糖皮质激素治疗达到快速控制症状的目的。建议使用的糖皮质激素为小剂量,如泼尼松 ≤10mg/d 或等效其他药物,使用时间一般不超过 6 个月。治疗过程中应密切监测不良反应。

知识点

1. MTX 是 RA 治疗的"锚定药",是治疗 RA 的首选方案。存在 MTX 禁忌时可选 LEF 或 SSZ 单药或联合治疗。

2. 有证据显示 csDMARD 联合治疗方案效果优于单药治疗。

3. 对于中/高疾病活动度的患者可以考虑 csDMARD 联合糖皮质激素,但不推荐单用/长期大剂量使用糖皮质激素治疗 RA。

三、其他具有类似改善病情抗风湿药作用的药物

1. **艾拉莫德(iguratimod,IGU)** IGU 最早于日本研究开发,2011 年获中国国家食品药品监督管理局批准上市,目前主要在中国和日本使用。IGU 的作用机制还有待进一步阐明,已知有抗炎和抑制某些细胞因子(包括 IL-1、IL-6、IL-17 和 NF-κB 等),通过直接作用于 B 细胞减少免疫球蛋白的产生等。有研究显示,IGU 联合 MTX 可改善活动期 RA 患者的临床症状,其效果优于 MTX 单药治疗。《2015 年 APLAR 类风湿关节炎治疗指南》和《2018 中国类风湿关节炎诊疗指南》均提出可使用艾拉莫德治疗活动期 RA 患者。

2. **雷公藤与其他植物药** 雷公藤制剂属植物药,自 1969 年开始被用于治疗 RA,多项临床研究显示 MTX 联合雷公藤治疗 RA 24 周的疗效优于 MTX 单药治疗。雷公藤的一个突出不良反应为对性腺的抑制作用。对无生育要求的或绝经期女性 RA 患者,可考虑与 MTX 联合应用。其他植物提取药,如白芍总苷、青藤碱等植物制剂,也可以作为 csDMARD 联合治疗的方案的备选药物,但尚需开展高质量临床试验来证实其有效性和安全性。

(魏 蔚)

第三节 免疫抑制剂

免疫抑制剂又称细胞毒性药物,通过杀伤具有免疫活性的细胞,产生免疫抑制效果。最初用于治疗恶性肿瘤和器官移植,近年来广泛用于治疗风湿免疫病。免疫抑制剂有以下几个特点:

1. 大多数免疫抑制剂选择性和特异性不高,长期应用可减弱机体正常免疫功能,从而诱发感染。

2. 免疫抑制剂对初次免疫应答较再次免疫应答更敏感。

3. 许多免疫抑制剂为细胞毒性药物,其细胞毒性程度与剂量有关,其靶组织随不同制剂而异,但增殖迅速的细胞易受影响,如骨髓、胃肠道、皮肤等,其次是肝脏、肾脏。

该类药物在一定程度上能改变风湿免疫病的自然病程,阻止或延缓病变组织和器官的破坏。风湿免疫病常用的免疫抑制剂有三大类,分别为烷化剂、抗代谢药物及新型免疫抑制剂。

一、烷化剂

环磷酰胺

作用机制:环磷酰胺(CTX)是一种细胞周期非特异性烷化剂,主要作用于 S 期。能干扰核酸,尤其是

DNA 的结构和功能,抑制细胞增殖;可以非特异性地杀伤抗原敏感性小淋巴细胞,限制其转化为免疫母细胞,尤其对分裂迅速的细胞影响更大;可以抑制体液免疫和细胞免疫反应,使抗体生成减少;抑制迟发型超敏反应和排异反应。

剂量和用法:CTX 易溶于水,在体内易于吸收,生物利用度为 85%~100%,无论是经口服还是静脉注射的 CTX 在体内主要经肝脏进行代谢,在肝细胞色素 P450 酶的作用下转化为磷酰胺氮芥、丙烯醛和去甲氮芥三种主要的活性产物。代谢后和未经代谢的药物均经肾脏清除,半衰期为 2~10 小时。常用的口服剂量为 1~2mg/(kg·d);静脉注射分为小剂量和大剂量冲击疗法两种,前者一般为 0.2g 隔日一次或 0.4g 每周一次,后者常规为 $0.5~1.0g/m^2$ 静脉注射,每 3~4 周一次,连续 6~12 个月,待病情控制,则改为 3 个月 1 次维持治疗。近年来,CTX 冲击治疗系统性红斑狼疮有许多新进展,现认为 CTX 冲击间隔应灵活掌握,对严重的病例,如神经精神狼疮等,可缩短冲击间隔期,但需密切监测血常规,以迅速达到起效量,发挥免疫抑制作用。

不良反应:不良反应的发生率与 CTX 累积剂量相关。常见的不良反应包括胃肠道反应、骨髓抑制、感染、肝功能损害、脱发、闭经等。胃肠道反应中恶心、呕吐常见,多在注射 3~4 小时后发生,可持续 12 小时,一般可耐受。骨髓抑制中最常见的为白细胞计数降低,在用药后 7~14 日降至最低,第 3 周恢复,其抑制程度与用药剂量及治疗周期有关。感染以带状疱疹及肺部真菌感染多见。生殖毒性常见于长期使用者,30 岁后女性容易发生,常常以闭经为首发表现,有生殖意愿者要斟酌利弊使用。有关 CTX 引起出血性膀胱炎的报道在国外较多,发生率甚至高达 15%,认为是 CTX 代谢产物丙烯醛与膀胱上皮细胞结合引起黏膜溃疡所致,且发生出血性膀胱炎的患者继发膀胱癌的概率更高,我国出血性膀胱炎及膀胱癌的报道较少。少数患者在静脉滴注后出现头痛。

适应证:CTX 临床上应用最多的是狼疮性肾炎和 ANCA 相关血管炎,此外也可用于多发性肌炎/皮肌炎、结缔组织病相关间质性肺炎、严重的类风湿关节炎、干燥综合征等。

二、抗代谢药

(一) 甲氨蝶呤

作用机制:甲氨蝶呤(MTX)是一种叶酸拮抗剂,通过抑制二氢叶酸还原酶的活性从而阻止二氢叶酸还原为四氢叶酸,使胸腺嘧啶和核酸合成原料耗尽,抑制嘌呤和嘧啶的从头合成进而阻断 DNA、RNA 及蛋白合成。抑制抗原依赖性 T 细胞的增殖,减少中性粒细胞的趋化作用;使可溶性 IL-2 受体产生减少;通过促进腺苷释放从而发挥腺苷介导的抗炎作用。

剂量和用法:MTX 的使用剂量因病、因人而异,口服起始剂量为 7.5~15mg/周,可根据患者病情及治疗反应逐渐增加剂量,最大剂量可为 25~30mg/周,病情改善后再递减至起始量,维持疗程因人、因病而异。口服不耐受或疗效不佳者,可改为胃肠外途径给药。

不良反应:常见的是胃肠道反应,包括恶心、呕吐、腹泻等,大部分可通过调整剂量或改变用药方式加以避免。少数出现骨髓抑制、溃疡性口炎、皮炎、脱发、肝损害和间质性肺疾病。当出现 MTX 中毒症状时,可以用四氢叶酸拮抗,以克服 MTX 诱导的叶酸代谢阻断及骨髓毒性。建议每周补充 5mg 叶酸以减少胃肠道反应、黏膜损害和全血细胞减少。妊娠期和哺乳期禁用 MTX。

适应证:MTX 是治疗类风湿关节炎首选的改善病情抗风湿药和联合治疗的"锚定药"。在银屑病关节炎、系统性红斑狼疮、多发性肌炎/皮肌炎、风湿性多肌痛、血管炎、成人斯蒂尔病、大动脉炎等风湿免疫病中亦有一定的疗效。

(二) 硫唑嘌呤

作用机制:硫唑嘌呤(AZA)为嘌呤类似物,主要作用于细胞周期的 S 期,是细胞周期特异性抗代谢药。通过阻断次黄嘌呤转换为腺嘌呤和鸟嘌呤,进而抑制 DNA、RNA 和蛋白质合成,抑制 T、B 细胞增殖,其中对 T 细胞的作用更强。

剂量和用法:AZA 口服吸收率为 50%,有效剂量为 50~150mg/d,一般起始剂量为 50mg,每日 1 次,如能耐受,可逐渐增加剂量。

不良反应:在常规剂量下,最常见的不良反应是骨髓抑制,表现为粒细胞缺乏,也可见血小板减少及贫血。服用前可检测硫嘌呤甲基转移酶(TPMP)多态性,以减少严重骨髓抑制的发生;胃肠道反应如恶心、呕吐等亦常见;同时还可有肝损害、胰腺炎,少数出现变态反应、皮疹;长期应用可增加患肿瘤的机会;对精子、卵子亦有一定的损伤。

适应证:硫唑嘌呤用途广泛,在风湿免疫病中多用于治疗弥漫性结缔组织病,如系统性红斑狼疮、多发性肌炎 / 皮肌炎、ANCA 相关血管炎、成人斯蒂尔病及类风湿关节炎等。

(三) 来氟米特

作用机制:来氟米特(LEF)是一种合成的噁唑类小分子化合物,须在肝脏转化为活性代谢产物 A771726 才能发挥作用。其通过阻断二氢乳酸脱氢酶的活性,阻断嘧啶的从头合成,从而影响 DNA 和 RNA 的合成,抑制淋巴细胞的增殖,其中 B 细胞是最敏感的细胞类型。LEF 亦可抑制酪氨酸激酶的活化,阻断细胞信号的传导;抑制 NF-κB 的活化、细胞黏附分子的表达。

剂量及用法:口服易吸收,生物利用度 80%,饮食对其血药浓度影响较小,口服后在体内产生活性代谢产物 M1 发挥主要作用。活性炭和考来烯胺散可以促进药物代谢,使体内 M1 的血浆半衰期从 1 周降至约 1 日。开始治疗的最初 3 日给负荷剂量,之后给予维持剂量 20mg/d。LEF 的起效时间在 1~2 个月。

不良反应:主要有胃肠道反应、腹泻、瘙痒、皮疹、高血压、可逆性转氨酶升高,一过性白细胞减少和脱发等,一般为轻中度,大部分患者在继续用药过程中恢复正常。有致畸作用,孕妇禁用。

适应证:主要用于治疗类风湿关节炎、系统性红斑狼疮、狼疮性肾炎、银屑病关节炎等疾病。

三、新型免疫抑制剂

(一) 环孢素

作用机制:环孢素(CsA)为从土壤分离出来的一种由 11 个氨基酸组成的环形多肽,主要抑制 T 细胞的激活,阻止其基因转录,阻断单核细胞和辅助 T 细胞合成和释放 IL-1 和 IL-2。CsA 突出的优点在于选择性地作用于 T 细胞,并不影响骨髓中的粒系和红系细胞。

用法和剂量:常用剂量 3~5mg/(kg·d),维持量是 2~3mg/(kg·d),因其含有 N- 甲基化的氨基酸,可抵抗胃酸及水解酶,所以口服不被消化。

不良反应:依其严重程度和发生频率分别为肝肾毒性、神经系统损害、高血压、继发感染、肿瘤及胃肠道反应、齿龈增生、多毛等。不良反应的严重程度、持续时间均与剂量和血药浓度有关。

适应证:CsA 起效快、无骨髓抑制作用,对系统性红斑狼疮、类风湿关节炎、多发性肌炎 / 皮肌炎、系统性硬化、干燥综合征及白塞综合征等多种风湿免疫病均有明确疗效。

(二) 他克莫司

作用机制:他克莫司(FK 506)是从链霉素菌属中分离出的大环内酯类药,有很强的免疫抑制作用,能特异地结合及抑制钙调蛋白磷酸酶活性,抑制 IL-2 信号转录,从而抑制 T 细胞活化,抑制 TNF-α、IL-1β 和 IL-6 的产生及 T 细胞依赖的 B 细胞增殖作用。与另一种钙调蛋白磷酸酶抑制剂 CsA 相比,他克莫司抑制 T 细胞的作用更强,不良反应少。

剂量和用法:在狼疮性肾炎的治疗中,诱导缓解阶段的起始剂量为 2~3mg/d [体重>60kg,3mg/d;体重<60kg,2mg/d 或 0.05mg/(kg·d),可逐渐增大剂量至 0.1mg/(kg·d)],建议维持药物浓度为 6~10μg/L。维持治疗阶段:维持剂量为 2~3mg/d,建议维持药物浓度为 3~6μg/L。顿服或分两次服用,餐前 1 小时或餐后 2 小时服用。他克莫司主要在肝脏和肠道代谢,因此转氨酶异常患者需减少用量,避免他克莫司血药浓度过高,增加不良反应。

不良反应:他克莫司具有一定的肾毒性,血肌酐超过正常值 20% 的患者应谨慎使用,肾功能不全患者他克莫司药物浓度最好控制在 4μg/L 以内。有报道约 11.5% 的患者在开始他克莫司治疗或调整他克莫司剂量后出现轻、中度血糖升高,因此他克莫司治疗期间应监测血糖。对于免疫功能低下或缺陷的患者应该谨慎使用,避免严重感染的发生。

适应证:主要用于Ⅲ、Ⅳ、Ⅴ型及混合型狼疮性肾炎的诱导缓解及维持治疗,以及以蛋白尿为突出表现的难治性狼疮性肾炎。

(三) 沙利度胺

作用机制:通过促进 mRNA 降解,减少单核细胞和巨噬细胞 TNF-α 的产生;上调外周血单个核细胞(PBMC)分泌辅助性 T(Th)2 细胞因子 IL-4 和 IL-5,抑制 Th1 细胞因子 IFN-γ 和 IL-12 的产生,抑制单核细胞和中性粒细胞的吞噬和趋化作用。

剂量和用法：临床上从小剂量开始使用，每晚 25~50mg，逐渐增加至 100~200mg/d，最大剂量不超过 400mg/d。

不良反应：最严重的不良反应是致畸作用，外周神经炎也较严重和常见，还可出现头晕、嗜睡、倦怠、口干、便秘等，孕妇禁用。

适应证：对皮肤型狼疮、系统性红斑狼疮的难治性皮肤损害、盘状狼疮有良好效果，对类风湿关节炎、强直性脊柱炎也有疗效，同时还可以治疗结节性红斑、白塞综合征、成人斯蒂尔病等。

（四）霉酚酸酯

作用机制：霉酚酸酯（MMF）为次黄嘌呤单核苷酸脱氢酶抑制剂，可抑制嘌呤的从头合成，从而抑制 T、B 细胞活化，对非淋巴细胞器官无毒性作用，通过抑制 B 细胞增殖，有效降低黏附分子活性，抑制抗体形成，抑制血管平滑肌增殖。

剂量和用法：MMF 通常口服给药，用量为 0.75~3.0g/d。狼疮性肾炎诱导期的治疗剂量为 2~3g/d（亚洲人 2g；欧美及非洲人 3g），6 个月后评估疗效，如病情改善，可改为 1~2 g/d 维持治疗。

不良反应：MMF 具有一定的生殖毒性，在妊娠期间应用 MMF 可能会增加妊娠前 3 个月流产和先天性畸形的风险，特别是外耳和面部畸形，以及肢端、心脏、食管和肾脏畸形。其他的不良反应包括继发感染，胃肠道不适如腹泻、腹痛、恶心、呕吐，肝功能异常等；此外还有白细胞减少、血小板减少、骨髓抑制等血液系统反应。

适应证：MMF 适用于系统性红斑狼疮尤其是狼疮性肾炎的治疗，用于诱导缓解和维持治疗。亦可用于治疗难治性类风湿关节炎及 ANCA 相关血管炎的维持治疗，此外也可用于对其他药物治疗无效的系统性硬化、多发性肌炎／皮肌炎等。

（刘升云）

第四节　生物制剂

生物制剂是利用生物工程方法制备的生物大分子物质，在风湿免疫性疾病领域应用已有 20 年的历史。该类药物特异地针对风湿免疫病发生发展过程中的重要炎症介质或免疫反应中的某一关键分子进行靶向治疗。生物制剂具有起效快、疗效好和不良反应少的特点，目前已成为治疗类风湿关节炎、银屑病关节炎、强直性脊柱炎、系统性红斑狼疮及系统性血管炎等疾病的重要手段。

生物制剂所针对的靶点虽然都是炎症过程中涉及的关键分子，但由于这些细胞因子也参与了正常的机体免疫反应，具有一定的生理功能，所以对其功能的阻断或抑制也会影响到正常的免疫过程。临床中只有准确把握疾病发展的关键环节，理解生物制剂针对靶点的生物学效应，掌握生物制剂可能带来的不良反应，才能够真正用好生物制剂。

一、生物制剂的种类

（一）以细胞因子为靶点的生物制剂

1. 肿瘤坏死因子（TNF）-α 抑制剂　TNF-α 是由单核巨噬细胞、淋巴细胞、成纤维细胞、角质细胞和甲状腺上皮细胞等产生的重要炎症因子，作用于几乎所有有核细胞。除了参与肿瘤坏死和休克过程，TNF-α 在诱导 IL-1、IL-6 和趋化因子产生、抑制成骨细胞成骨和刺激破骨细胞破骨，提高白细胞和 NK 细胞活性及促进微生物清除等方面具有重要的生物学效应。TNF-α 与类风湿关节炎、脊柱关节炎、银屑病关节炎、克罗恩病、幼年型特发性关节炎、白塞综合征及某些自身炎症性疾病的发病密切相关；TNF-α 抑制剂也主要应用于以上疾病的治疗。

TNF-α 抑制剂包括其受体融合蛋白及与其本身结合的单克隆抗体两类。以上两类抗体通过竞争性与 TNF-α 或其受体结合而发挥抗炎作用。依那西普（entanercept）是风湿免疫性疾病临床治疗领域中的第一个生物制剂，其成分为重组人 Ⅱ 型 TNF-α 受体抗体融合蛋白，通过竞争性与 Ⅱ 型 TNF-α 受体结合而抑制 TNF-α 的生物效应。

英夫利西单抗（infliximab）和阿达木单抗（adamumab）是针对 TNF-α 的单克隆抗体。其中英夫利西单抗为人鼠嵌合的单克隆抗体（含 25% 鼠蛋白和 75% 人蛋白）。该抗体与可溶性及细胞膜上的 TNF-α 结合而阻断其作用。英夫利西单抗中的鼠源成分增加了其产生第二抗体的频率,药效也会因此降低。此外,英夫利西单抗的变态反应也相对多见,需在用药同时给予地塞米松。阿达木单抗是 IgG1 型 TNF-α 单克隆抗体,其结构为全人源化,变态反应也相应明显降低。

其他的 TNF-α 单克隆抗体还包括戈利木单抗(golimumab)和赛妥珠单抗(certolizumab pegol)。其中戈利木单抗也是 TNF-α 的全人源化单克隆抗体,其特点为半衰期长,可每月应用一次。赛妥珠单抗是一种聚乙二醇人源化 Fab' 片段的抗 TNF-α 单克隆抗体,目前尚未在我国临床应用。

TNF-α 抑制剂的主要不良反应为增加感染,尤其是结核和真菌感染的风险。TNF-α 抑制剂增加肿瘤(以淋巴瘤、黑色素瘤和肠道肿瘤最受关注)风险尚需更多循证医学证据回答。此外,有个案报道 TNF-α 抑制剂可引起系统性红斑狼疮样表现和脱髓鞘改变。

2. 以白细胞介素(IL)为靶点的生物制剂　IL 是一类参与机体多种生理和病理反应的细胞因子。目前在风湿免疫病临床中应用的 IL 抑制剂包括 IL-1、IL-6、IL-17、IL-23 等。该类药物常见不良反应主要为感染、白细胞减少、输液反应、胃肠道反应和转氨酶异常等。

(1)IL-1 受体拮抗剂:IL-1 是重要的炎性细胞因子,具有诱导 T 细胞活化,促进中性粒细胞、淋巴细胞和单核细胞趋化,刺激巨噬细胞释放蛋白酶及增加组织炎症浸润,促进成纤维细胞增殖,导致血管翳形成和促进前列腺素 E_2 的产生。阿那白滞素(anakinra,AKR)是一种重组非糖基化人 IL-1 受体拮抗剂(IL-1Ra),能竞争性与 IL-1 受体结合。阿那白滞素主要用于类风湿关节炎、成人斯蒂尔病、幼年型特发性关节炎(全身型)和自身炎症综合征的治疗。

(2)IL-6 受体拮抗剂:IL-6 是多能炎性细胞因子,可活化 T 细胞、B 细胞、巨噬细胞、破骨细胞和中性粒细胞等,对 Th17 的分化有重要作用,同时也可以作用于肝细胞产生急性炎性反应物,降低血清白蛋白。因此,IL-6 可从炎症和自身免疫反应两个方面参与疾病的发生。

托珠单抗(tocilizumab)是抗 IL-6 受体的重组人源化 IgG1 的单克隆抗体,通过与 IL-6 的非信号转导位点(CD126)结合而阻断 IL-6 介导的生物学效应。该抗体在类风湿关节炎、大动脉炎、难治性斯蒂尔病等的治疗方面显示了良好效果。

(3)IL-17 拮抗剂:IL-17 主要由 Th17 细胞产生,具有强大的募集和激活中性粒细胞的能力,能诱导活化 T 细胞和刺激成纤维细胞、巨噬细胞和上皮细胞产生 IL-1、IL-6、TNF-α、IL-8、粒细胞 - 巨噬细胞集落刺激因子(GM-CSF)、细胞黏附分子 1(cellular adhesion molecule 1,CAM-1)和一氧化氮合成酶 2 等。IL-17 由多个家族配体组成,其中 IL-17A 的致炎症作用最突出,在银屑病关节炎和炎性肠病中扮演关键角色。苏金单抗(secukinumab)、ixekizumab 和 brodalumab 均是 IL-17A 的单克隆抗体,用于成人中重度斑块状银屑病和活动期关节型银屑病的治疗。

(4)IL-23 拮抗剂:IL-23 主要由激活的树突状细胞和巨噬细胞产生,具有活化 Th17 细胞,促进 IL-17 和干扰素(interferon,IFN)-γ 产生的作用。IL-23 在炎性肠病和银屑病发病中同样扮演重要角色。risankizumab、guselkumab 和 tildrakizumab 均是选择性靶向 IL-23 p19 亚基的人源性单克隆抗体,目前仍在银屑病的临床试验阶段。

3. 以 IFN 为靶点的生物制剂　IFN 主要分为Ⅰ型(IFN-α 和 IFN-β)和Ⅱ型(IFN-γ)。Ⅰ型 IFN 主要由浆细胞样树突状细胞(plasmacytoid dendritic cell,pDC)分泌,是连接固有免疫和适应免疫的关键细胞因子,主要发挥抗血管生成、抗病毒和抗炎症效应。在 SLE 患者中,pDC 分泌 IFN-α 增加,导致"IFN-α 签名"现象,促发自身免疫炎症。Ⅱ期和Ⅲ期临床试验结果显示 IFN-α 单克隆抗体或其受体抑制剂治疗 SLE 效果确切。此外,该类药物也已用于银屑病、克罗恩病和白塞综合征的临床试验。

IFN-β 下调 TNF-α 和 IL-1 的产生,上调抗炎细胞因子表达和 IL-1Ra 水平,对抗 IFN-γ 的免疫效应。目前的临床试验表明 IFN-β 对多发性硬化、类风湿关节炎和包涵体肌炎的治疗有效。

IFN-γ 主要由 Th1 细胞和 NK 细胞产生,其生物学效应包括诱导单核细胞、巨噬细胞和血管内皮细胞等抗原递呈细胞表达主要组织相容性复合体(MHC)Ⅱ类抗原,激活 NK 细胞和促进 CD8 细胞毒 T 细胞的成熟和活性,从而显著增强 Th1 反应,发挥抗病毒和抗肿瘤作用。Ⅰ期和Ⅱ期临床试验证实 IFN-γ 单克隆抗体对克罗恩病的治疗安全有效,可用于 TNF-α 抑制剂不耐受或效果不佳的患者。

(二)B 细胞抑制剂

B 细胞是参与自身免疫反应的重要免疫效应细胞。B 细胞的过度活化是自身免疫病的关键环节。因此,在 B 细胞的分化、成熟、活化过程中起关键作用的白细胞分化抗原（CD）分子和 B 细胞刺激因子也因此成为自身免疫病的重要治疗靶点。

1. CD20 单克隆抗体　CD20 是表达于成熟 B 细胞及前 B 细胞的标志蛋白，通过调节跨膜钙离子流动而在 B 细胞增殖和分化过程中发挥重要作用。CD20 单克隆抗体——利妥昔单抗（rituximab）特异性结合 CD20 抗原，通过直接诱导细胞凋亡、抗体依赖的细胞毒作用（ADCC）等机制清除 B 细胞，从而抑制免疫反应。利妥昔单抗主要应用于难治性狼疮、难治性类风湿关节炎和 ANCA 相关血管炎，主要不良反应是增加感染概率。

2. BAFF 拮抗剂　B 细胞刺激因子（B lymphocyte stimulator，BLyS）/B 细胞活化因子（B-cell activating factor，BAFF）是一种跨膜蛋白，属于 TNF 细胞因子家族成员。BAFF 的多种受体均主要表达于 B 细胞表面，在 B 细胞分化、免疫球蛋白类别转换和维持 B 细胞存活、抑制凋亡过程中发挥重要作用。贝利单抗（belimumab）是 BAFF 人源化 IgG1λ 单克隆抗体，可特异性阻断可溶性 BAFF 与其 B 细胞上受体的结合而抑制 B 细胞的增殖和活化。贝利单抗临床适应证为轻、中度活动期系统性红斑狼疮。

3. CD22 拮抗剂　CD22 特异表达于 B 细胞，并随着 B 细胞分化成熟而表达增加，调节 B 细胞的活化和转化。CD22 与 CD450R、CD75 结合介导 B 细胞与单核细胞、B 细胞与 T 细胞和 B 细胞之间的相互作用。抗 CD22 抗体下调 B 细胞受体的信号转导，抑制 B 细胞的功能和诱导 B 细胞凋亡。依帕珠单抗（epratuzumab）是 CD22 的人源化单克隆抗体，临床研究显示该抗体治疗中、重度系统性红斑狼疮安全有效。

（三）T 细胞抑制剂

T 细胞是参与细胞免疫和体液免疫的效应细胞，在自身免疫反应中发挥重要作用。T 细胞表面的 CD28 与抗原提呈细胞表面的 B7 家族分子 CD80 和 CD86 结合，启动 T 细胞激活的第二信号，而该过程被活化 T 细胞表面的 CTLA-4（CD152）调节。与 CD28 相比，CTLA-4 以更大的亲和力结合 B7 分子，并向 T 细胞传递负信号，从而抑制 T 细胞的过度激活。

阿巴西普（abatacept）是一种包含 CTLA-4 的细胞外结构域和 IgG1 的 Fc 段的重组人可溶性融合蛋白（CTLA-4Ig）。阿巴西普与 CD80/CD86 结合，阻断了 T 细胞活化的第二信号，进而抑制 T 细胞活化。该抗体主要用于甲氨蝶呤、TNF-α 抑制剂等应答不良的 RA 患者。阿巴西普主要的副作用仍是增加感染和肿瘤发生的风险。

（四）NF-κB 受体激活蛋白配体（抑制剂）

骨质疏松的根本机制是破骨细胞的骨吸收大于成骨细胞的骨形成。NF-κB 受体激活蛋白配体（receptor activator of NF-κB ligand，RANKL）通过激活破骨细胞表面的 NF-κB 受体激活蛋白（RANK），引起破骨细胞的形成和活化，该机制在炎症继发骨质疏松中的作用更为显著。地诺单抗（denosumab）是全人源化 RANKL 的单克隆抗体，可阻止 RANKL 与 RANK 结合，抑制破骨细胞活化和成熟，从而减少骨吸收。

二、使用生物制剂应注意的问题

（一）TNF-α 抑制剂与结核

TNF-α 抑制剂的主要不良反应是增加感染的风险，其中以结核感染和隐性结核复燃最为突出。在使用 TNF-α 抑制剂前需完成结核筛查程序，包括在病史基础上加做结核菌素纯蛋白衍生物（PPD）试验、结核感染 T 细胞斑点试验（T-spot）和 X 线胸片等。对于判定为活动结核感染的患者禁止使用 TNF-α 抑制剂。隐性结核者建议在预防性抗结核治疗 1 个月后开始 TNF-α 抑制剂的治疗。

（二）生物制剂与乙型肝炎

应用生物制剂会增加乙型肝炎病毒（hepatitis B virus，HBV）感染和 HBV 再激活的风险。在生物制剂中 B 细胞抑制剂（如利妥昔单抗）使 HBV 再激活风险最高；TNF-α 抑制剂和 IL-6 受体拮抗剂的风险居中。

对于所有需要生物制剂治疗的患者，在治疗前都应常规筛查 HBsAg、抗 -HBc Ab 和 HBV DNA。对于活动期乙肝患者，应尽量避免使用生物制剂，必须使用时需积极抗病毒治疗并需严密监测。HBsAg 阳性携带者或抗 HBcAb 阳性的感染者在使用高 / 中风险类生物制剂时存在病毒再激活风险（前者更容易激活），该类患者需在应用抗病毒治疗同时应用生物制剂，并至少维持至生物制剂治疗结束后 6 个月（使用 B 细胞活性抑制剂患者至少为 12 个月）。治疗期间需密切监测 HBV 血清学标志物、HBV DNA 和转氨酶指标。需要指出的是抗 HBc Ab 和抗 HBs Ab 抗体双阳性的感染者在使用生物制剂时虽罕见病毒再激活，但仍建议同时进行抗病毒治疗并密切随访。

（三）生物制剂与受孕和哺乳

基于目前药物安全性数据，男性备孕期间对生物制剂的使用尚无明确限制。女性使用 TNF-α 抑制剂时，依那西普或阿达木单抗可用至妊娠中期；英夫利西单抗可用至妊娠 16 周。对于其他生物制剂，建议在受孕前至少 3 个月停用托珠单抗，受孕前 6 个月前停用利妥昔单抗。使用生物制剂患者如果哺乳，则建议避免给婴儿使用活疫苗。

（四）生物制剂与疫苗接种

疫苗主要包括灭活疫苗和减毒活疫苗，使用生物制剂患者接种灭活疫苗是安全的，其接种方法与正常人群无差别。减毒活疫苗的接种与天然感染类似，建议在开始生物制剂治疗前的 4 周使用。对于已经使用生物制剂的患者应根据其半衰期考虑活疫苗的使用时间（如依那西普应在最后 1 次用药后的 2~3 周，英夫利西单抗和戈里木单抗需在最后 1 次输注的 6 个月后）。

（五）总结与展望

生物制剂明显改善了风湿免疫性疾病患者的预后，但我们也需要注意其在增加感染，尤其是机会感染方面的风险，这也是我们不联合使用生物制剂的主要原因。此外，我们还要明确在很多情况下生物制剂需要与其他免疫抑制或改善病情抗风湿药联合应用才能更好地实现治疗目标。

近年来，风湿病治疗药物又取得了新的进步，其靶点为细胞信号转导途径中的重要成分。其中阻断 Jak-1/3 的小分子药物——托法替布在我国的适应证为类风湿关节炎，显示出良好的有效性、方便性和安全性。小分子靶点药对风湿病的治疗同样具有划时代的意义。

总之，疗效和安全性是我们选择生物制剂和小分子靶向药物的根本依据，这需要我们在充分理解疾病本身机制和药物作用机制的基础上，用更多的临床实践去回答。

（杨娉婷）

推荐阅读资料

［1］ANTHONY S F, CAROL A L, DAN L L, et al. Harrison's rheumatology. 4th ed. New York: McGraw-Hill Education, 2017.

［2］AÇARI C, ÜNSAL E. Current information about vaccination practice in pediatric rheumatic diseases and recommendations for future applications. Turk J Pediatr, 2017, 59 (4): 357-368.

［3］NAM J L, TAKASE-MINEGISHI K, RAMIRO S, et al. Efficacy of biological disease-modifying antirheumatic drugs: a systematic literature review informing the 2016 update of the EULAR recommendations for the management of rheumatoid arthritis. Ann Rheum Dis, 2017, 76 (6): 1113-1136.

［4］SMOKER W R. Craniovertebral junction: normal anatomy, craniometry, and congenital anomalies. Radiographics, 2018, 54 (5): 255-277.

第二篇
临 床 篇

第八章　类风湿关节炎

类风湿关节炎(rheumatoid arthritis,RA)是一种以侵袭性关节炎为主要表现的自身免疫病,可发生于任何年龄,30~50 岁发病更为常见,男女患病比率约为 1:3。RA 的发病机制尚不明确,基本病理表现为滑膜炎、血管翳形成,并逐渐出现关节软骨和骨破坏,若未经正规治疗可致关节畸形和功能丧失,因此早期诊断、早期治疗至关重要。流行病学调查显示,RA 的全球患病率为 0.18%~1.07%,根据种族差异发病率不等,我国的 RA 患病率为 0.28%~0.36%,总患病人数约 500 万。

【临床关键点】

1. RA 的诊断主要依靠临床表现,必要时需结合实验室和影像学检查。

2. RA 的关节表现常为双侧对称性多关节、小关节肿痛并伴明显晨僵,晚期多因关节破坏导致关节畸形。

3. RA 关节外表现可以伴随关节症状同时出现,也可以在发病之后数月至数年逐渐出现。

4. 大多数 RA 患者血清中可检出类风湿因子(rheumatoid factor,RF)、抗环瓜氨酸肽(anti-cyclic citrullinated peptide,CCP)抗体等自身抗体,但仍然需要警惕血清阴性 RA 的存在。

5. 受累关节局部超声、X 线及 MRI 等影像学检查可协助诊断,但 MRI 不作为常规检查。

6. RA 治疗需及时缓解患者的疼痛症状,包括使用口服糖皮质激素、非甾体抗炎药(NSAID)、物理治疗、外用药及关节腔内注射等。

7. 改善病情抗风湿药(disease modifying anti-rheumatic drug,DMARD)能控制病情进展、阻止骨质破坏及关节畸形。RA 一经确诊,均应早期使用 DMARD,药物的选择要遵循个体化原则。

8. RA 治疗过程中需密切监测,以防止病情进展及药物不良反应。

【诊疗环节】

1. 询问患者关节受累的症状,以及有无发热、皮疹等全身表现。

2. 检查受累关节的体征特点,以及有助于判断病情严重程度的其他体征。

3. 了解有无关节外脏器受累,如肺部、肾脏等。

4. 完善相关实验室及影像学检查,协助 RA 的分类诊断及判断病情严重程度。

5. 选择初始治疗方案时需综合分析患者的病情、伴随疾病、肝肾功能等情况。

6. 随访判断治疗是否有效,确定进一步的治疗方案。

7. 确定治疗持续的时间、减量方案及随访注意事项。

临床病例

患者,女性,50 岁,主因"多关节肿痛 5 年,口干 2 年,关节疼痛加重伴反复低热 6 个月"就诊。

患者 5 年前无明显诱因出现双手多个近端指间关节、双腕关节肿痛,伴晨僵约 2 小时。此后关节肿痛反复发作,逐渐累及掌指关节、双踝、双膝、双肘及双肩关节,并逐渐出现双腕、左手第 4 及右手第 3 近端指间关节畸形,间断服用"止疼药"治疗病情无明显好转。近 2 年出现明显口干症状,进食干燥食物需饮水送服,逐渐牙齿片状脱落、多发龋齿,间断双侧腮腺肿大 3 次,未诊治。近 6 个月来多关节肿痛较前加重伴明显活动受限,同时出现反复低热,体温 37.5℃左右,可自行缓解。自觉易疲劳,步行时间较长可出现"气短"。既往史、个人史及家族史无特殊。

临床上遇到关节肿痛的患者时,首先要确定是否是关节炎。炎症性关节炎不仅有关节疼痛、压痛,还可伴有关节肿胀,而腱鞘炎、腕管综合征等疾病也可出现局部疼痛,应避免混淆。该患者有全身多关节肿痛、活动受限,故诊断关节炎成立。但此类患者在诊断之前,临床上还需要考虑以下问题。

【问题1】该患者关节炎的特点是什么?

思路1　不同类型的关节炎临床特点不同,需仔细鉴别。

1. **起病形式及持续时间**　RA、银屑病关节炎等多为慢性起病,关节肿痛持续时间长,可达数月甚至数年;痛风性关节炎、反应性关节炎多为急性或亚急性起病,持续数日或数周后缓解。骨关节炎多为慢性病程,关节症状多于活动或受力时加重,休息后缓解。

2. **受累关节的部位**　RA以近端指间关节、掌指关节、腕关节、肘关节等小关节受累为主,亦可累及大关节;骨关节炎多以膝、髋等负重大关节受累为主,手部骨关节炎多为远端指间关节受累;强直性脊柱炎则以骶髂关节、髋关节等下肢大关节受累为主。

3. **受累关节数目**　RA常为多关节炎,而强直性脊柱炎、痛风性关节炎多为寡关节炎或单关节炎。

4. **受累关节的对称性**　RA多为双侧对称的同一关节区受累,但双手小关节不一定绝对对称。而银屑病关节炎、痛风性关节炎的受累关节多为非对称性分布。

5. **晨僵及持续时间**　晨僵是指患者晨起清醒后或长时间不活动后关节出现的僵硬感和紧缩感,活动或药物治疗后可缓解。RA的晨僵时间常持续半小时至1小时甚至更久,而骨关节炎、系统性红斑狼疮相关的关节炎晨僵时间较短暂。

6. **有无关节破坏**　RA滑膜侵蚀可引起骨质破坏、关节畸形。而系统性红斑狼疮、干燥综合征相关关节炎虽反复发作或持续存在,但很少引起骨质破坏。

思路2　注意早期及不典型RA的诊断。不典型的非对称性、单关节或少关节炎或非典型关节部位的关节炎常需要实验室及影像学检查的辅助才可确诊。

思路3　此患者关节肿痛,关节炎诊断明确;病史长达5年为慢性病程,关节炎持续存在且进行性加重;近端指间关节、掌指关节、腕关节等多个小关节受累,受累关节超过3个关节区且双侧对称受累,为对称性多关节炎。结合患者明显的晨僵,符合RA的典型表现。

知识点

类风湿关节炎关节受累特点

1. **小关节受累**　以近端指间关节、掌指关节等小关节和腕关节肿痛为主。

2. **持续性关节炎**　关节肿痛持续数月甚至更久。

3. **对称性关节炎**　双侧关节区对称性受累(关节区,包括两侧的近端指间关节、掌指关节、腕关节、肘关节、膝关节、踝关节及跖趾关节,共14个关节区)。

4. **多关节炎**　至少有3个或以上关节区受累。

5. **晨僵**　晨僵时间常持续半小时至1小时甚至更久。

6. **破坏性关节炎**　关节炎迁延不愈导致关节软骨和骨质破坏,表现为关节畸形甚至残疾。

【问题2】RA的病因和发病机制是什么?

思路　患者发病前无明显诱因,提示遗传因素可能与发病有关。本病女性好发,可能与雌、孕激素等内分泌失衡有关。其他的因素包还包括环境、感染等。

知识点

类风湿关节炎的易感因素

1. **遗传**　研究显示同卵双生子的RA共患病率高达15%~20%,而一般人群则为1%。*HLA-DRB1*、*PADI4*、*PTPN22*、*LEC-3C*、*LILRA3*等基因参与RA发病。

2. **表观遗传**　某些DNA的甲基化或乙酰化修饰异常以及微RNA(microRNA)的表达异常等参与RA发病。

---

3. 环境 寒冷、潮湿环境或者吸烟、暴露于硅尘可能导致 RA 发生或病情加重。

4. 感染 多种微生物感染与 RA 的发病有一定关系,如 EB 病毒、细小病毒 B19、支原体、变形杆菌以及一些口腔和肠道菌群。

5. 内分泌 女性绝经期前 RA 发病率明显高于同龄男性,提示性激素参与 RA 的发病及发展过程。除性激素外,其他与 RA 相关的激素包括催乳素、促肾上腺皮质激素、皮质醇等。

【问题 3】该患者是否存在 RA 的关节外表现?

思路 RA 是一种以关节滑膜炎为主要表现的全身性自身免疫病,除了关节受累外,也常累及皮肤、肺脏、肾脏、唾液腺、眼等关节外器官,在问病史时需注意其关节外表现。本例患者有低热、疲乏等全身表现;运动耐量下降、活动后气短,需注意除外继发肺间质纤维化可能;患者口干、腮腺肿大、牙齿片状脱落、多发龋齿等,需警惕继发干燥综合征的可能。

知识点

类风湿关节炎常见的关节外表现

1. 皮肤黏膜表现

(1)类风湿结节:15%~20% RA 患者有类风湿结节,最常见于关节的伸侧或受压部位的皮下,如鹰嘴突和尺骨近端及跟腱,大小各异,质地从柔软不定型可活动的组织到胶冻样、紧贴骨膜、不易活动的坚硬块状物不等(图 8-1)。

(2)类风湿血管炎:常见于病情严重、血清学阳性及有类风湿结节的患者,皮肤表现各异,包括瘀点、紫癜、指/趾端梗死或坏疽、网状青斑等(图 8-2);巩膜炎和巩膜外层炎是 RA 患者眼部血管炎的表现;若神经和内脏血管受累则可引起相应的周围神经病变和内脏梗死。

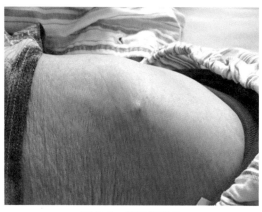

图 8-1 类风湿结节

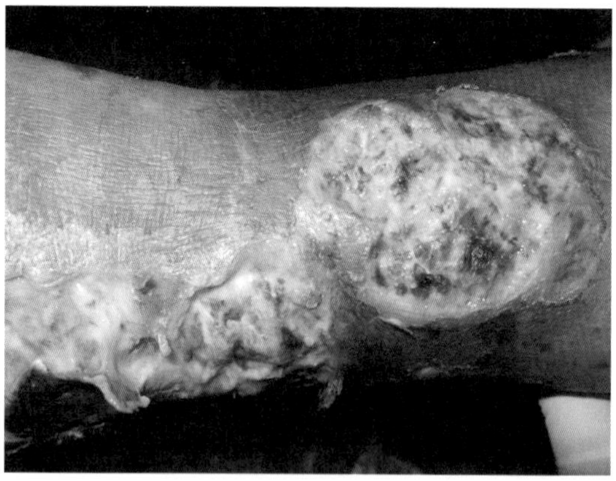

图 8-2 类风湿血管炎

2. 肺部表现

(1)间质性肺疾病:是最常见的肺病变,主要表现为活动后气短、肺纤维化。肺功能和肺影像学如高分辨率 CT 有助于早期诊断(图 8-3)。

(2)肺类风湿结节:是 RA 特异的肺部表现。为双肺单个或多个结节,平均直径约 0.57cm,密度均匀,边界清楚,多见于胸膜下,与小叶间隔相连。通常无临床症状,可自行缓解,但需要与其他恶性肺结节等病变相鉴别。

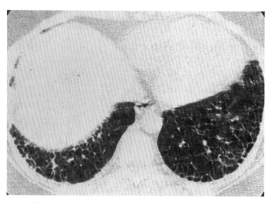

图 8-3 类风湿关节炎相关间质性肺疾病

(3)胸膜病变:单侧多于双侧,以胸膜肥厚粘连为主,伴有少量或中等量渗出性胸腔积液。临床表现为胸痛、发热、呼吸困难,查体可及胸膜摩擦音及胸腔积液体征。

3. 肾脏表现 肾在 RA 中很少直接受累,但常因治疗副作用而间接累及。

(1)肾淀粉样变:是慢性 RA 一种罕见并发症,常威胁患者生命。

(2)继发于药物治疗的肾损害:RA 常用的药物包括 NSAID、金制剂、环孢素等,均可导致肾脏损伤,最常见的损伤类型包括肾小管间质性肾炎、膜性肾病和急性肾小管坏死等。

4. 费尔蒂综合征 是 RA 伴发脾大和白细胞减少(粒细胞减少为主)三联征。通常有高效价的类风湿因子,有皮下结节等表现。其他常见症状包括皮肤色素沉着、下肢溃疡、全身淋巴结肿大、贫血和血小板减少。

5. 继发干燥综合征 干燥性角结膜炎合并口干、腮腺及淋巴结肿大等表现。应结合血清抗体及眼科、口腔科检查进一步明确诊断。

【问题4】体格检查时需要注意哪些特征性的体征?

思路1 以关节炎为主要表现的患者,查体时需关注关节方面的特殊体征。包括全身各关节的肿胀和压痛,以及疾病后期所导致的关节畸形及活动受限。

RA 常见的典型体征包括:

1. 近端指间关节梭形肿胀 多见于关节炎早期、活动期,是近端指间关节软组织肿胀与滑膜炎的表现(图 8-4)。

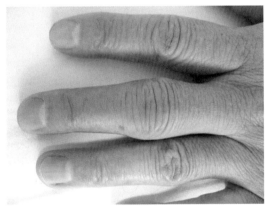
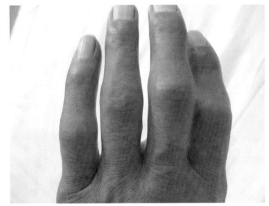

图 8-4 近端指间关节梭形肿胀

2. 掌指关节尺侧偏斜 与尺侧腕伸肌萎缩、手指向尺侧代偿性移位有关。多为对称性受累,约半数伴有掌指关节半脱位(图 8-5)。

3. "纽扣花"畸形 近端指间关节过屈和远端指间关节过伸(图 8-6),多见于晚期 RA 患者。

4. "天鹅颈"畸形 表现为近端指间关节过伸和远端指间关节过屈(图 8-7)。

5. 膝关节浮髌试验阳性 膝关节滑膜炎可致滑液大量渗出,形成积液,出现浮髌试验阳性。

6. 腘窝囊肿(Baker 囊肿) 膝关节关节腔积液量大,可导致关节腔压力明显增大,迫使关节内容物通过软骨区,形成腘窝囊肿。

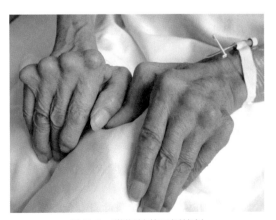

图 8-5 掌指关节尺侧偏斜

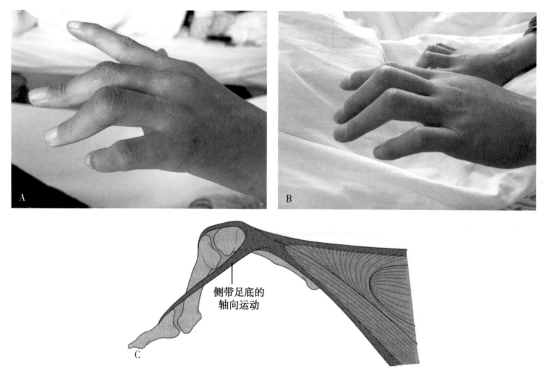

图 8-6 "纽扣花"畸形

侧韧带向掌侧滑脱及挛缩,导致近端指间关节过屈和远端指间关节过伸。A、B 为临床实例,C 为示意图。

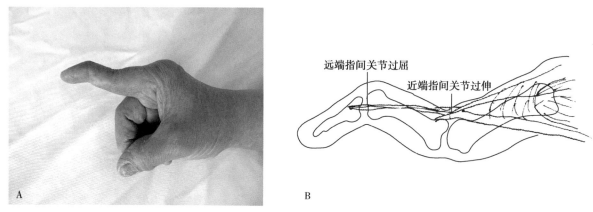

图 8-7 "天鹅颈"畸形

远端指间关节伸肌腱下移至关节两侧,引起远端指间关节屈曲而近端指间关节过伸。A 为临床实例,B 为示意图。

知识点

浮髌试验检查方法

患腿膝关节伸直,放松股四头肌,检查者一手挤压髌上囊,使关节液积聚于髌骨后方,另一手示指轻压髌骨,如有浮动感觉,即能感到髌骨碰撞股骨髁的碰击声;松压则髌骨又浮起,则为阳性。

思路 2　RA 是一种全身性自身免疫病,因此在查体时除了关节骨骼表现外,还需注意对关节外表现的检查。例如:①在前臂伸侧、跟腱、背部、枕部等处注意触诊有无皮下结节;②观察有无皮肤溃疡、瘀点、紫癜等类风湿血管炎表现;③肺部查体时注意听诊有无间质性肺疾病引起的 Velcro 啰音及 RA 胸膜病变引起的胸膜摩擦音;④腹部查体时注意触诊有无脾大。

查　体

患者一般情况可,生命体征平稳。未见类风湿结节、皮肤瘀点、瘀斑、紫癜及溃疡。舌干燥、牙齿片状脱落、多发龋齿。双侧腕关节、踝关节、膝关节、肘关节、双手2~5掌指关节、双手2~4近端指间关节压痛肿胀(+),双腕、左手第4及右手第3近端指间关节畸形,可见"纽扣花"畸形。双膝浮髌试验阳性。双肺底可闻及Velcro啰音,心腹查体未见异常。

【问题5】为明确诊断,还需进行哪些检查?

思路1　RA的诊断需参考RA分类标准(表8-1~表8-3),除了典型的临床症状和体征外,还应包括相关的实验室和影像学检查,并且判断病情活动程度、是否存在预后不良因素等。

表 8-1　美国风湿病学会 1987 年修订的类风湿关节炎分类标准

临床特点	具体描述
1. 晨僵	关节及其周围僵硬感,至少持续 1 小时(病程 ≥ 6 周)
2. 至少 3 个以上关节部位的关节炎	观察到 14 个关节区中至少 3 个以上同时有软组织肿胀或积液(不是单纯骨性肥大)(病程 ≥ 6 周)
3. 手关节炎	腕、掌指或近端指间关节炎至少 1 处关节肿胀(病程 ≥ 6 周)
4. 对称性关节炎	左右两侧相同关节区同时受累(如近端指间关节、掌指关节及跖趾关节受累),但并不要求绝对对称(病程 ≥ 6 周)
5. 类风湿结节	观察到在关节伸侧、关节周围或骨突出部位的皮下结节
6. 类风湿因子阳性	所用方法检测血清类风湿因子在正常人群中的阳性率小于 5%
7. 放射学改变	手和腕有典型的类风湿关节炎放射学改变,包括骨质侵蚀或受累关节及其邻近部位有明确的骨质疏松

注:以上 7 项满足 4 项或 4 项以上者可分类为类风湿关节炎。

表 8-2　2010 年美国风湿病学会 / 欧洲抗风湿病联盟类风湿关节炎分类标准和评分系统

分类标准	分数
1. 受累关节数	
1 个中大关节[①]	0 分
2~10 个中大关节	1 分
1~3 个小关节[②]	2 分
4~10 个小关节	3 分
>10 个关节(至少 1 个小关节)	5 分
2. 血清学	
RF 和抗 CCP 抗体均(−)	0 分
RF 或抗 CCP 抗体低效价(+)	2 分
RF 或抗 CCP 抗体高效价(+)(正常上限 3 倍)	3 分
3. 滑膜炎持续时间	
<6 周	0 分
≥6 周	1 分
4. 急性期反应物	
CRP 和 ESR 均正常	0 分
CRP 或 ESR 升高	1 分

注:患者如果按上述标准评分≥6分,可明确诊断为类风湿关节炎。RF,类风湿因子;CCP,环瓜氨酸肽;CRP,C反应蛋白;ESR,血沉。
①中大关节指的是肩、肘、髋、膝和踝关节。
②小关节指的是掌指、近端指间、第 2~5 跖趾、拇指指间关节和腕关节。

表 8-3 中国早期类风湿关节炎分类标准

临床特点	具体描述
1. 晨僵	≥30min
2. 多关节炎	14 个关节区中至少 3 个受累
3. 手关节炎	腕、掌指或近端指间关节至少 1 处受累
4. RF	阳性
5. 抗 CCP 抗体	阳性

注:以上 5 项满足 3 项或 3 项以上者可分类为类风湿关节炎。RF,类风湿因子;CCP,环瓜氨酸肽。

1. 与 RA 相关的实验室检查

(1)血常规:RA 患者可出现小细胞低色素性贫血,常为慢性病贫血伴缺铁性贫血。长期使用 NSAID 的患者,需警惕消化道的慢性出血。RA 患者常见血小板计数升高并且和疾病的活动度相关;很少出现白细胞和血小板减少,若出现则多由于药物治疗的副作用,或者合并费尔蒂综合征或干燥综合征。

(2)炎症标志物:RA 患者血沉(ESR)和 C 反应蛋白(CRP)常升高,且与疾病活动度相关。

(3)自身抗体:RA 患者血清中可检出多种自身抗体。常见自身抗体的包括:

1)RF:针对变性 IgG Fc 段的抗体,可分为 IgM、IgG 和 IgA 型。IgM 型是最多检测的类型,灵敏度 60%~80%,特异度较差为 76%~86%。RF 还可见于其他慢性感染、自身免疫病、1%~5% 的健康人,RF 阴性亦不能排除 RA 的诊断。

2)抗 CCP 抗体:灵敏度 42%~72%,但特异度高达 97%~99%,是 RA 的血清特异性抗体。在病程早期甚至关节症状出现前就可呈阳性,且与 RF 不相关。阳性患者骨破坏较阴性者严重,常用于 RA 的预后评估。

3)抗核周因子(APF):灵敏度 50%~80%,特异度 89%~94%,是 RA 的血清特异性抗体。可在早期 RA 出现,阳性往往提示预后欠佳。与抗 CCP 密切相关。

4)抗角蛋白抗体(AKA):灵敏度 40%~60%,特异度 94%~98%,是 RA 的血清特异性抗体。可在关节症状出现前检出,阳性提示预后不良,与抗 CCP、APF 均密切相关。

5)抗突变型瓜氨酸波形蛋白(MCV)抗体:灵敏度 78.2%,特异度 93.4%,可以在 RA 早期出现,与 RA 的预后相关。与抗 CCP、APF、AKA 均密切相关。

6)其他自身抗体:抗 Carp 抗体、抗 P68 抗体、抗 PAD4 抗体均对 RA 有较高的灵敏度和特异度,与其他自身抗体联合检测可以提高 RA 诊断的准确性。

2. RA 相关的影像学检查

(1)X 线:可发现关节周围软组织肿胀、骨质疏松,关节间隙变窄、关节边缘侵蚀及关节面下骨质小囊状破坏;晚期关节间隙变窄至消失,关节屈曲、脱位、半脱位或融合。

(2)超声:RA 关节超声的典型表现包括滑膜增生、关节腔积液、骨皮质缺损和不规则。彩色多普勒超声可以根据滑膜血流信号判断局部滑膜炎症的活动程度,亦可用于对 RA 疾病活动度的监测及药物疗效的评估。

(3)MRI:MRI 对软组织分辨率高,有助于早期 RA 诊断及对预后的判断。RA 在 MRI 中的典型表现有:滑膜充血、滑膜渗出、滑膜增生、血管翳形成、骨髓水肿、关节面边缘骨侵蚀及关节面下骨质小囊状改变。

思路 2 明确诊断 RA 的患者仍需进行一些辅助检查以评估可能存在的关节外病变。

1. 胸部 X 线或高分辨率 CT 明确是否存在胸膜炎、肺纤维化或肺类风湿结节。

2. 腹部超声 明确有无脾大、腹腔淋巴结肿大。

3. 眼科检查 明确是否存在干燥性角膜炎、巩膜炎、视网膜血管炎等。

4. 尿常规、肾小管功能、肾功能等相关检查 明确有无 RA 相关或用药相关肾损害。

辅 助 检 查

血常规:白细胞计数 $4.96×10^9$/L,血红蛋白 110g/L,血小板计数 $410×10^9$/L。尿便常规、血生化、电解质均正常。ESR 96mm/h,CRP 19.4mg/L。RF 80U/ml、抗 CCP 抗体 52.38RU/ml 阳性、APF 阳性、AKA 阴性。肺部高分辨率 CT:双肺间质改变,下肺为著。双手 X 线片:手、腕关节改变符合 RA;左手第 4 中节指骨密度增高,周围软组织肿胀。

【问题6】诊断该患者时需注意与哪些疾病进行鉴别诊断？

思路 该患者以关节炎为主要表现,需与其他可引起关节炎的疾病鉴别(表8-4)。

表8-4 常见关节炎的临床特点比较

特点	RA	OA	AS	ReA	PsA	EntA
发病年龄	青、中年	中、老年	<40 岁	<40 岁	青、中年	青、中年
性别比例(男:女)	1:3	1:(1~1.5)	3:1	9:1	1:1	1:1
起病方式	慢	慢	慢	急	不定	慢
晨僵时间	长	短	有	–	可有	–
小关节	100%	不定	0~25%	0~90%	0~95%	0~70%
关节受累的对称性	对称	不定	非对称	非对称	非对称	非对称
骶髂关节 X 线异常	–	–	100%	<70%	约 20%	<20%
骶髂关节炎	–		对称	不对称	不对称	对称
眼受累	可见	–	30%	30%	偶发	偶发
心脏受累	30%	–	10%	10%	少见	少见
皮肤/指甲病变	可见		–	常见	约 100%	不常见
感染与发病	有关	–	有关	有关	无关	有关
类风湿因子等自身抗体	+++	–	–	–	–	–
HLA-DR4/DR1	++	–				
HLA-B27	–	–	+++	++	+	+

注:+ 表示有意义,– 表示无意义;+~+++ 表示因素在某疾病中表现渐强。RA,类风湿关节炎;OA,骨关节炎;AS,强直性脊柱炎;ReA,反应性关节炎;PsA,银屑病关节炎;EntA,肠病性关节炎;HLA,人类白细胞抗原。

1. **骨关节炎(OA)** OA 的特点:①多见于中、老年人,起病缓慢而隐匿;②多累及远端指间关节以及膝、髋、脊柱等负重关节;③活动时关节疼痛加重,休息时减轻;④晨僵时间较短;⑤手远端指间关节出现赫伯登(Hebeden)和近端指间关节出现布夏尔(Bouchard)结节,膝关节可触及骨摩擦感;⑥无皮下结节及血管炎等关节外表现;⑦RA 抗体,如 RF、抗 CCP 抗体、APF 及 AKA 等均阴性;⑧X 线可见骨赘形成及软骨下硬化。

2. **银屑病关节炎(PsA)** 关节症状多出现于皮疹若干年后,亦可出现于皮疹之前或与皮疹同时出现。根据关节受累可分为少关节炎型、远端指间关节炎型、残毁性关节炎型、多关节炎型、脊柱型五种类型。其中多关节炎型关节表现可与 RA 类似,但银屑病关节炎受累关节数目多不及 RA,关节损伤程度一般较轻,远端指间关节及中轴关节(脊柱关节及骶髂关节)受累较 RA 常见,可出现典型的腊肠指/趾,RF 阴性,少数患者 HLA-B27 阳性,X 线下呈典型的铅笔帽样畸形,以及特征性银屑疹或指甲病变,以上特点均有助于与 RA 的鉴别。

3. **强直性脊柱炎(AS)** 是一种主要累及骶髂关节、脊柱及关节周围肌腱软组织的慢性进行性炎性疾病。还可累及髋、膝及踝等外周关节,故需与 RA 鉴别。AS 的特点包括:①青年男性多发;②多累及骶髂及脊柱等中轴关节,外周关节常表现为非对称性下肢大关节的肿胀和疼痛;③可伴有肌腱及韧带附着点炎,引起棘突、大转子、跟腱、脊肋关节等肌腱和附着点密集部位的疼痛;④常见的关节外表现有虹膜睫状体炎、心脏传导阻滞及主动脉瓣关闭不全等;⑤有骶髂关节侵蚀、破坏或融合的典型 X 线表现;⑥HLA-B27 阳性率达90% 以上;⑦RF 阴性。

4. **反应性关节炎(ReA)** ReA 是指在关节外微生物感染之后,关节部位出现的一种非化脓性关节炎。ReA 的特点有:①青年男性多发;②起病较急,发病前常有肠道或泌尿生殖道感染史;③以非对称的外周大关节(尤其下肢关节)受累为主,亦可累及骶髂关节;④眼炎、尿道炎、龟头炎、溢脓性皮肤角化病及发热等关节外表现较常见;⑤81% 的患者 HLA-B27 阳性;⑥RF 阴性;⑦久治不愈者可有骶髂关节的 X 线改变,常为非对称性。

5. 其他自身免疫病引起的关节炎 系统性红斑狼疮、干燥综合征、系统性硬化、系统性血管炎等自身免疫病均可引起关节炎,需与 RA 鉴别。但上述疾病引起的关节炎较轻,较少导致骨质破坏,且各病的特征性表现及实验室检查均有助于鉴别诊断。

【问题 7】该患者应如何治疗?

思路 1 RA 的治疗旨在控制炎症,阻止病变进展及骨质破坏,从而达到临床缓解或低疾病活动度的治疗目标。

RA 的治疗原则包括:

1. 早期治疗,达标治疗 一经诊断即应尽早使用 DMARD,以达到 RA 疾病缓解或低疾病活动度的治疗目标。

2. 联合用药 联合使用两种或以上 DMARD,通过不同机制抑制免疫或炎症,产生更好的疗效。除部分早期轻症 RA 患者外,中重度患者均应考虑 DMARD 的联合应用。

3. 个体化治疗 需要结合每个患者的疾病特点、并发症、药物疗效、不良反应及经济条件等多个因素,制订出最适合该患者的个体化治疗方案。

4. 功能锻炼 在全身药物治疗的同时,必须辅助关节功能锻炼,以达到保持关节功能的最终目标。

思路 2 RA 的治疗措施主要包括一般治疗、药物和外科治疗。

1. 一般治疗 包括患者教育、休息、关节制动(急性期)、关节功能锻炼(恢复期)、物理疗法等。

2. 药物治疗 RA 的治疗药物主要包括 NSAID、DMARD 及糖皮质激素等。

(1)NSAID:是改善关节症状的常用药物。此类药物可有效地缓解疼痛、减轻关节症状,但在控制疾病进展方面作用有限,因此应与 DMARD 同服。

NSAID 分为环氧合酶(COX)非选择性抑制药物,包括布洛芬、双氯芬酸等;COX-2 选择性抑制药物,包括美洛昔康、洛索洛芬、尼美舒利、萘丁美酮等;COX-2 特异性抑制药物,包括塞来昔布、依托考昔等。

在应用 NSAID 时,避免两种或以上 NSAID 同服,可根据病情及既往用药史选择一种 NSAID,足量、足疗程治疗,至病情缓解后将药物减至较小剂量维持或停用。临床上需注意监测不良反应。常见的不良反应包括:胃肠道反应,如上腹部不适、腹痛、恶心、反酸及腹泻;变态反应,如皮疹及血管神经水肿;神经系统症状,如头晕、头痛、耳鸣、失眠等;血液系统受累,如白细胞、血小板减少;部分患者可有转氨酶升高、尿蛋白、镜下血尿等。极少数患者可出现黄疸、肾功异常及再生障碍性贫血等严重不良反应。

(2)DMARD:一般起效缓慢,但是,可明显延缓和控制病情进展。常用 DMARD 的分类如下。常见不良反应见表 8-5。

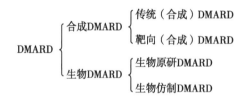

RA 一经确诊,即应开始 DMARD 的使用,如果病史较长或存在预后不良因素应考虑联合应用。常用的联合用药方案包括:甲氨蝶呤 + 柳氮磺吡啶;甲氨蝶呤 + 羟氯喹;甲氨蝶呤 + 柳氮磺吡啶 + 羟氯喹;来氟米特 + 柳氮磺吡啶;来氟米特 + 羟氯喹;来氟米特 + 柳氮磺吡啶 + 羟氯喹;甲氨蝶呤 + 来氟米特;生物 DMARD+ 甲氨蝶呤;生物 DMARD+ 来氟米特等。需要注意的是生物 DMARD 不应单独应用,而应与甲氨蝶呤或来氟米特等合成 DMARD 联用。

已有多个国际学术组织制定了相关的诊治指南,对临床中如何选择治疗药物以及治疗的监测与评估给出了指导性建议,2018 年美国风湿病学会(ACR)与欧洲抗风湿病联盟(EULAR)共同制定了诊治指南;2018 年中国医学会风湿病学分会在参考国际 RA 诊治指南的基础上,结合我国的临床研究结果与我国的实际情况,制定了《2018 中国类风湿关节炎诊疗指南》。

(3)糖皮质激素(GC):具有强大的抗炎作用,能迅速缓解关节肿痛症状和全身炎症。在以下三种情况可选用 GC:① RA 关节外表现,包括 RA 血管炎、多发性单神经炎、费尔蒂综合征、类风湿肺损害及浆膜炎等;

②对中高疾病活动度的 RA 患者,可用小量激素(泼尼松 7.5~15mg/d)作为"桥治疗"迅速控制病情,待症状缓解及 DMARD 起效后逐渐减量;③局部应用,关节腔内注射可有效缓解关节的炎症。使用 GC 患者应常规补充钙剂和维生素 D,避免骨质疏松。

表 8-5　治疗 RA 的常用 DMARD 用法、不良反应及用药过程中的监测

药物	剂量	不良反应	监测项目
甲氨蝶呤	7.5~20.0mg/ 周	恶心、口腔溃疡、骨髓抑制、肝损伤、肺间质纤维化	用药前 3 个月每 2~4 周查血常规及肝功能,之后每 3~4 个月查血常规、肝功能,必要时拍 X 线胸片
来氟米特	10~20mg/d	胃肠道反应、脱发、皮疹、骨髓抑制、转氨酶升高、高血压	每 2~4 周查血常规、肌酐、肝功能,剂量稳定后每 2~3 个月查一次
柳氮磺吡啶	2.0~3.0g/d	胃肠道反应、皮疹、骨髓抑制、肝肾损伤	前 3 个月每 2~4 周查血常规及肝功能,之后每 3~4 个月查一次
羟氯喹	400mg/d	胃肠道反应、皮疹、视物模糊、视网膜损害	每 6~12 个月进行眼科(眼底)检查
硫唑嘌呤	1.0~5.0mg/(kg·d)	骨髓抑制、肝脏毒性、胃肠道反应	每 2 周查血常规及肝功能直至剂量稳定,之后每 1~3 个月查肝功能及血常规
环孢素	1.0~3.0mg/(kg·d)	高血压、肾功能不全、多毛症、震颤、牙龈增生	每 2 周查血压、肝功能及肌酐直至剂量稳定,之后每月查一次;每 1~3 个月查血常规、肝功能和电解质
艾拉莫德	50mg/d	肝损害、胃肠道反应、皮疹	前 3 个月每 2~4 周查血常规及肝功能,之后每 3~4 个月查一次血常规、肝功能
依那西普	25mg,2 次 / 周	注射部位反应、感染、变态反应、发热	用药前查肝功能、乙肝表面抗原、PPD 试验和 X 线胸片,用药过程中每月查血常规、肝肾功能,至病情稳定后每 3 个月查血常规、肝肾功能
英夫利西单抗	3mg/kg,每 8 周	输液反应、感染	用药前查肝功能、乙肝表面抗原、PPD 试验和 X 线胸片,用药过程中每月查血常规、肝肾功能,至病情稳定后每 3 个月查血常规、肝肾功能
阿达木单抗	40mg,每 2 周	注射部位反应、感染	用药前查肝功能、乙肝表面抗原、PPD 试验和 X 线胸片,用药过程中每月查血常规、肝肾功能,至病情稳定后每 3 个月查血常规、肝肾功能
托珠单抗	8mg/kg,每 4 周	感染、输液反应	用药前查肝功能、乙肝表面抗原、PPD 试验和 X 线胸片,用药过程中每 1~2 个月查血常规、肝功能,每 6 个月查血脂
托法替布	10mg/d	感染、血细胞减少、肝损伤	用药前查血常规、肝肾功、PPD 试验和 X 线胸片,用药过程中每月查血常规、肝肾功能,至病情稳定后每 3 个月查血常规、肝肾功能

注:RA,类风湿关节炎;DMARD,改善病情抗风湿药;PPD,结核菌素纯蛋白衍生物。

3. 外科治疗　经内科治疗不能控制及严重关节功能障碍的 RA 患者,外科手术是有效的治疗手段。外科治疗的范围从腕管综合征的松解术、肌腱撕裂后修补术至滑膜切除及关节置换术等。RA 的外科治疗是内科治疗的延续和补充,需严格把握适应证,以解除患者的疼痛、纠正畸形和恢复功能为目的。在任何情况下,外科治疗均不能替代内科治疗。

(苏　茵)

推荐阅读资料

［1］中华医学会风湿病学分会. 2018 中国类风湿关节炎诊疗指南. 中华内科杂志, 2018, 57 (4): 242-251.

［2］ALETAHA D, NEOGI T, SILMAN A J, et al. 2010 rheumatoid arthritis classification criteria: an American College of Rheumatology/European League Against Rheumatism collaborative initiative. Arthritis Rheum, 2010, 62 (9): 2569-2581.

［3］FIRESTEIN G S, BUDD R C, GABRIEL S E, et al. Kelley's textbook of rheumatology. 9th ed. Philadelphia: Elsevier Saunders, 2013.

［4］LI R, SUN J, REN L M, et al. Epidemiology of eight common rheumatic diseases in China: a large-scale cross-sectional survey in Beijing. Rheumatology (Oxford), 2012, 51 (4): 721-729.

［5］SMOLEN J S, LANDEWÉ R, BIJLSMA J, et al. EULAR recommendations for the management of rheumatoid arthritis with synthetic and biological disease-modifying antirheumatic drugs: 2016 update. Ann Rheum Dis, 2017, 76 (6): 960-977.

第九章　系统性红斑狼疮

系统性红斑狼疮（systemic lupus erythematosus，SLE）是一种典型的自身免疫病，临床上可累及全身多个器官，病情的异质性较大，育龄期女性好发。早期诊断、活动期快速诱导缓解及个体化的缓解期维持治疗方案是本病处置的关键。据估计，本病在北美洲、南美洲、欧洲和亚洲的发病率为 1~25 例每 10 万人，国内的患病率约为千分之一，约 100 万患者。

【临床关键点】

1. SLE 患者可出现不同的临床特点，从轻微的关节和皮肤受累到危及生命的肾脏、血液系统或中枢神经系统受累。通常在排除其他疾病后根据突出的临床特征和实验室检查发现作出 SLE 的诊断。

2. 病程特征是缓解与复发交替出现，可能从轻度至重度不等，大多数 SLE 患者会在该病病程中的某些时候出现全身症状，如乏力、发热和体重减轻等。

3. SLE 是一种免疫复合物病，血清学发现对提示 SLE 的可能性很重要，一些抗体与这种疾病高度相关，如抗双链 DNA（double-stranded DNA，dsDNA）抗体和抗 Smith（Sm）抗体。

4. 疾病活动度指潜在的炎症过程在某个时间点上数量和强度方面的可逆表现。疾病的严重程度指器官功能障碍的类型、水平及其后果。在临床实践中，通过临床病史、体格检查、实验室和血清学检查，以及器官特定检查相结合来评估疾病的活动度和严重程度。

5. 确定恰当的治疗方案需要准确评估疾病活动度和严重程度，并清楚了解患者对先前治疗措施的反应。

6. 狼疮危象未得到及时强力干预可能会危及患者生命，如中枢狼疮、急进性狼疮性肾炎、严重血小板减少、出血性肺泡炎、严重肺动脉高压致右心衰竭等。威胁器官 / 危及生命的 SLE 的治疗包括初始阶段的高强度免疫抑制治疗以控制疾病活动，然后进行较长时间的强化治疗以巩固反应并预防复发。

7. SLE 的治疗是一把双刃剑，一方面能控制病情发展，另一方面也带来诸多副作用。如长期应用糖皮质激素可以引起消化道损害、骨质疏松、继发性库欣综合征感染等，而免疫抑制剂常常会导致骨髓抑制、肝肾功能受损、继发感染等情况。针对上述情况，一方面要准确把握病情，应用最小有效剂量的药物，另一方面，在整个治疗过程中需监测血常规、肝肾功能。

8. 对疾病的错误认识及对糖皮质激素等治疗药物的恐惧心理在患者中普遍存在，需要临床医师有针对性地进行化解。另外在诸如生育、就业等问题上的鼓励对于全面提升患者的生存质量具有积极意义。

临床病例

患者，女性，18 岁，因"发现面部红斑伴关节肿痛 1 个月"就诊。1 个月前高考结束后于海边游玩，暴晒后出现面颊部对称蝶形红斑，伴有双膝、腕、双手指间关节肿痛，无晨僵，自觉易疲劳，未予系统诊治。近 1 周出现低热，体温波动于 38℃，无畏寒、寒战、咳嗽咳痰、尿频尿痛、腹泻，自服抗生素 3 日无效。病程中无脱发、雷诺现象、口腔溃疡，体重较前无明显变化。既往健康，否认皮肤病、心脏病、肝肾疾病等慢性病史，否认特殊药物服用史及食物药物过敏史，家族史无特殊。

体格检查：体温 38.2℃，血压 130/75mmHg，神清，轻度贫血貌，皮肤黏膜无出血点，无脱发、口腔溃疡，面部对称性红斑，呈蝶形分布，不累及鼻唇沟。心肺听诊：心率 98 次 /min，心律齐，未闻及杂音，双肺呼吸音清，未闻及啰音。腹部平软，无压痛，肝脾肋下未及。双下肢轻度凹陷性水肿。双手近端指间关节、腕关节有肿胀和压痛；余关节无异常。神经系统病理征阴性。

【问题 1】结合病史查体，为明确诊断，应进行哪些辅助检查？

思路　患者为育龄期女性,临床表现提示有多脏器受累,近期出现发热,需高度警惕自身免疫病,特别是 SLE。但患者为急性病程,应同时注意排查感染、恶性肿瘤,特别是血液系统肿瘤往往可以模拟自身免疫病的表现。综上,应完善血常规、尿常规及沉渣、肝肾功能、肌酸激酶;血沉、C 反应蛋白;免疫球蛋白、补体、自身抗体检查;病毒等感染筛查;胸部 X 线片、腹部超声。

知识点

系统性红斑狼疮常见临床表现

SLE 是以自身免疫性炎症为突出表现的弥漫性结缔组织病,血清中出现以抗核抗体为代表的多种自身抗体,存在多系统受累,常见受累系统包括皮肤黏膜、肌肉关节、血液系统、肾脏等。SLE 好发于育龄期女性,发病高峰为 15~40 岁,男女发病比例为 1 : 9 左右。SLE 的发病可急可缓,临床表现多种多样,症状的异质性大。

SLE 的常见临床表现具体如下:

1. **全身症状**　大多数 SLE 患者会在该病病程中的某些时候出现全身症状,如乏力、发热和体重减轻。

(1)乏力:最常见的主诉,发生于 80%~100% 的患者。其与其他疾病活动度指标的相关性并不明确,它更常与抑郁、睡眠紊乱及合并纤维肌痛有关。

(2)发热:发热可为活动性疾病的表现,见于 50% 以上的 SLE 患者。然而,临床上难以区分狼疮症状加重相关的发热与感染、药物反应或恶性肿瘤等其他原因引起的发热。没有能够明确区分 SLE 所致发热与其他原因所致发热的特异性特征。询问病史可能会有提示。例如,在应用中等剂量或大剂量糖皮质激素时出现发热,应强烈怀疑新发感染,特别是如果其他体征正在缓解。如果非甾体抗炎药(NSAID)、对乙酰氨基酚和 / 或小到中量糖皮质激素对发热无效,则应怀疑感染性病因或药物相关病因,因为大多数由 SLE 活动引起的发热会随这些药物的应用而缓解。此外,如果发热时白细胞计数偏低,则更符合狼疮活动而非感染。严重感染是患者出现并发症的主要原因,所有发热且免疫功能受损的 SLE 患者都应考虑有无严重感染。

(3)肌痛:肌痛在 SLE 患者中也较为常见,而严重肌无力或肌炎相对少见。

(4)体重改变:SLE 患者常会出现体重改变,这可能与疾病本身或对其采取的治疗措施有关。

2. **关节炎和关节痛**　关节炎和关节痛发生于 90% 以上的 SLE 患者,常常是最早出现的表现之一。有明显炎症的关节炎见于 65%~70% 的患者,往往呈游走性、多关节性和对称性。关节炎有中度疼痛,通常不会引起糜烂且极少致畸。然而,偶有 SLE 患者也会出现变形性侵蚀性关节炎,这与类风湿关节炎患者的情况类似。

3. **皮肤和黏膜受累**　多数患者会在病程中某些时候出现皮肤及黏膜病变。不同 SLE 患者的皮肤受累类型存在非常大差异。最常见的皮损是以急性皮肤型红斑狼疮(acute cutaneous lupus erythema,ACLE)为特征的面部皮疹,也称"蝶形红斑",表现为颊部和鼻部按颧骨分布的红斑,但不累及鼻唇沟,在日晒后出现。一些患者可能会出现盘状皮损,这类皮损更具炎症性且往往会留有瘢痕。光敏性也是 SLE 相关皮损的常见问题。许多患者会发生口部和 / 或鼻部溃疡,通常是无痛的,这与疱疹性硬下疳水疱不同。鼻部溃疡可能导致鼻中隔穿孔。许多 SLE 患者在病程中的某些时候还会出现非瘢痕性脱发。瘢痕性脱发可见于盘状红斑狼疮(discoid lupus erythematosus,DLE)患者。

4. **血管病变**　多种血管异常可发生于 SLE 患者。

(1)雷诺现象:SLE 中的雷诺现象是一种由寒冷或情绪诱发的血管痉挛过程,发生于多达 50% 的 SLE 患者。雷诺现象的特征为间歇性肢端苍白,随后出现发绀和潮红。

(2)血管炎:患病率估计为 11%~36%。炎症可能累及不同大小的血管,因此 SLE 患者中血管炎的临床表现多样。小血管受累最为常见,通常表现为皮肤病变;但也有中等血管和大血管受累的情况。SLE 中其他特定类型的血管炎性受累包括:肠系膜血管炎、肝血管炎、胰腺血管炎、冠状动脉血管炎、肺血管炎、视网膜血管炎,以及周围或中枢神经系统血管炎。SLE 患者中最常见的血管炎类型是皮肤小血管血管炎,可表现为可触性紫癜、瘀点、丘疹结节病变、网状青斑、脂膜炎、裂片形出血和表浅溃疡。

(3)血栓栓塞性疾病:SLE 患者可并发血栓栓塞性疾病,特别是在有抗磷脂抗体的情况下,其既可累及静脉循环也可累及动脉循环。

5. 肾脏受累　约 50% 的 SLE 患者会出现临床上明显的肾脏受累,肾脏受累是出现并发症和死亡的重要原因。不同患者的狼疮性肾炎临床表现差异很大,轻至无症状性血尿和 / 或蛋白尿,重至肾病综合征和急进性肾小球肾炎伴肾功能缺失。部分狼疮性肾炎患者还会出现高血压。

6. 胃肠道受累　胃肠道症状在 SLE 患者中常见,发生于高达 40% 的患者。大多数胃肠道症状由药物不良反应及病毒或细菌感染引起。SLE 相关胃肠道异常可累及消化系统的几乎所有器官,包括食管炎、肠假性梗阻、蛋白丢失性肠病、狼疮性肝炎、急性胰腺炎、肠系膜血管炎或肠系膜缺血及腹膜炎。

7. 肺部受累　许多患者在其病程中会出现继发于 SLE 的肺部受累症状。SLE 的肺部表现包括胸膜炎、肺炎、间质性肺疾病、肺动脉高压、肺减缩综合征及肺泡出血。还必须鉴别呼吸系统症状与感染,特别是对于接受免疫抑制治疗的患者。存在抗磷脂抗体或狼疮抗凝物的患者发生血栓栓塞的风险升高。

8. 心脏疾病　心脏疾病在 SLE 患者中常见,可累及心包、心肌层、瓣膜、传导系统和冠状动脉。心包炎是 SLE 患者最常见的心脏表现,大约 25% 的患者在病程中的某个时刻会出现心包炎。疣状(Libman-Sacks)心内膜炎通常无临床症状,但可导致瓣膜关闭不全,并可能是栓子的来源。心肌炎罕见,但可能较严重。SLE 患者出现冠状动脉疾病的风险也增加。表达抗 Ro/SSA 和抗 La/SSB 抗体的 SLE 女性患者分娩的婴儿可发生新生儿狼疮,新生儿狼疮可导致不同程度的心脏传导阻滞,可能在宫内观察到或表现为先天性心脏传导阻滞。

9. 神经精神受累　SLE 的神经精神受累包含范围广泛的神经系统表现和精神表现,包括认知功能障碍、器质性脑综合征、谵妄、精神病性症状、癫痫发作、头痛和 / 或周围神经病。其他较少发生的问题有运动障碍、脑神经病变、脊髓炎和脑膜炎。精神病性症状是 SLE 的几种精神表现之一,其他表现还包括抑郁、焦虑和躁狂。血栓栓塞事件可能见于少数 SLE 患者(20%)。动脉血栓栓塞可能引起局灶性神经系统问题和 / 或更为弥漫性的认知缺陷。

10. 眼部受累　SLE 患者的任何眼部结构均可受累,最常见的表现为干燥性角膜结膜炎,这是由继发性干燥综合征引起的。SLE 患者中,第二常见的眼部病变为呈棉絮状斑点的视网膜微血管病变。SLE 患者中,较少见的其他眼部表现包括:视神经病变、脉络膜病变、巩膜外层炎、巩膜炎和前葡萄膜炎。

11. 血液系统异常　血液系统异常在 SLE 患者中常见,三系血细胞(红细胞、白细胞、血小板)均可受累。

(1)慢性病性贫血:是 SLE 患者最常见的贫血类型。自身免疫性溶血性贫血相对罕见,但可能为重度,需要立即治疗。

(2)白细胞减少:在 SLE 患者中常见,发生于约 50% 的患者。白细胞减少可由淋巴细胞减少和 / 或继发性中性粒细胞减少引起,通常与临床活动性疾病有关。中性粒细胞减少也可能由免疫抑制剂的毒性导致。

(3)轻度血小板减少:也是常见的血液系统异常。罕见情况下,可发生重度血小板减少,此时需要对患者进行治疗。

12. 淋巴结肿大和脾大　淋巴结肿大一般发生在活动性 SLE 时,通常累及颈部、腋窝及腹股沟区域。SLE 患者淋巴结肿大的其他病因包括 Kikuchi-Fujimoto 病、感染和 / 或淋巴细胞增生性病变,偶尔需要进行淋巴结活检以作出诊断。SLE 患者中也可查见脾大,尤其是在疾病活动期。

辅助检查结果

血常规:白细胞计数 3.8×10^9/L,血红蛋白 78g/L,血小板计数 146×10^9/L。

尿常规:隐血(+),管型(−),24 小时尿蛋白定量 2.8g。

炎症指标:ESR 45mm/h,CRP 186mg/L。

肝肾功能:血浆白蛋白 32g/L,其他肝肾功能指标正常。肌酶、血糖、血脂正常范围。

免疫指标:补体 CH50 7.02U/ml,C3 0.36g/L,C4 0.04g/L,免疫球蛋白 IgG 20.2g/L,IgA、IgM 正常。

自身抗体:免疫荧光法 ANA 均质型 1:640,抗 Sm 抗体(+),抗 RNP 抗体(+),抗 SSA 抗体(+),抗 dsDNA 抗体(+)、抗核小体抗体(+)、抗人球蛋白(库姆斯)试验(+),抗中性粒细胞胞质抗体(ANCA)、抗心磷脂抗体(aCL)、抗 β_2- 糖蛋白 I(β_2-GP I)抗体、狼疮抗凝物(LA)均阴性。

感染:巨细胞病毒 DNA、EB 病毒 DNA、HIV 抗体、乙肝五项均阴性。

胸部 X 线片:未见明显异常。

腹部超声:提示双肾稍大,余未见明显异常。

【问题 2】该患者的临床诊断是什么?

思路 1 该患者为育龄期女性,符合 SLE 的流行病学特点,有明确的多脏器受累,包括皮肤、关节、血液系统、肾脏,抗体方面有 SLE 的标志性抗体,抗 Sm 抗体(+)。低补体。未发现感染、肿瘤的证据,乏力、发热可能为全身非特异症状。应首先考虑是否可以诊断为 SLE,目前常用的 SLE 分类标准包括 1997 版美国风湿病学会(ACR)分类标准及 2012 版系统性红斑狼疮国际协作组(SLICC)分类标准。

思路 2 SLE 的表现及严重程度存在很大差异,目前分类标准只能在诊断时进行参考,并不足以解决各种临床表现或一些临床特征的细微之处,也不能代替临床判断。

知识点

系统性红斑狼疮分类标准

已制定的 SLE 的分类标准,往往用于研究时对患者进行分类,这些标准有助于临床医师系统地记录关键的疾病特征。目前普遍采用的包括 ACR 1997 年修订的 SLE 分类标准。作为 SLE 分类标准的 11 项中,符合 4 项或 4 项以上者,在除外感染、肿瘤和其他结缔组织病后,可诊断 SLE。其灵敏度和特异度分别为 95% 和 85%。需强调的是患者患病初始或许不符合分类标准中的 4 条,可能随着病情的进展而符合 4 条或更多的项目。11 条分类标准中,免疫学异常和高效价抗核抗体(ANA)更具有诊断意义。一旦患者免疫学异常,即便临床诊断不够条件,也应密切随访,以便尽早期诊断和治疗。

一、ACR 分类标准(1997)

1. 颊部红斑 固定红斑,扁平或高起,在两颧突出部位。

2. 盘状红斑 片状高起于皮肤的红斑,黏附有角质脱屑和毛囊栓;陈旧病变可发生萎缩性瘢痕。

3. 光过敏 对日光有明显的反应,引起皮疹,从病史中得知或医师观察到。

4. 口腔溃疡 经医师观察到的口腔或鼻咽部溃疡,一般为无痛性。

5. 关节炎 非侵蚀性关节炎,累及两个或更多的外周关节,有压痛,肿胀或积液。

6. 浆膜炎 胸膜炎或心包炎。

7. 肾脏病变 尿蛋白>0.5g/24h 或(+++),或管型(红细胞、血红蛋白、颗粒或混合管型)。

8. 神经病变 癫痫发作或精神病,除外药物或已知的代谢紊乱。

9. 血液学疾病 溶血性贫血、白细胞减少、淋巴细胞减少或血小板减少。

10. 免疫学异常 抗 dsDNA 抗体阳性,或抗 Sm 抗体阳性,或抗磷脂抗体阳性(后者包括抗心磷脂抗体阳性、狼疮抗凝物阳性或至少持续 6 个月的梅毒血清试验假阳性,三者之一)。

11. ANA 在任何时候和未用药物诱发"药物性狼疮"的情况下,ANA 效价异常。

但 1997 年的 ACR 标准仍有许多不足之处,例如,1997 版 ACR 标准的主要局限性之一为活检确定狼疮性肾炎患者可能仍然不满足标准。关于 ACR 标准的其他担忧包括:高度相关的皮肤特征(如颊部红斑和光敏性)可能重叠;未纳入其他皮肤表现(如斑丘疹或多环状疹);遗漏了很多 SLE 的神经系统表现(如脊髓炎)。ACR 标准也没有纳入相关的免疫学信息,如补体成分的血清水平较低。因此 SLICC 2012 年在 ACR 大会上公布了对 ACR 分类标准的修订版。

二、SLICC 分类标准(2012)

(一)临床标准(11 条)

1. 急性或亚急性皮肤狼疮。

2. 慢性皮肤狼疮。

3. 口腔或鼻咽部溃疡。

4. 非瘢痕形成引起的脱发。

5. 炎性滑膜炎 医师观察到两个或以上肿胀关节或者伴有晨僵的压痛关节。

6. 浆膜炎。

7. 肾脏 尿蛋白/肌酐异常(或尿蛋白>500mg/24h)或红细胞管型。

8. 神经系统　癫痫发作、精神异常、多发性单神经炎、脊髓炎,外周或脑神经病、脑炎(急性精神错乱状态)。

9. 溶血性贫血。

10. 白细胞减少(<4×10⁹/L,至少 1 次)或淋巴细胞减少(<1×10⁹/L,至少 1 次)。

11. 血小板减少(<100×10⁹/L,至少 1 次)。

（二）免疫学标准(6条)

1. ANA 高于实验室正常参考值范围。

2. 抗 dsDNA 抗体高于实验室正常参考值范围(ELISA 检测则要两次均高于实验室正常参考值范围)。

3. 抗 Sm 抗体阳性。

4. 抗磷脂抗体包括狼疮抗凝物(梅毒试验假阳性)、抗心磷脂抗体(至少两次异常或中高效价)、抗 β₂-GP Ⅰ 抗体。

5. 低补体包括低 C3、低 C4、低 CH50。

6. 直接库姆斯试验阳性(非溶血性贫血状态)。

确定 SLE 需符合:①肾活检证实为狼疮性肾炎且 ANA 阳性或抗 dsDNA 阳性;②满足 4 条标准,包括至少 1 条临床标准和至少 1 条免疫学标准。与 11 条 ACR 标准比较,其灵敏度明显提高,而特异度稍低,误判率显著减低。然而,尽管 SLICC 标准的灵敏度相对于 ACR 标准有所改善,但其可能使相当数量患者的 SLE 诊断延迟,一些患者可能根本不会被归类为 SLE。

目前尚无任何 SLE 分类标准被正式验证为诊断标准,分类标准仅仅是 SLE 诊断的重要辅助工具,应该记住分类标准不适合一些 SLE 个体的诊断,对于早期或不符合标准的 SLE 患者,诊断时应该强调"客观"的硬标准,如血清学标志物、皮肤表现、肾活检等,强调一些 SLE "相对特异"的临床表现,如蝶形红斑,盘状红斑,光过敏,关节滑膜炎,红细胞、白细胞、淋巴细胞减低等,重视自身免疫病家族史以及治疗史,必要时给予一定时间随访,然后再予诊断。

该患者符合 1997 版、2012 版分类标准,同时临床表现及实验室检查典型,可明确诊断为 SLE。

【问题3】根据该患者的病例特点,需与哪些疾病鉴别?

思路　该病例主要特点为青年女性,多脏器受累,有多种自身抗体阳性,需与同样有多脏器受累的其他结缔组织病、感染性疾病、肿瘤等鉴别。

1. 类风湿关节炎（RA）　早期 RA 也会引起关节压痛和肿胀,在疾病后期可观察到天鹅颈畸形、尺侧偏移、骨质疏松等特征,其影像学改变往往可见骨侵蚀。部分 SLE 患者中也可出现关节的畸形,但是通常可以复原,影像学表现极少显示侵蚀性改变。同时,RA 患者中也可出现浆膜炎、贫血及乏力等关节外表现,但是往往出现在疾病较严重及晚期 RA 患者中。可以出现 ANA 的阳性,但往往存在抗 CCP 抗体等血清学异常更加支持 RA 的诊断。

2. Rhupus 综合征　一般用于描述 SLE 和 RA 特征重叠的患者,除了血清学表现与 SLE 及 RA 均一致,这类患者可能还存在 SLE 中不典型的侵蚀性关节病。

3. 干燥综合征　干燥综合征患者可能存在在 SLE 中观察到的腺外表现,如神经系统及肺部异常,然而干燥综合征患者应具有干燥性角膜结膜炎和口干的客观体征,以及唾液腺活检的特征性表现,干燥综合征患者还会表达抗 Ro 和抗 La 抗原的抗体(抗 SSA 抗体、抗 SSB 抗体)。

4. 血管炎　中小血管血管炎患者可能出现与 SLE 相同的特征,包括全身症状、皮肤病损、神经病变及肾功能障碍。然而,这些血管炎患者通常为 ANA 阴性,而抗中性粒细胞胞质抗体(ANCA)常为阳性。同时,肾脏病理多不同于狼疮性肾炎(LN)的"满堂亮",而是表现为寡免疫复合物沉积。

5. 成人斯蒂尔病　SLE 患者中常见成人斯蒂尔病的一些表现,如发热、关节炎、关节痛、淋巴结肿大等,但斯蒂尔病往往为除外性诊断,同时这部分患者 ANA 常为阴性。

6. 药物性狼疮　某些药物可能引发自身免疫反应,如普鲁卡因胺、肼屈嗪等。很多时候,这些药物可诱导产生自身抗体,可能发生于大量患者中,但这些患者大多不会出现自身抗体相关性疾病的征象。一些患可能出现类似 SLE 的临床综合征,称为药物性狼疮。详细询问患者起病前用药史及药敏史予以鉴别。

7. 皮肤型红斑狼疮(CLE) CLE 作为 SLE 的一种表现,也可以独立于 SLE 而发生。CLE 患者可能出现光敏性、ANA 阳性、轻度关节痛和口腔溃疡,但是这些患者没有其他 SLE 全身器官受累或者其他 SLE 的特征。

8. 感染 一切病毒感染可能引发 SLE 的症状和体征,包括巨细胞病毒和 EB 病毒。EB 病毒感染可导致 ANA 阳性,人类细小病毒 B19 可引起在 SLE 中出现的流感样症状及血液系统异常,并且可能出现关节痛及关节炎。

9. 恶性肿瘤 白血病或骨髓异常增生综合征可能出现血液系统及全身症状,部分可与 SLE 症状类似,但 SLE 为多克隆扩增,所以 B 细胞及 T 细胞的单克隆扩增、单核细胞增多症或大红细胞症可鉴别这些恶性肿瘤与 SLE。淋巴瘤患者通常还会出现其他表现,如脾大、淋巴结肿大或者乳酸脱氢酶(LDH)水平升高,部分患者可出现 ANA 阳性及低补体。通过组织切除活检病理可进行鉴别。

【问题 4】该患者是否存在 SLE 常见的诱发因素?

思路 该患者起病前刚刚结束高考,并去海边游玩,存在劳累、压力大、紫外线照射等 SLE 常见诱发因素。

知识点

系统性红斑狼疮的常见诱发因素

遗传因素增加 SLE 的发生风险,但疾病的发生和病情与环境因素等其他外源性因素相关,包括感染、药物、化学试剂、毒素、精神因素、饮食和物理等。感染通过分子模拟诱发特异性免疫反应,干扰免疫调节;药物或毒物可影响细胞免疫应答和自身抗原的免疫原性;精神因素使神经内分泌系统失调或波动,从而影响免疫细胞功能;饮食可影响炎症介质的产生;紫外线等物理或化学因素可引起炎症,诱导细胞凋亡和组织损伤。环境因素对易感患者的影响可能存在显著差异,这可以进一步解释疾病的异质性、疾病复发与缓解差异、相似种族人群中患病率差异等。

1. 感染因素 病毒等感染因素通过活化 B 细胞和 / 或损伤组织导致自身抗原释放来启动 SLE 或诱发 SLE 复发,还可通过分子模拟和诱导热休克蛋白来诱发 SLE。

2. 药物和毒物 抗生素不仅能诱发超敏反应,还可加重 SLE 的病情。在众多药物中,SLE 患者对硫胺药物过敏的发生率较高,约 6% 患者在药物过敏时伴随疾病复发。除抗生素外,很多其他药物也可能与 SLE 发病相关。药物诱导 SLE 最经典的例子是肼屈嗪和普鲁卡因,属于芳香族胺或肼。遗传上表现为慢乙酰化的患者更易患 SLE。除此之外还有很多药物与 SLE 相关。其中一些药物可能诱发 SLE,另一些药物则使病情恶化。与原发性 SLE 不同,大多数药物性 SLE 的临床表现较轻,少有重要脏器受累。许多工农商产品也含有芳香胺和肼,如橡胶产品、染料、胶片材料、除草剂、杀虫剂、防腐剂和药物制剂等。肼也存在于烟草和香烟中。另外,染发剂芳香胺可通过头皮吸收,尽管发生率低,有研究显示一些 SLE 患者的发病与染发相关。

3. 紫外线 紫外线一般分为 C 型紫外线(ultraviolet C,UVC)、B 型紫外线(ultraviolet B,UVB)和 A 型紫外线(ultraviolet A,UVA)。其中 UVA 的波长最长,达到 320~400nm,UVB 的波长为 290~320nm,而 UVC 的波长最短,在到达地球之前就被臭氧层吸收了。未被臭氧层吸收掉的 UVA 和 UVB 照射地球表面,UVA 和 UVB 均可诱发光敏性红斑狼疮皮损。暴露于紫外线可能是 SLE 患者发病和病情加重最确凿的环境因素。光过敏也是 SLE 分类和诊断标准之一。3 种 SLE 光过敏的机制包括:紫外线照射后机体释放炎症因子(TNF-α、IL-1、IL-6)和表皮及真皮细胞因子的敏感性增加;对于隐藏在表皮和真皮中经紫外线照射后暴露出来的抗原如 Ro 和 La 的易感性增加;不同的特异性免疫效应和机制,如由细胞因子激活的局部 T 细胞活化和抗体依赖性血管损伤,以及表皮出现炎症和损伤的抗表皮靶组织作用。

【问题 5】如何进一步评估该患者受累脏器?

思路 1 SLE 是一种典型的自身免疫病,临床表现多样,可累及几乎所有器官,不同患者的受累脏器及临床病程均存在很大差异,因此,应根据不同患者不同疾病时期进行个体化评估。

思路 2　该患者为初诊,有明确皮肤、关节、血液系统、肾脏受累,其中狼疮性肾炎(LN)是 SLE 最常见且最严重的并发症之一,应评估其活动性及严重程度并给予适当的治疗,避免进一步恶化造成不可逆损伤。同时,贫血方面,可能有多种因素共同作用,包括慢性炎症性贫血、肾功能不全、缺铁性贫血、红细胞再生障碍性贫血、自身免疫性溶血性贫血、微血管病性溶血性贫血,必要时需行相关检查及骨髓穿刺及活检进一步明确。

思路 3　对于患者目前临床表现不支持,但是常见的 SLE 受累的脏器,如心肺、中枢神经系统等,可行胸部 CT、心脏超声、头颅 MRI 进行筛查,同时便于后期疾病出现变化时对比评估。

【问题 6】如何对肾脏进行评估?

思路 1　狼疮肾脏受累临床表现多为尿液分析异常,最常见的为蛋白尿,伴或不伴血浆肌酐浓度升高,结合肾脏超声可对急性期、慢性期作出初步判断,但依据临床表现来判断会低估真实的肾脏受累率,通常需肾活检区分,其中最常见的为免疫复合物介导的肾小球疾病。此外,也可见与狼疮无关的肾脏疾病。

思路 2　结合患者 SLE 诊断明确,同时伴血尿、蛋白尿,临床判断为疾病活动期,为进一步明确病理类型及除外其他肾脏疾病,需进行肾脏活检。

知识点

系统性红斑狼疮患者肾活检的指征

除非有禁忌证,临床或实验室证据表明存在肾脏受累的 SLE 患者几乎都应接受肾活检,以确诊以及明确 LN 的组织学类型。已经在进行 LN 治疗的患者不需重复肾活检,除非活检结果可能改变治疗。不同的亚型有不同的预后,治疗方案可能也不相同。我们通常对有以下任何一项或两项临床表现的患者进行肾活检:

(1)尿蛋白大于 500mg/d。

(2)尿沉渣镜检有活动性发现,即出现持续血尿(每高倍镜视野下有 5 个或更多红细胞,其中大多数为异形红细胞)和 / 或细胞管型。

(3)血清肌酐升高,且没有其他明确的病因。

首次肾活检的时机:对于有恰当指征的患者应及时进行肾活检(即在数日至数周内)。不论病变为何种组织学类型,在 LN 发病后及时诊断并开始适当的治疗可改善结局。血清肌酐浓度迅速升高和 / 或新发肾病范围蛋白尿为行紧急肾活检的指征,据此可作出准确诊断并尽快开始适当治疗。

重复肾活检:其指征包括既往表现为静止性病变的患者出现活动性尿沉渣改变、新近血清肌酐升高和 / 或经过治疗但蛋白尿仍加重。

肾脏穿刺活检病理

该患者行肾穿刺活检病理报告为狼疮性肾炎IV-G(A)型,活动期。

思路 3　结合肾脏活检病理,明确患者为活动期 LN,并除外了其他导致血尿蛋白尿的肾脏病变。

知识点

SLE 肾病的分型,2004 年的 ISN 分类系统根据肾脏活检的组织病理学表现,将 SLE 相关性肾小球疾病分为 6 型:

1. 系膜微小病变性狼疮性肾炎(I 型)。

2. 系膜增生性狼疮性肾炎(II 型)。

3. 局灶性狼疮性肾炎(III 型)。

4. 弥漫性狼疮性肾炎(IV 型)。

5. 狼疮膜性肾病(V 型)。

6. 严重硬化型狼疮性肾炎(VI 型)。

2004 年一个由肾脏病理学家、肾病学家和风湿病学家组成的小组根据临床病理相关性提出了狼疮性肾炎的分类系统,即 RPS/ISN 分类系统。与世界卫生组织(WHO)分类系统 1982 年修订版相比,这一分类系统可重复性似乎更好。

ISN 分类系统根据肾脏活检的组织病理学表现,将 SLE 相关性肾小球疾病分为 6 型:

1. 系膜微小病变性狼疮性肾炎(Ⅰ型) 此类狼疮性肾炎很少被诊断,因为此类患者通常尿液分析结果正常、无蛋白尿或轻微蛋白尿,且血清肌酐正常。因此,通常未行肾活检。Ⅰ型狼疮性肾炎患者只存在系膜区免疫复合物沉积,由单纯免疫荧光检测,或由免疫荧光联合电子显微镜发现,但此类患者光学显微镜下无异常。此型狼疮性肾炎为最早期、最轻微的肾小球受累。

2. 系膜增生性狼疮性肾炎(Ⅱ型) Ⅱ型狼疮性肾炎的组织学改变在临床上表现为镜下血尿和/或蛋白尿。高血压不常见,几乎从未观察到过肾病综合征和肾功能不全。光学显微镜下可见系膜区细胞增多或系膜基质扩增。免疫荧光或电子显微镜可见少数孤立的上皮下或内皮下沉积物。若光学显微镜下可见内皮下沉积物,或者存在任何球性或节段性肾小球瘢痕,则不符合Ⅱ型狼疮性肾炎。这些发现提示Ⅲ型或Ⅳ型狼疮性肾炎。极少数情况下可见肾病综合征伴广泛性足细胞融合,若存在相关足细胞病变,则类似于微小病变肾病。此型狼疮性肾炎的肾脏预后极好,无须特异性治疗,除非患者进展为更严重的疾病或存在广泛性足细胞融合和肾病的证据。

3. 局灶性狼疮性肾炎(Ⅲ型) Ⅲ型狼疮性肾炎患者通常有血尿及蛋白尿,一些患者还会出现高血压、肾小球滤过率降低和/或肾病综合征。出现以下组织学表现即可确诊为Ⅲ型狼疮性肾炎:

(1)光学显微镜显示受累肾小球不到 50%。但免疫荧光显微镜检查(针对 IgG 和 C3)则显示几乎全部受累。

(2)活动性或非活动性毛细血管内或毛细血管外肾小球肾炎几乎总是节段性的。电子显微镜检查通常显示肾小球毛细血管壁内皮下及系膜区存在免疫复合物沉积。根据病变的炎症活动度(或慢性程度),还可将Ⅲ型狼疮性肾炎分为不同的亚型:

Ⅲ(A)型:存在活动性病变的Ⅲ型狼疮性肾炎,也称局灶增生性狼疮性肾炎。

Ⅲ(A/C)型:存在活动性和慢性病变,也称局灶增生性和硬化性狼疮性肾炎。

Ⅲ(C)型:可见慢性非活动性病变伴瘢痕形成,也称局灶性硬化性狼疮性肾炎。

(3)其他组织学特征包括存在纤维素样坏死和新月体肾小球的比例,以及是否存在肾小管间质异常或血管异常。可能因无法准确确定受累肾小球的比例而影响Ⅲ型狼疮性肾炎预后的判断。常规经皮肾脏活检采样获得的肾小球数量相对较少,可能存在抽样误差,因而无法准确确定受累肾小球的比例。

4. 弥漫性狼疮性肾炎(Ⅳ型) Ⅳ型狼疮性肾炎是最常见的,也是最严重的狼疮性肾炎。几乎所有活动性Ⅳ型狼疮性肾炎都出现血尿和蛋白尿,且肾病综合征、高血压及肾小球滤过率降低都很常见。此类患者通常存在显著的低补体血症(尤其是 C3)和高抗 DNA 抗体效价水平,尤其是在疾病活动期。出现以下组织学表现即可确诊为Ⅳ型狼疮性肾炎:

(1)光学显微镜显示受累肾小球超过 50%。

(2)受累肾小球表现为毛细血管内肾小球肾炎,伴或不伴毛细血管外肾小球肾炎。这类病变可能为节段性,也可能为球性,还可能观察到系膜区异常。电子显微镜下可见内皮下沉积物,至少在活动期可见。存在弥漫性金属圈样(wire loop)沉积物,但没有或有少量的肾小球增生,也应考虑为Ⅳ型狼疮性肾炎。根据肾小球受累为节段性(S)还是球性(G),以及病变的炎症活动度(或慢性程度),也可将Ⅳ型狼疮性肾炎分为不同亚型:

Ⅳ-S(A)型:存在活动性病变的Ⅳ-S 型,也称弥漫性节段性增生性肾炎。

Ⅳ-G(A)型:存在活动性病变的Ⅳ-G 型,也称弥漫性球性增生性肾炎。一部分Ⅳ-G(A)型肾炎患者存在严重的节段性肾小球病变,而非真正的球性肾小球病变。然而,由于此类患者的节段性病变涉及 50% 以上的受累肾小球毛细血管丛,所以被归类于球性(Ⅳ-G 型)而非节段性(Ⅳ-S 型)。

Ⅳ-S(A/C)型:存在活动性和慢性病变的Ⅳ-S 型,也称弥漫性节段性增生性和硬化性肾炎。

Ⅳ-G(A/C)型:存在活动性和慢性病变的Ⅳ-G 型,也称弥漫性球性增生性和硬化性肾炎。

Ⅳ-S(C)型:存在慢性非活动性病变伴瘢痕形成的Ⅳ-S 型,也称弥漫性节段性硬化性狼疮性肾炎。

Ⅳ-G(C)型:存在慢性非活动性病变伴瘢痕形成的Ⅳ-G 型,也称弥漫性球性硬化性狼疮性肾炎。

(3)对于活动性肾炎患者,增生性和坏死性病变及新月体形成都可能出现,光学显微镜显示 50% 以上的肾小球受累。此情况下免疫球蛋白(尤其是 IgG)和补体(尤其是 C3)的大量沉积导致肾小球毛细血管壁变厚,光学显微镜下表现与膜增生性肾小球肾炎表现类似。这些病变的特征为大量促炎症细胞(单核细胞、抑制性/细胞毒性 T 细胞)汇集,有时会导致出现细胞新月体。

5. 狼疮膜性肾病(V型)　V 型狼疮性肾炎患者通常表现出肾病综合征的体征,类似于特发性膜性肾病。就诊时还可能有镜下血尿及高血压,肌酐浓度通常正常或仅轻度升高。V 型狼疮性肾炎的特点为光学显微镜下可见肾小球毛细血管壁弥漫性增厚,免疫荧光或电子显微镜下可见上皮下免疫复合物沉积(可为球性或节段性受累)。V 型狼疮性肾炎可表现为无 SLE 的其他临床或血清学表现。然而,如果电镜或免疫荧光显微镜检查中出现某些表现,则强烈提示潜在狼疮,而非特发性膜性肾病。

6. 严重硬化型狼疮性肾炎(VI型)　严重硬化性肾小球肾炎患者通常表现为慢性进展性肾功能不全伴蛋白尿,尿沉渣检查相对正常。VI 型狼疮性肾炎的特征为 90% 以上的肾小球出现球性硬化。这代表着既往炎症损伤的修复及慢性 III 型、IV 型或 V 型狼疮性肾炎的进展阶段。此型中不应观察到活动性肾小球肾炎。

【问题 7】如何判断 SLE 患者疾病的活动度?

思路　可根据 SLEDAI 评分来评估,但是还要具体结合患者受累脏器情况。

知识点

系统性红斑狼疮活动的主要表现

活动性评估是治疗方案拟订的先决条件,通常根据活动性评估结果将其分为轻型、重型以及 SLE 危象。

提示 SLE 活动的主要表现有:中枢神经系统受累(可表现为癫痫、精神病、器质性脑病、视觉异常、脑神经病变、狼疮性头痛、脑血管意外等,但需排除中枢神经系统感染)、肾脏受累(包括管型尿、血尿、蛋白尿、脓尿)、血管炎、关节炎、肌炎、皮肤黏膜表现(如新发红斑、脱发、黏膜溃疡)、胸膜炎、心包炎、低补体血症、DNA 抗体效价增高、不明原因的发热、血三系减少(需除外药物所致的骨髓抑制)、血沉增快等。

轻型 SLE 的主要表现有:SLE 诊断明确或高度怀疑,临床病情稳定,SLE 可累及的靶器官(包括肾脏、血液系统、肺脏、心脏、消化系统、中枢神经系统、皮肤、关节)功能正常或稳定,呈非致命性,无明显 SLE 治疗药物的不良反应。

重型 SLE 的主要表现有:

①心脏:冠状动脉血管受累、Libman-Sacks 心内膜炎、心肌炎、心脏压塞、恶性高血压;②肺脏:肺动脉高压、肺出血、肺炎、肺梗死、肺萎缩、肺间质纤维化;③消化系统:肠系膜血管炎、急性胰腺炎;④血液系统:溶血性贫血、粒细胞减少(白细胞计数 $<1×10^9$/L)、血小板减少($<50×10^9$/L)、血栓性血小板减少性紫癜、动静脉血栓形成;⑤肾脏:肾小球肾炎持续不缓解、急进性肾小球肾炎、肾病综合征;⑥神经系统:抽搐、急性意识障碍、昏迷、脑卒中、横贯性脊髓炎、单神经炎/多神经炎、精神性发作、脱髓鞘病变;⑦其他:包括皮肤血管炎,弥漫性严重的皮损、溃疡、大疱,肌炎,非感染性高热有功能衰竭表现等。

狼疮危象是指急性的危及生命的重症 SLE,包括急进性狼疮性肾炎、严重的中枢神经系统损害、严重的溶血性贫血、血小板减少性紫癜、粒细胞缺乏症、严重心脏损害、严重的狼疮性肺炎、严重的狼疮性肝炎、严重的血管炎等。

【问题 8】该患者如何治疗?

思路 1　患者为 IV 型狼疮性肾炎,给予泼尼松,1mg/(kg·d);羟氯喹,0.2g,每日 2 次,作为背景治疗。治疗 1 周后,热退,关节痛及皮疹明显改善,复查白细胞计数正常。接下来开始环磷酰胺(CTX)冲击治疗,泼尼松维持一周后逐渐减量。

思路 2　该患者的主要受累器官为肾脏,因此狼疮性肾炎(LN)的治疗是一条主线。

知识点

狼疮性肾炎的治疗

LN 的治疗包括诱导缓解和维持治疗,根据改善全球肾脏病预后组织(KDIGO)、美国风湿病学会(ACR)和欧洲抗风湿病联盟(EULAR)/ 欧洲肾脏协会和欧洲透析与移植协会(ERA-EDTA)指南推荐,弥漫性或局灶性增生性 LN 患者的初始治疗,首选方案为糖皮质激素加环磷酰胺或霉酚酸酯,重度活动性疾病(如急性肾损伤、新月体性肾小球肾炎和重度肾外病变)患者应采用甲泼尼龙静脉冲击疗法(250~1 000mg/ 次,持续 30 分钟,每日 1 次,连用 3 日)开始糖皮质激素治疗,以诱导快速免疫抑制作用。

在诱导缓解治疗期间,通常在前 3 个月每 2~4 周随访 1 次。如果病情稳定,随后每 2~3 个月随访 1 次。随访的目的是评估患者对治疗的反应(是否获得临床缓解)及治疗方案的毒性(不良反应和免疫抑制引起的感染)。一旦患者获得完全或部分缓解,则继续维持治疗以帮助维持缓解以及降低发生终末期肾病(ESRD)的风险。

最常用于 LN 患者维持治疗的 2 种药物为霉酚酸酯和硫唑嘌呤。一般优选霉酚酸酯,而非硫唑嘌呤或其他药物;需要黄嘌呤氧化酶抑制剂治疗的痛风患者(禁用硫唑嘌呤),也优选霉酚酸酯。免疫抑制治疗的目标为缓解炎症和降低免疫活动性,以实现完全缓解,只有再次肾活检证实不存在活动性炎症性损伤时才可确定为完全缓解,此类患者炎症消退的特征通常包括蛋白排泄减少、血清肌酐水平降低或保持稳定,以及血尿、脓尿和细胞管型缓解。对于 LN,诱导缓解后,建议至少 3 年免疫抑制维持治疗,以改善预后。

【问题 9】如果该患者没有肾炎的情况,应如何治疗?

思路 轻型 SLE 狼疮活动症状轻微,仅表现为光过敏、皮疹、关节炎或轻度浆膜炎,而无明显内脏损害。治疗药物包括:

①NSAID:可用于控制关节肿痛。服用时应注意消化性溃疡、出血、肾、肝功能等方面的不良反应。②抗疟疾药物:可控制皮疹和减轻光敏感,常用氯喹或羟氯喹。主要不良反应是眼底病变,用药超过 6 个月者,可停药 1 个月,有视力明显下降者,应检查眼底,明确原因。另外有心脏病史者,特别是心动过缓或有传导阻滞者禁用抗疟疾药物。③小剂量糖皮质激素(如泼尼松 ≤10mg/d):可减轻症状。④权衡利弊必要时可用小剂量硫唑嘌呤、甲氨蝶呤等免疫抑制剂。⑤生物制剂:在对糖皮质激素或其他免疫抑制剂标准治疗无反应的活动性肌肉骨骼或皮肤疾病患者,可考虑使用贝利木单抗。应注意轻型 SLE 可因过敏、感染、妊娠生育、环境变化等因素而加重,甚至进入狼疮危象。

4 个月后,患者再次就诊。

患者 2 个月前无明显诱因出现肌肉酸痛伴乏力,2 日前出现步态不稳,1 天前出现口齿不清、小便失禁、四肢软瘫。查体:神志淡漠,反应迟钝,不能发音,不能伸舌、张口及吞咽,颈软,双侧瞳孔等大等圆,直径 3mm,对光反射灵敏,可睁眼、闭眼、左眼球运动正常,右眼向左凝视,颜面部可见对称性红斑,颈部及腋窝可触及多发肿大淋巴结,质软,活动度尚可。双肺呼吸音粗,可闻及哮鸣音,心率 86 次 /min,律齐,未闻及病理性杂音,腹软,肝脾肋下未及,左上肢肌张力升高,双上肢远端肌力Ⅱ级、近端肌力Ⅰ级,双下肢肌力 0 级、肌张力减低,双下肢不肿,双侧巴宾斯基征(+)。头颅增强 MRI 提示双侧内囊后肢、脑干(中脑、脑桥、桥臂及延髓)见对称性线样及片状常 T_1、长 T_2 信号,信号不均,边界欠清,局部脑实质较疏松;T_2-Flair 序列示上述区域呈明显不均匀高信号,增强扫描未见异常强化。

【问题 10】该患者神经系统症状应首先考虑什么诊断?

思路 1 约 2/3 的 SLE 患者出现不同程度的神经精神症状,因此,结合患者 SLE 病史及辅助检查,应首先考虑 SLE 的神经系统病变。临床上 SLE 患者发现有头痛、耳鸣、口齿不清、肢体瘫痪、癫痫等症状,应积极完善脑脊液检测、头颅 MRI 检查,必要时行脊髓 MRI 等检查。通常情况下,脑脊液检查可见蛋白及免疫球蛋白水平升高,且有助于排除感染。头颅 MRI 检查对诊断结构性脑部病变具有重要价值。该患者 MRI 证实为弥漫性脑炎,可解释患者临床症状,但像该患者引起广泛颅内病变者少见。SLE 引起的神经系统病变,部分患者可出现病情快速进展,甚至危及生命。因此,早期诊断、有效治疗对快速控制病情、保护脏器功能、改善预后至关重要。

思路 2 自身免疫病也可继发自身免疫性脑炎,必要时可完善血及脑脊液相关抗体检测进一步鉴别。

神经系统受累是 SLE 重要临床表现之一,也是 SLE 患者的主要死因之一,通常称为神经精神性狼疮(neuropsychiatric SLE,NPSLE)。可累及中枢神经系统和周围神经系统,可为局灶性,亦可为弥漫性病变,其病因复杂,临床表现多样,异质性强,诊断难度大,当前治疗手段缺乏较强的循证医学证据,严重影响患者预后及生活质量。

NPLSE 具体发病机制并不明确,通常认为是遗传易感性、环境、激素水平及感染等多重因素作用出现的自身免疫性炎症性改变,进而导致血脑屏障破坏,免疫复合物沉积、血液系统高凝状态及自身抗体直接介导的神经损伤和血管损伤。

一、神经精神性狼疮的临床表现

SLE 可出现相当丰富的神经系统损害,可累及中枢神经系统与周围神经系统,1999 年美国风湿病学会提出 NPSLE 临床表现 19 种类型(表 9-1)。现将重要的临床表现详述如下:

表 9-1 1999 年美国风湿病学会提出的 NPSLE 诊断的 19 种分型

系统	分型
中枢神经系统	脑血管病
	脱髓鞘病变
	运动障碍
	脊髓病变
	癫痫
	狼疮性头痛
	急性意识错乱
	焦虑状态
	认知功能障碍
	情感障碍
	精神症状
	无菌性脑膜炎
周围神经系统	脑神经病变
	自主神经病变
	神经丛病变
	单神经病变
	多发性周围神经病
	重症肌无力
	吉兰巴雷综合征

(一)脑血管病

脑血管病是 SLE 最常见最严重的神经系统表现之一,是 SLE 患者致死、致残的重要原因。3%~20% 的

SLE 患者在病程中出现脑血管病表现,故 SLE 是青年卒中需重点筛查的疾病之一。当 SLE 患者急性起病出现神经功能缺损的症状时(如偏侧肢体麻木、偏瘫、面瘫、言语不利、共济失调、意识改变等),需考虑合并脑血管病可能。SLE 患者出现脑血管病的同时常常伴有其他脏器狼疮活动的证据。约 10% 患者会出现反复发作的血管事件,尤其是 SLE 合并抗磷脂综合征(antiphospholipid syndrome,APS)的患者。

(二) 癫痫

10%~20% 的 SLE 患者可出现癫痫发作,尤以儿童多见,可以作为 SLE 的首发症状。全面性强直阵挛发作史最常见的发作类型,部分性癫痫发作亦不少见。病因上可能与 SLE 继发的静脉窦血栓、可逆后部白质脑病有关,亦可能与 SLE 发病中可能出现的微血管病变或微梗死、脑膜含铁血黄素沉积或自身抗体(如抗核糖体 P 蛋白抗体、抗磷脂抗体、抗 Sm 抗体等)的直接神经毒性有关。

(三) 脱髓鞘病变

中枢神经系统(CNS)脱髓鞘病变出现于 0.3%~2.7% 的 SLE 患者中。机制上可能与炎症细胞、自身抗体、细胞因子等相关的氧化应激、血管病变及缺血改变相关。SLE 相关脱髓鞘病变多见于育龄女性,可以是单时相或是多时相病变。临床表现与影像常常模拟单纯的 CNS 脱髓鞘病变,如多发性硬化(MS)或视神经脊髓炎(NMO),出现单发或复发性视神经炎、脊髓炎或脑病。MRI 病灶分布广泛,可累及视神经、侧脑室旁及皮层下白质、脑干、脊髓等,常常可符合 MS 空间多发与时间多发的标准,腰穿脑脊液寡克隆区带在 SLE 患者中亦可为阳性,但常见 3 型(而 MS 较多见为 2 型)。SLE 相关脱髓鞘患者常伴发皮肤、关节、肾脏、肺等 SLE 多脏器受累表现,且当出现 CNS 表现时往往伴随血清 SLE 活动指标。

临床上,SLE 患者常见与单纯 CNS 脱髓鞘疾病共病,最常见的是视神经脊髓炎谱系疾病(NMOSD)。因此,当 SLE 患者出现类似 MS、NMO 表现时应注意鉴别是两者共病,还是 SLE 继发 CNS 脱髓鞘病变,两者的缓解期治疗存在一定差异。

(四) 无菌性脑膜炎

0.2% SLE 患者可出现无菌性脑膜炎,临床上可出现发热、头痛、颈项强直、脑脊液淋巴细胞增多,蛋白可轻度升高,葡萄糖正常,而病原学检查往往是阴性的。无菌性脑膜炎可能由 SLE 治疗药物引起,如 NSAID。由于 SLE 患者长期使用免疫抑制治疗,应注意鉴别感染性脑膜炎。

(五) 运动障碍

不足 5% 的患者会出现运动障碍,具体机制尚不清楚,部分与 APS 相关,可能是自身抗体与基底节富脂结构相结合并导致神经元的损伤。大多数患者呈单时相病程,症状持续数天至数月,少部分患者可出现反复发作。可表现为舞蹈症、共济失调、手足徐动症、肌张力障碍及偏侧投掷症。运动障碍常与其他活动性器质性脑病合并存在,很少孤立出现。常常反映小脑或基底节病变。MRI 大多无特征性表现,但 PET/CT 可见病变局部代谢异常。

(六) 狼疮性头痛

文献中报道的发病率 24%~72% 不等,这可能与头痛症状本身缺乏特异性有关,狼疮性头痛与疾病活动性并无明确关联。偏头痛与紧张性头痛为最常见类型,其次是丛集性头痛。SLE 患者慢性头痛较普通人群更为常见,可能与颅内压增高或低颅压、脑膜炎、静脉窦血栓、可逆后部白质脑病有关。

(七) 认知功能障碍

认知功能障碍在 SLE 患者中非常普遍,20%~80% 的患者可能存在不同程度的缺陷。遗传因素可能对 SLE 患者认知功能障碍易感性有一定作用,而部分 SLE 患者存在抗神经元抗体或抗磷脂抗体,亦可能与其认知障碍存在一定的相关。临床可表现为记忆力障碍、抽象思维及判断能力下降、失语症、失用症、失认症、人格改变等。目前已经确认 SLE 患者可存在两种类型的记忆障碍:远记忆损害似乎与既往的 CNS 受累病史(提示存在残留的神经功能缺损)有关,而瞬时记忆和注意力损害暗示可能代表暂时性和弥散性 CNS 影响的疾病活动性增加。

(八) 情感障碍与精神症状

SLE 患者经常出现焦虑、抑郁、躁狂行为、广场恐怖症(伴或不伴惊恐)、社交恐怖症等情感障碍,可能反映器质性受累或功能性损害。最常见的情感障碍是抑郁,患者可能存在器质性病变的基础,如重度抑郁和抗核糖体 P 蛋白抗体及抗 NMDA 受体抗体之间存在关联。患者可能产生许多躯体化症状,如失眠、厌食、便秘、肌肉痛、关节痛和疲劳等;严重者出现逐渐增加的绝望、失去盼望,甚至有自杀倾向。部分患者在初次确诊

SLE 或在 SLE 急性恶化后出现焦虑状态或焦虑症,可表现为心悸、腹泻、出汗、过度换气、头晕发作,言语、记忆或阅读困难以及担心"发疯"或头痛。这种状态可能会恶化成强迫症行为、恐惧症、疑病症和睡眠障碍,并导致患者社会接触和互动减少。

约 2.3% SLE 患者可出现精神症状,表现为急性起病的波动性意识障碍,伴有意识水平的下降,称为急性精神错乱状态(acute confusional state,ACS)。多发生于 SLE 诊断的早期,也是疾病较为活动的时期,可出现胡言乱语、妄想、幼稚行为、攻击行为等,很多与情绪障碍相伴发。部分自身抗体,如抗核糖体 P 蛋白抗体及部分抗神经元抗体可能与 SLE 精神症状相关。

（九）可逆后部白质脑病

可逆后部白质脑病(posterior reversible encephalopathy syndrome,PRES)被报道出现于 0.4%~1.5% 的 SLE 患者中,常常出现于女性、病情活动、伴有肾脏受累、高血压及使用免疫抑制剂治疗的患者中,发病机制上可能与血流自我调节功能障碍及血脑屏障通透性增加相关。临床上表现为头痛、癫痫、视觉障碍、缺血或出血性卒中及脑病样表现、意识障碍。MRI 常见大脑半球后部白质的血管源性水肿,病变不局限于某特定血管供血区,但额顶叶白质亦常受累。PRES 与 NPSLE 两者的临床特征可能重叠,而治疗方法不同,故鉴别两者非常重要。治疗上以去除诱因与支持治疗为主。

（十）周围神经病

1. **多发性周围神经病** 临床上以远端起病对称性手足麻木、无力为特征,受累神经具有长度依赖性,故下肢症状多重于上肢。感觉运动性多发性周围神经病及感觉性多发性周围神经病最为常见,可为轴索性、脱髓鞘性或二者兼有。多发性周围神经病多出现于 SLE 的病程早期,一般与 SLE 疾病活动度相关。

2. **多发单神经病** 临床表现多为非对称性肢体麻木、无力,下肢受累常见,最常见的发病机制是 SLE 的小血管炎,亦可能与微血栓形成或淋巴细胞直接浸润相关。

3. **脑神经病变** 脑神经病变可见于 1.7%~2.4% SLE 患者,常见第Ⅲ、Ⅴ、Ⅵ和Ⅶ对脑神经单独或同时受累。

4. **炎症性脱髓鞘性多发性周围神经病** 少数情况下 SLE 患者可出现急性炎症性脱髓鞘性多发性周围神经病(AIDP)或慢性炎症性脱髓鞘性多发性周围神经病(CIDP)。前者急性起病,症状 3~4 周达峰,后者亚急性起病,持续进展超过 2 个月,运动神经受累为主,神经传导速度检查可见受累神经传导速度下降提示脱髓鞘。通过典型的临床表现、神经传导速度及蛋白细胞分离的脑脊液检查可协助诊断。

5. **自主神经病变** 在 SLE 中发病率为 40/10 万 ~100/10 万,自主神经病变与 SLE 病程与活动性相关性不大,常见临床表现包括胃肠道功能障碍(呕吐、腹泻、便秘)、出汗异常、体位性低血压、瞳孔功能障碍等。

二、神经精神性狼疮相关辅助检查

（一）自身抗体

多种自身抗体阳性是 SLE 的重要特征之一,其中少数自身抗体与 NPSLE 相关,部分可能存在潜在的致病性。

1. **抗核糖体 P 蛋白(rRNP)抗体** 抗核糖体 P 蛋白抗体在 SLE 患者具有高度的特异性,且约 46% SLE 出现该抗体阳性。一些研究发现,抗核糖体 P 蛋白抗体与精神病、重度抑郁、癫痫、昏迷、横贯性脊髓炎和无菌性脑膜炎相关。有研究显示,抗核糖体 P 蛋白抗体对于诊断 NPSLE 的灵敏度为 23%,特异度为 80%,但不能区分 NPSLE 各临床亚型。

2. **抗磷脂抗体(aPL)** 主要包括抗心磷脂抗体、抗 β_2-GP Ⅰ 抗体、狼疮抗凝物。SLE 患者 30%~40% 合并 aPL 阳性。合并 aPL 阳性的 SLE 患者 NPSLE 发生率是 aPL 阴性 SLE 患者的 2 倍,而且 aPL 不仅与脑卒中、颅内静脉窦血栓形成等血栓事件相关,同时还与癫痫、舞蹈症、认知功能障碍和横贯性脊髓炎等非血栓事件临床表现相关,提示除了 aPL 继发高凝因素以外,还存在免疫介导的致病机制可能。

3. **其他自身抗体** 有小样本研究显示抗内皮细胞抗体与 NPSLE 相关,尚未确定抗神经元抗体、抗神经组织特异性抗体和抗 N- 甲基 -D- 天冬氨酸受体抗体的作用。在伴有多种神经精神性表现(包括认知功能障碍和抑郁症)的患者中发现存在这些特异性的抗体,但这些抗体与特定缺陷或心境障碍的关联研究尚无定论或结论各异。

（二）脑脊液检查

脑脊液检查有助于除外 CNS 感染，尤其是合并发热或者伴随其他感染征象的 SLE 患者。针对急性意识错乱患者，建议尽早完善腰穿脑脊液检查除外非狼疮性因素，重点是 CNS 感染，包括结核分枝杆菌、奴卡菌、隐球菌、病毒等。轻度的脑脊液异常在 NPSLE 中较为常见（40%~50%）并且不具有特异性。NPLSE 患者脑脊液常规检查结果可能是正常的。

（三）神经影像学检查

一系列影像学方法可用于 NPSLE 的诊断，其中最有用的是 CT 和 MRI。

1. CT 扫描　CT 扫描对检测结构和局部异常（如梗死 / 低密度区、出血、肿瘤、脑钙化、脓肿和基底脑膜炎）有帮助。

2. MRI　MRI 是对 NPSLE 患者最有用的神经影像学检查，头 MRI 可敏感地识别颅内缺血性 / 出血性卒中、脑白质病变、皮层损害、脑膜病变等，头磁共振血管造影（MRA）、磁共振静脉成像（MRV）可评估颅内动静脉有无狭窄，脊髓 MRI 可用于识别脊髓脱髓鞘病灶。

（四）脑电图

活动性 CNS 狼疮患者中约 80% 有常规脑电图异常。弥漫性慢波活动是与脑病最典型相关的形式，而在有癫痫或局灶性神经系统问题的患者中可见脑电图呈局灶性慢波或痫样放电。

（五）肌电图

肌电图有助于评估肌肉或周围神经系统有无受损，部分 NPSLE 患者以多发性周围神经病、多发单神经病等为主要表现时，可通过肌电图协助诊断。

三、神经精神性狼疮诊断及鉴别诊断

由于缺乏统一的诊断"金标准"，亦无特异性辅助确诊的实验室指标，故 NPSLE 的诊断较为困难，需谨慎地进行鉴别诊断。当 SLE 患者出现神经系统症状和体征时，首先需要全面评估明确有无感染、恶性肿瘤、代谢疾病及药物相关不良反应等因素。临床上常见需要与 NPSLE 鉴别的情况包括：

①感染性疾病：SLE 患者因需要长期接受激素及免疫抑制剂治疗，本身即是感染高危人群，有研究显示近 5% SLE 患者出现中枢神经系统感染，包括常见细菌、病毒，以及隐球菌、结核分枝杆菌、奴卡菌等非典型病原菌感染，对于长期应用高强度免疫抑制剂或生物制剂的 SLE 患者亦可出现乳头多瘤空泡病毒（JCV）感染，临床表现为进行性多灶性脑白质病变。SLE 患者合并 CNS 感染时临床表现可以非常不典型，容易与 NPSLE 混淆。不能仅通过临床症状和常规实验室检查即除外感染，关键是积极通过外周血、脑脊液等体液获取病原学证据，并充分利用头 MRI 进行鉴别诊断。②代谢性疾病：SLE 为系统性免疫疾病，可以累及全身各个脏器，因此部分患者可出现严重高 / 低血糖、高 / 低钠血症、血氨水平升高、高氮质血症等，均可以出现神经系统表现，通常通过病史和常规实验室检查即可完成鉴别诊断。③药物相关不良反应：NSAID、激素及免疫抑制剂、部分抗生素的不良反应可出现神经系统表现，但通常可以通过用药时间关系以及停药后是否症状改善来进行鉴别。在除外上述其他继发因素后，方可考虑为 NPSLE。

【问题 11】该患者接下来该如何治疗？

思路　继发重要器官受累的患者，如严重的肾脏损伤及中枢神经系统损伤，通常需要初始阶段的强化免疫抑制治疗来控制疾病并阻止组织损伤，通常可单独使用大剂量的全身性糖皮质激素短期治疗，如 0.5~1g/(kg·d) 甲泼尼龙静脉冲击疗法。糖皮质激素的主要优点是可以迅速减少炎症，从而有助于实现疾病控制，但是考虑到长期应用的不良反应，冲击治疗结束后应尽快减量。

【问题 12】该患者预后如何？

思路　SLE 可以出现各种临床病程，从相对良性的疾病到可引发暴发性器官衰竭甚至死亡的快速进展性疾病，其特征多为缓解期、急性复发期交替出现。早期诊断与治疗、并发症的及时处理是改善预后的关键。该患者存在肾脏受累，为预后不良因素，同时中枢神经系统受累提示较高的疾病活动程度，并发症风险显著增加，还需警惕免疫抑制引起的感染，应根据疾病活动状态规律进行评估与随诊，并及时调整治疗。

【诊疗流程图】（图 9-1）

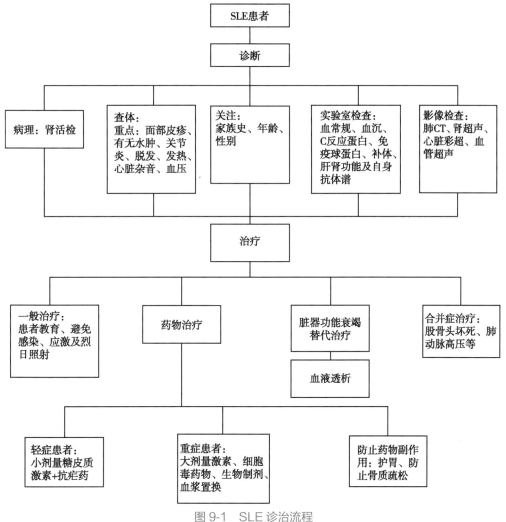

图 9-1 SLE 诊治流程
SLE. 系统性红斑狼疮；CT. 计算机体层成像。

（李梦涛）

推荐阅读资料

［1］国家风湿病数据中心，中国系统性红斑狼疮诊治协作组. 系统性红斑狼疮诊断及治疗指南. 中华风湿病学杂志，2010，14（5）：342-346.

［2］FANOURIAKIS A, KOSTOPOULOU M, ALUNNO A, et al. 2019 update of the EULAR recommendations for the management of systemic lupus erythematosus. Ann Rheum Dis, 2019, 78 (6): 736-745.

［3］TEDESCHI S K, JOHNSON S R, BOUMPAS D T, et al. Multicriteria decision analysis process to develop new classification criteria for systemic lupus erythematosus. Ann Rheum Dis, 2019, 78 (5): 634-640.

［4］VAN VOLLENHOVEN R F, MOSCA M, BERTSIAS G, et al. Treat-to-target in systemic lupus erythematosus: recommendations from an international task force. Ann Rheum Dis, 2014, 73 (6): 958-967.

第十章 干燥综合征

干燥综合征(Sjögren's syndrome,SS)是由于泪腺和唾液腺淋巴细胞浸润和炎症,造成泪腺和唾液腺破坏,从而出现口、眼干燥症状的一种慢性自身免疫病,以患者血清中常伴有抗SSA和抗SSB等自身抗体为特征。SS除影响外分泌腺外,还可累及皮肤、关节肌肉、肺、肾、神经、血液等器官系统。自身免疫性炎症可影响各器官的导管上皮(如泪腺、唾液腺导管上皮和肾小管上皮细胞),又称自身免疫性上皮炎。根据是否伴发其他弥漫性结缔组织病,SS分为原发性SS(primary SS,pSS)和继发性SS(secondary SS,sSS),不伴有其他结缔组织病者称为pSS,伴有其他结缔组织病者称为sSS。类风湿关节炎(RA)、系统性红斑狼疮(SLE)、系统性硬化合并SS的发生率分别为17.1%、8%~20%和14%,而pSS的发病率仅为0.1%~0.6%,男女比例为1:(9~20),好发于40~50岁。

【临床关键点】

1. SS主要累及外分泌腺,表现为口干、眼干和腮腺肿大。

2. 可出现多系统受累,要系统地询问病史、查体及完善相关检查。

3. 血清中存在多种自身抗体,除抗SSA抗体、抗SSB抗体外,还有抗核抗体(ANA)和类风湿因子(RF)。

4. 唇腺活检病理是诊断的金标准。

5. 要与其他引起干燥症状和唾液腺肿大的疾病进行鉴别。

6. 对于外分泌腺体受累本身引起的症状,目前无特效治疗手段,以对症治疗为主。

7. 有外分泌腺外器官受累时需根据疾病活动度和器官受损严重程度决定是否采用免疫抑制治疗及治疗的强度。

8. SS患者淋巴瘤的发生率高于正常人群,应注意随访。

临床病例

患者,女性,45岁,家庭主妇。因"口干、眼干5年,肢端麻木半年"入院。患者5年前出现口干,进食馒头、饼干等干食需用水送服,并出现牙冠变黑,牙齿片状脱落,伴眼干、眼部异物感。曾有一过性双侧腮腺肿大,数日内自行消退。有间歇性多关节疼痛,以双手关节为主,无关节红肿及晨僵。半年前逐渐出现四肢末端麻木、针刺感。当地医院就诊,给予营养神经治疗,无好转。起病以来,常有乏力,无发热、皮疹、气促、吞咽困难、抽搐等。既往史、个人史及家族史无特殊。

【问题1】该患者主要临床表现特点是什么?

思路1 患者为中年女性,慢性病程,主要症状为口眼干燥,曾有腮腺肿大,提示外分泌腺(腮腺和泪腺)受累,应想到SS的可能。SS起病缓慢隐匿,早期干燥症状较轻且不特异,容易漏诊。口干、眼干症状较为主观,询问病史时最好用实例来评估,如是否难以进食面包、饼干等干燥食物,讲话难以持续数分钟,食物残渣常黏附在口腔黏膜表面。眼部表现为干燥性角结膜炎,眼易疲劳,眼睛干涩感或"沙砾"感,醒来时内眦积聚粗黏液丝,严重者哭时无泪。

思路2 SS为全身多系统受累疾病,约3/4患者有腺外表现,但通常较轻,如疲乏、关节痛和皮疹等。其中1/3患者可出现明显内脏器官受累。少数以腺外症状为突出表现就诊,容易误诊。除了外分泌腺受累外,还应注意是否存在系统损害。本例有乏力、间歇性关节痛发作、肢端麻木及刺痛感(提示可能存在周围神经受损)的腺外症状。

【问题2】查体时应注意哪些方面?

思路1 根据SS主要症状特点,重点检查口腔、眼部及腺体。检查口腔有无唾液分泌减少的表现,如唾液池内无唾液,口腔黏膜干燥,舌面干裂,舌质黯红,舌乳头萎缩。可出现牙冠变黑,牙质呈片状剥落,在较短时间内发生,后期仅剩牙齿残根("猖獗齿",图 10-1),是口干燥症的特征性表现。眼部检查注意有无泪液分泌减少所致的干燥性角结膜炎表现,如结膜、角膜周围充血,有无黏稠丝状分泌物,注意是否有泪腺肿大,还应检查有无腮腺、颌下腺肿大。

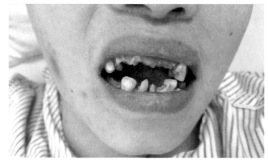

图 10-1 猖獗齿

思路 2 SS 可伴腺外受累,除口腔、眼部及腺体检查外,还要对各个系统进行查体,包括淋巴结、皮肤、关节及肺肾肝等部位。本例患者有周围神经受累表现,还要进行神经系统查体。

查 体 记 录

体温 36.8℃,血压 110/65mmHg,神志清楚。口腔唾液池内无唾液,口腔黏膜干燥,可见牙齿残根。双侧腮腺无肿大,全身浅表淋巴结未触及肿大。心、肺、腹查体无阳性发现。四肢远端浅感觉减退,四肢肌力Ⅴ级,腱反射正常,无病理反射。双下肢无水肿。

【问题 3】为明确诊断,下一步该做哪些辅助检查?

思路 1 根据患者病史,为明确 SS 诊断,除了常规检查外,还要进行口眼干燥的客观检查、自身抗体检测和唇腺活检(表 10-1)。

眼干燥症的检查包括泪液分泌功能、泪膜破裂时间及角结膜染色检查。口干燥症的检查包括唾液流率及唾液腺影像检查,后者包括腮腺造影、唾液腺核素动态显像及唾液腺超声或 MRI 检查。近年来腮腺造影和唾液腺核素显像已不常规应用。自身抗体检查包括 ANA、抗 SSA、抗 SSB 及 RF,其他自身抗体检测用于鉴别诊断。唇腺活检是诊断 SS 金标准,诊断不明确时(如抗体阴性时)尤为重要。

表 10-1 干燥综合征常见实验室异常

项目	发生率 /%
ESR 升高	80~90
高丙种球蛋白血症	80
慢性贫血	20~25
白细胞减少	12~22
血小板减少	5~13
冷球蛋白血症	10~15
自身抗体	
RF	40~50
ANA	85~90
抗 SSA	60~75
抗 SSB	33~50
其他(抗着丝点抗体、抗 CCP 抗体、抗线粒体抗体)	少见

注:ESR,血沉;RF,类风湿因子;ANA,抗核抗体;CCP,环瓜氨酸肽。

> **知识点**
>
> **干燥综合征唇腺活检病理特点**
>
> SS 病理特征为灶性淋巴细胞性唾液腺炎。至少 50 个淋巴细胞紧密成簇聚集称为一个灶。$4mm^2$ 腺体切面中淋巴细胞灶数目被称为"灶性评分(指数)",可用于组织损伤半定量评分。灶性指数 ≥ 1 个灶 $/4mm^2$ 为阳性,是 SS 组织病理诊断标准。

思路 2 SS 常出现多系统受累,需要结合患者表现完善相应检查,评估系统损害情况,包括肺、肾、肝、血液和神经系统等,某些器官受累可无临床表现,往往通过检查发现。例如高分辨率 CT 和肺功能有助于早期诊断肺部病变及评估病情。本例患者存在周围神经损害,需要进行神经传导和肌电图检查。

思路 3 需要同时进行排除其他疾病的检测,例如丙型肝炎、艾滋病、冷球蛋白血症等,必要时行 IgG4 相关性疾病和结节病的检查。

辅 助 检 查

血、尿、便常规:尿常规 pH 7.5,余无异常。

生化电解质:血清钾 2.8mmol/L,氯 115mmol/L,CO_2 17mmol/L,血清钙 1.9mmol/L。血气分析:pH 7.32,碱剩余(BE)-4.8mmol/L。

免疫方面:IgG 24.5g/L,IgA、IgM 正常;补体 C3、C4 正常;冷球蛋白(-);ESR 56mm/h,CRP 正常;ANA 1:1 000(颗粒型),抗 SSA(+),抗 SSB(+),RF<11U/L,抗 dsDNA(-)。

胸部 CT:双肺间质病变,可见多发肺大疱(图 10-2)。

口腔科检查:唾液流速 0.02ml/min;唇腺活检:唾液腺小叶结构存在,无显著的腺泡萎缩和纤维化,可见多个灶性淋巴细胞浸润(2 个灶 $/4mm^2$)(图 10-3)。

眼科检查:希尔默(Schirmer)试验 2mm/5min,泪膜破裂时间 4 秒,角膜荧光染色(+)(图 10-4)。

肌电图检查:上下肢周围神经混合性损害。

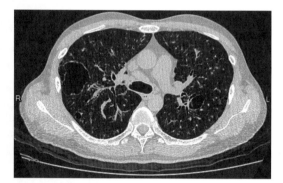

图 10-2 肺间质病变计算机体层成像

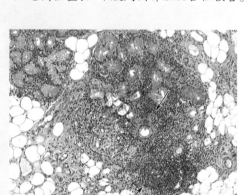

图 10-3 唇腺活检,可见淋巴灶(箭头)
(HE 染色,×40)

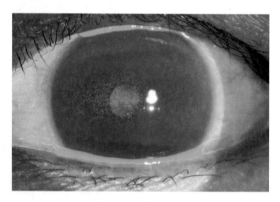

图 10-4 角膜荧光染色
(中山大学中山眼科中心梁凌毅教授提供)

【问题 4】结合上述临床特点及检查结果,该患者能否确诊?

思路 1 SS 诊断标准很多,应用较广的有 2012 年 ACR 分类标准(表 10-2)。SS 最新诊断标准为 2016 年 ACR/EULAR 修订的干燥综合征分类(诊断)标准(表 10-3)。前者比较简单,容易掌握,只要干燥表现、病理或自身抗体三者之中有两条符合即可诊断。后者与 2012 年标准相似,只是对不同表现赋予不同的权重,进一步提高诊断的特异性。

表 10-2 2012 年修订的美国风湿病学会（ACR）分类标准

以下 3 项中有 2 项及以上符合则可诊断：

1. 干燥综合征国际临床合作联盟（SICCA）眼球表面染色积分（丽丝胺绿染色法）≥ 3 级（或同等级别）

2. 唇腺活检病理提示灶性淋巴细胞性唾液腺炎且灶性指数 ≥ 1 个灶 /4mm²

3. 抗 SSA 或 SSB 抗体阳性，或类风湿因子阳性和抗核抗体效价 ≥ 1：320

必须除外：颈头面部放疗史、丙型肝炎病毒感染、艾滋病、淀粉样变、结节病、移植物抗宿主病（GVHD）、IgG4 相关性疾病（IgG4-RD）

表 10-3 2016 年美国风湿病学会（ACR）/ 欧洲抗风湿病联盟（EULAR）修订的干燥综合征分类标准

项目	得分 / 分
1. 唇腺活检病理提示灶性淋巴细胞性唾液腺炎并灶性指数 ≥ 1 个灶 /4mm²	3
2. 抗 SSA（Ro）抗体阳性	3
3. 至少一只眼睛角膜结膜染色评分（OSS）≥ 5 分或孟加拉红染色（van Bijsterveld）评分 ≥ 4 分[①]	1
4. 至少一只眼睛 Schirmer 试验 ≤ 5mm/5min[①]	1
5. 未刺激的唾液流率 ≤ 0.1ml/min[①]	1

①服用抗胆碱能药物的患者注意停药足够时间后再评估口干及眼干情况。

根据 2016 年 ACR/EULAR 标准，患者应先符合入选标准，即包括至少 1 项干燥症状：①每日感到不能忍受的眼干持续 3 个月以上；②有反复的沙子进眼或磨砂感觉；③每日需用人工泪液 3 次或 3 次以上；④每日感口干持续 3 个月以上；⑤吞咽干性食物时需要用水帮助，或者至少 1 条欧洲抗风湿病联盟干燥综合征疾病活动指数问卷（European league against rheumatism SS disease activity index，ESSDAI）条目阳性。符合入选标准后进行评分，总分 ≥ 4 分符合分类诊断标准。诊断需要排除：头颈部放疗史、活动性丙型肝炎病毒感染（聚合酶链反应证实）、艾滋病、结节病、淀粉样变、移植物抗宿主病（GVHD）、IgG4 相关性疾病（IgG4-RD）。

备注：ESSDAI 是用于评估 SS 病情的评分系统，通过计算全身症状、淋巴结、腺体、关节、皮肤、肺部、肾脏、肌肉、外周神经、中枢神经、血液系统、血清学等 12 个受累部位（系统）评分从而评估整体疾病活动程度。每部位（系统）活动度评分 0~3 分，权重 1~6，各部位（系统）评分 = 活动度评分 × 权重，最终评分为各部位（系统）积分之和，总分 0~123 分。

思路 2 根据 2016 年标准，患者符合：①入选标准，即口干眼干症状持续 3 个月以上，或有至少 1 条 ESSDAI 条目阳性。②唇腺活检病理、抗 SSA 抗体、角膜荧光染色、Schirmer 试验和未刺激的唾液流率检测均阳性，总分 9 分，排除其他疾病及药物影响，符合 SS 诊断标准。同时该患者也符合 2012 年 ACR 标准。另外，患者未合并其他系统性自身免疫疾病，诊断应为 pSS。

思路 3 上述分类标准较复杂且难记，主要用于临床研究中对患者进行分类，便于比较不同研究的结果。学习中主要抓住下列要点来诊断 SS：有外分泌腺体受累的表现（口干、眼干）及客观证据（角膜荧光染色阳性、泪腺或唾液腺分泌减少的客观指标）；有本病比较特征性的自身抗体（抗 SSA 和抗 SSB 抗体）；如有疑问，进一步行唇腺活检病理显示灶性淋巴细胞性唾液腺炎。

知识点

干燥综合征外分泌腺受累表现

1. 口干燥症 进食干燥固体食物时需用水送服，猖獗齿是较特征的表现。

2. 眼干燥症 眼睛干涩感、灼烧感、"沙砾"感或异物感。

3. 唾液腺肿大 腮腺、颌下腺弥漫无痛性肿大，质地偏硬，常单侧起病，可累及双侧，亦可反复出现，数周内常可缓解。

4. 其他外分泌腺受累 皮肤、鼻腔、咽喉部及气道甚至阴道干燥。

【问题5】该患者有哪些腺外表现?

思路1 该患者除了外分泌腺受累外,还存在:①周围神经损害,患者有肢端麻木、刺痛感,肌电图支持周围神经损伤;②肾小管酸中毒(RTA);③间质性肺疾病。

思路2 患者有代谢性酸中毒、反常性碱性尿和低钾血症,这些都是RTA的表现。远端肾小管上皮细胞功能受损致泌氢或产氨障碍,影响碳酸氢钠重吸收,从尿中丢失。尿钠增加的利尿效应导致水、钾和钙丢失,形成阴离子间隙正常型(高氯性)代谢性酸中毒和低钾血症。尿中碳酸氢钠增加使尿呈碱性,即使酸中毒时尿pH也升高。

思路3 患者虽无咳嗽、气促,但胸部CT可见间质性肺疾病并多发肺大疱形成,符合淋巴细胞性间质性肺炎(LIP)影像表现。继发于SS的LIP肺间质有大量淋巴细胞浸润,在细支气管周围形成淋巴滤泡样结构,压迫细支气管形成活瓣,肺泡气体潴留形成肺大疱,构成LIP比较特征性的影像学表现。

知识点

干燥综合征常见的腺外表现

1. 关节肌肉 对称性、多关节痛,但无关节破坏。

2. 呼吸系统 非特异性间质性肺炎(NSIP)和LIP最常见。

3. 消化系统 可合并原发性胆汁性胆管炎和自身免疫性肝炎。

4. 肾损害 间质性肾炎和RTA,还可表现为肾性尿崩症、肾性骨病、泌尿系统结石或肾钙化。

5. 神经系统 周围神经病变,四肢对称性手套袜套样感觉减退,伴有麻木针刺感。脑神经以三叉神经受累多见并具有一定特征性。

6. 血液系统损害 贫血、白细胞减少及血小板减少。ESR常升高,CRP多正常。可有高丙种球蛋白血症和冷球蛋白血症。

7. 血管炎 皮肤紫癜(免疫复合物介导的小血管炎),累及较大血管可出现网状青斑或肢体溃疡,还可表现为多发性单神经炎及冷球蛋白相关肾损害。

8. 妊娠相关 抗SSA和抗SSB抗体阳性孕妇的新生儿出现新生儿狼疮和先天性心脏传导阻滞风险增加。

【问题6】本病主要发病机制是什么?

思路 在遗传易感因素影响下,环境因素如病毒感染可激活腺体上皮细胞和树突状细胞等固有免疫细胞,干扰素通路被活化,促使B细胞活化因子及IL-12等过度表达,激活B细胞和T细胞,从而介导自身抗体产生及慢性炎症反应。腺外病变主要与上皮组织炎症(间质性肾炎、胆管炎)、免疫复合物沉积性血管炎(过敏性紫癜、冷球蛋白血管炎)、细胞或组织特异性自身免疫(血小板减少症、共济失调感觉神经节病、视神经脊髓炎)及结外淋巴组织增生(淋巴细胞性间质性肺炎)等有关。B细胞的异常增殖和分化可导致高丙种球蛋白血症、促进淋巴瘤形成。

【问题7】本病需与哪些疾病鉴别?

思路1 口、眼干燥症状和/或唾液腺肿大需要与药物(例如抗胆碱能药物)和年龄相关的干燥症、IgG4-RD、结节病、GVHD、唾液腺肿瘤、丙肝病毒感染及艾滋病、未控制的糖尿病和情绪焦虑等鉴别。

思路2 SS临床表现多样,以腺外症状为首发或突出表现时(皮疹、关节痛、间质性肺炎、低钾性肌无力、RTA、胆汁性肝硬化、周围神经炎)要考虑本病可能。

思路3 合并多系统损害时,注意和其他系统性结缔组织病鉴别,如SLE、RA等。SLE肾损害表现为肾小球性血尿、蛋白尿,有典型蝶形红斑,抗双链DNA(dsDNA)和抗Sm抗体阳性。RA为持续性对称性多发性小关节炎,滑膜炎突出,有关节骨侵蚀和畸形,抗CCP抗体阳性。

【问题8】本病如何治疗?

思路 SS的治疗目标是缓解口、眼干燥症状,防止干燥并发症(龋齿、角膜溃疡及念珠菌感染等),评估器官损害情况并采取相应治疗。

仅有干燥症状而无系统受累和腺体肿大者主要是对症治疗。避免风吹及干燥环境和抗胆碱能类药物。

少进干食,餐后清除牙缝中食物残渣,注意漱口和刷牙,预防龋齿和口腔感染。人工唾液应用并不广泛。眼干使用人工泪液缓解症状,预防角膜损伤。夜间还可用润滑眼膏,保护角、结膜。局部使用环孢素滴眼液可促进泪液分泌、改善中重度眼干患者症状。M 型胆碱受体激动剂促进外分泌腺分泌,能缓解干燥症状。常用药物有西维美林和毛果芸香碱。

伴有腺体肿大和 / 或轻度系统受累时,可对症治疗。有中、重度脏器受累者,则需要免疫抑制治疗,包括糖皮质激素、免疫抑制 / 调节剂和生物制剂等。

糖皮质激素:用于球蛋白明显升高及脏器受累时,剂量依病情而定,如泼尼松 10~60mg/d,病情危重时可能需要大剂量糖皮质激素冲击治疗。

免疫调节剂 / 抑制剂:①羟氯喹,对关节肌肉疼痛、乏力、皮疹、高丙种球蛋白血症及腺体炎症有效,常用 5mg/(kg·d)。②其他免疫抑制剂,包括甲氨蝶呤、来氟米特、硫唑嘌呤、环孢素、霉酚酸酯和环磷酰胺,用法同其他系统性结缔组织病。

生物制剂:当出现严重的器官受累,尤其是严重的冷球蛋白血管炎时,可尝试利妥昔单抗(抗 CD20 单抗)。贝利木单抗对治疗 pSS 也有一定疗效。随机对照试验研究表明 TNF-α 抑制剂(英夫利西、依那西普)无效。

其他:非甾体抗炎药(NSAID)可用于缓解关节肌肉疼痛。静脉滴注丙种球蛋白[(静脉注射免疫球蛋白(IVIg)],0.4g/(kg·d),连用 3~5 日,对部分神经系统受累及严重的免疫性血小板减少有效。α2-δ 钙通道配体(加巴喷丁、普瑞巴林)有助于缓解神经痛症状。5 羟色胺 - 去甲肾上腺素再摄取抑制剂(如义拉法辛、度洛西汀)对感觉性周围神经病变也有效,特别适用于合并抑郁症者。合并 RTA 时需补碱及补钾。

知识点

干燥综合征和淋巴瘤

pSS 合并淋巴瘤的发生率为 5%~15%,多为黏膜相关淋巴组织(MALT)淋巴瘤,最常发生于唾液腺,也可见于肺和胃肠道。发生淋巴瘤的危险因素包括:持续的腺体肿大尤其是腺体质地坚硬呈结节时、脾大和 / 或淋巴结大、皮肤紫癜、ESSDAI 评分 >5、RF 阳性、冷球蛋白血症、低 C4 血症、CD4+T 细胞减少、唇腺病理有异位生发中心样结构、灶性指数 >3 个灶 /4mm² 及全身症状(疲乏、发热及体重减轻)明显者。

【问题 9】该患者如何治疗?

思路　患者除了口、眼干燥症状,还有高丙种球蛋白血症、RTA、间质性肺疾病和周围神经损害,应在对症治疗基础上系统治疗。间质性肺疾病和周围神经损害可用糖皮质激素治疗,如泼尼松 1mg/(kg·d)开始,4 周后减量,维持治疗时间视病情随访情况而定。还可加用免疫抑制剂,如环磷酰胺或霉酚酸酯,有助于减少激素剂量。霉酚酸酯和硫唑嘌呤还可用于病情缓解后的维持治疗。但硫唑嘌呤对个别患者有严重粒细胞减少的副作用,需注意密切监测和调整剂量。RTA 应给予枸橼酸钾口服,根据酸中毒和低钾血症纠正情况调整剂量。不建议使用氯化钾,以免加重高氯性酸中毒。因该患者尿中碳酸氢钠丢失量大,故补碱量较大,还要补充钙和维生素 D。

知识点

干燥综合征的治疗

pSS 无特效治疗方法。轻型仅需对症处理。疾病活动度较高、淋巴瘤风险较高及有系统损害者可用糖皮质激素和 / 或免疫抑制治疗,免疫抑制剂有助于减少激素用量。同时根据受累器官情况给予相应的对症治疗。间质性肾炎、NSIP 和 LIP、自身免疫性肝炎等可用糖皮质激素和 / 或免疫抑制剂,合并血管炎则按血管炎治疗(一般需合用免疫抑制剂)。靶向 B 细胞的生物制剂可能对有些患者有效。

【诊疗流程图】(图 10-5)

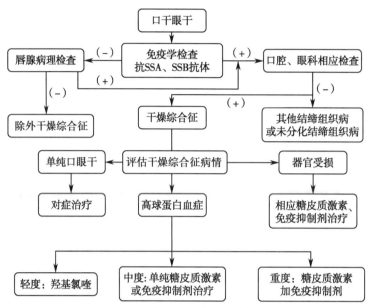

图 10-5　干燥综合征诊治流程图

（杨念生）

推荐阅读资料

［1］FISHER B A, JONSSON R, DANIELS T, et al. Standardisation of labial salivary gland histopathology in clinical trials in primary Sjögren's syndrome. Ann Rheum Dis, 2017, 76 (7): 1161-1168.

［2］IRESTEIN G S, BUDD R C, GABRIEL S E, et al., Kelley & Firestein's textbook of rheumatology. 10th ed. Philadelphia: Elsevier Saunders, 2017.

［3］MARIETTE X, CRISWELL L A. Primary Sjögren's syndrome. N Engl J Med, 2018, 378 (10): 931-939.

［4］SARAUX A, PERS J O, DEVAUCHELLE-PENSEC V. Treatment of primary Sjögren syndrome. Nat Rev Rheumatol, 2016, 12 (8): 456-471.

［5］SHIBOSKI C H, SHIBOSKI S C, SEROR R, et al. 2016 American College of Rheumatology/European League Against Rheumatism classification criteria for primary Sjögren's syndrome: a consensus and data-driven methodology involving three international patient cohorts. Ann Rheum Dis, 2017, 76 (1): 9-16.

第十一章 系统性硬化

系统性硬化(systemic sclerosis,SSc)又称硬皮病,是以自身免疫性炎症、小血管功能和结构异常,以及皮肤和脏器进行性纤维化为特征的结缔组织疾病,可引起多系统损害。肾危象、肺动脉高压及间质性肺疾病是死亡的主要原因。

【临床关键点】

1. SSc 的特征是自身免疫性炎症、血管功能和结构异常、皮肤和内脏纤维化和硬化。

2. 皮肤改变及自身抗体检测很重要。但自身抗体有时阴性,需结合皮肤病理、甲襞毛细血管异常及其他临床表现进行判断。

3. 评估病情及内脏受累情况,如心、肺、肾、消化道等内脏受累情况,对选择治疗方案及判断预后很重要。

4. 1980 年 SSc 的分类标准对早期 SSc 诊断灵敏度不高;2013 年 ACR/EULAR 分类标准对早期 SSc 诊断有较好的指导性。

5. SSc 治疗以改善皮肤硬化、血管病变和防治内脏病变为主要目标。

6. 目前主要的治疗药物包括糖皮质激素及免疫抑制剂。糖皮质激素可根据病情使用,一般不宜应用大剂量糖皮质激素;免疫抑制剂包括环磷酰胺(CTX)、甲氨蝶呤(MTX)、霉酚酸酯(MMF)、硫唑嘌呤(AZA)、环孢素(CsA)等。

7. **血管病变治疗** 包括扩血管、磷酸二酯酶抑制剂、内皮素受体拮抗剂等治疗。

8. **肾危象治疗** 一旦发现高血压应及早给予血管紧张素转化酶抑制剂,防止肾危象发生。

临床病例

患者,女性,56 岁,因"双手遇冷后变白、变紫伴关节肿痛 2 年余,心慌胸闷 1 年"入院。2 年前,患者无明显诱因出现双手近端指间关节肿痛,伴有手指遇冷变白变紫,就诊于当地医院,查"ESR、CRP、RF 轻度升高",考虑"类风湿关节炎(RA)",予以"美洛昔康、舒风活络丸"等治疗。因胃肠道症状停用,改用中药治疗,症状控制不佳,并出现面部、双手、双足及小腿皮肤变紧变硬,关节活动受限,近端指间关节屈曲畸形等,未予重视。1 年前患者出现双足第 1 趾远端发绀,伴有活动后心慌、胸闷,伴有咳嗽,少量白痰而就诊。既往史:体健。

初步病史采集后,患者有关节肿痛畸形、雷诺现象及面部、双手、双足、小腿皮肤变紧变硬,活动后心慌等。首先考虑风湿免疫病。对于此类患者,临床上需要进一步考虑以下几个相关问题。

【问题 1】该患者是以关节为主要表现的疾病还是其他系统性疾病?

思路 1 对于所有疑诊风湿免疫病的患者,首先要确定是以关节为主要表现的疾病还是系统性疾病。如果考虑以关节为主要表现的疾病,具体是类风湿关节炎(RA)、骨关节炎(OA)、痛风性关节炎还是血清阴性脊柱关节炎(SpA);如果考虑系统性疾病,则应考虑系统性红斑狼疮(SLE)、干燥综合征(SS)、系统性硬化(SSc)、系统性血管炎、炎性肌病等的诊断与鉴别诊断;部分系统性疾病可以伴有关节炎,同时关节炎也可以有系统受累。

思路 2 该患者有关节肿痛,提示"关节炎",实验室检查结果显示 ESR、CRP、RF 轻度升高,外院诊断为RA。但患者有雷诺现象,尤其是随后出现面部、双手、双足及小腿皮肤变紧变硬,关节活动受限,趾缺血及心慌胸闷等症状,需考虑系统性疾病 SSc 的可能。关节炎可能是 SSc 关节受累的临床表现。

【问题 2】为明确诊断及病情评估需要完善哪些检查?

思路 1　关注 SSc 特征性体征可以协助诊断,包括面部、手臂和躯干皮肤色素脱失(白癜风样)和 / 或色素沉着("胡椒盐"样外观),面部毛细血管扩张,皮下组织钙化;指端由于缺血导致指垫组织丧失,出现下陷、溃疡、瘢痕,指骨变短;关节发生挛缩而使关节僵直固定在畸形位置。

体 格 检 查

患者有一些相关的体征:"面具脸",面部皮肤菲薄皱纹消失,口唇薄而紧缩,双手及前臂、胸、腹部、双足及小腿皮肤变紧、变硬,手指尖凹陷样瘢痕,近端指间关节挛缩畸形,双足第 1 趾发绀(图 11-1、图 11-2)。

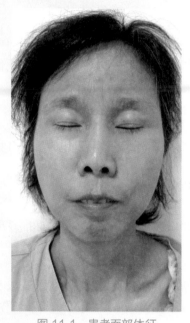
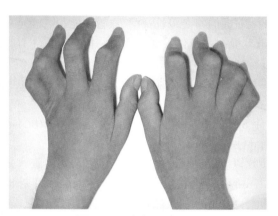

图 11-1　患者面部体征　　　　　　　　　　　图 11-2　患者双手体征

思路 2　SSc 易出现肺动脉高压和间质性肺疾病。患者病程中有心慌、胸闷、咳嗽等症状,结合患者周围血管病变严重,需要完善心脏超声,筛查有无肺动脉高压。皮肤纤维化进展的同时,伴有呼吸道症状,需要完善肺高分辨率 CT(HRCT)、肺功能检查,了解有无间质性肺疾病。

患者补充相关体检及辅助检查结果:双肺呼吸音粗,双下肺可闻及湿啰音,心率 108 次 /min,心音低钝,$P_2 > A_2$,P_2 亢进,心尖部及肺动脉瓣听诊区 Ⅱ 级吹风样收缩期杂音。肺 HRCT:双肺磨玻璃影及细网格影,沿胸膜下及支气管血管周围分布,胸膜下显著,左肺较明显(图 11-3)。心脏彩超示:左房左室增大;右心室收缩压 52mmHg,少量心包积液。

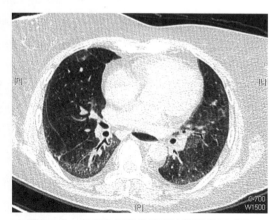

图 11-3　患者胸部高分辨率计算机体层成像

思路 3　SSc 属于自身免疫病,需要完善自身抗体检测。是否存在抗核抗体(ANA)、特异性抗拓扑异构酶 I(Scl-70)抗体、抗着丝点抗体(ACA)阳性。90% 以上患者 ANA 阳性,20%~56% 患者抗 Scl-70 抗体阳性。ACA 阳性多见于局限型,尤其在 CREST 综合征较多见。

补充免疫检查:ANA 1:1 000、抗 Scl-70 抗体阳性。其他实验室检查:免疫球蛋白轻度升高,补体 C3、补体 C4 正常,抗 CCP 抗体阴性、抗 dsDNA 抗体阴性、抗 Sm 抗体阴性。

思路 4　SSc 是系统性自身免疫病,需要完善多系统检查,如消化道造影了解有无食管下段功能失调、双手关节 X 线了解有无远端指骨骨质吸收。监测血压、尿常规、肾功能,注意肾危象的发生。

该患者完善消化道造影提示食管下段扩张。双手 X 线显示双手近端指间关节屈曲畸形,近端指间关节无明显骨质破坏。尿常规、肾功能均未见异常。

【问题 3】患者的诊断是什么?应注意与哪些疾病相鉴别?

思路 1　诊断:患者有雷诺现象,全身皮肤变紧变硬、手指尖凹陷样瘢痕;ANA 1:1 000、抗 Scl-70 抗体阳性;肺间质炎症及肺动脉压升高(心脏超声),诊断为 SSc 合并间质性肺疾病、肺动脉高压可能。

该患者满足 1980 年美国风湿病学会制定的 SSc 分类诊断标准,该标准的具体内容为:

1. **主要指标**　近端皮肤硬化:对称性手指及掌指(或跖趾)关节近端皮肤增厚、紧硬,不易提起。类似皮肤改变可同时累及肢体的全部、颜面、颈部和躯干。

2. **次要指标**　①指端硬化:硬皮改变仅限于手指;②指端凹陷性瘢痕或指垫变薄:由于缺血导致指尖有下陷区,或指垫消失;③双肺底纤维化:标准立位 X 线胸片双下肺出现网状条索、结节、密度增加,亦可呈弥漫斑点状或蜂窝状,并已确定不是由原发于肺部的疾病导致。

具备上述主要指标或 ≥2 个次要指标者,可诊断为 SSc。

1980 年美国风湿病学会制定的 SSc 分类诊断标准缺乏特异性,因此美国风湿病学会 / 欧洲抗风湿病联盟于 2013 年共同制定了新的分类标准(表 11-1)。

表 11-1　2013 年美国风湿病学会 / 欧洲抗风湿病联盟制定的系统性硬化分类标准

项目	亚项	权重 / 分
向掌指关节近端延伸的双手手指皮肤增厚(充分条件)	—	9
手指皮肤增厚(只计算较高分)	手指肿大	2
	手指指端硬化(远于掌指关节远端,但近于指间关节近端)	4
指尖病变(只计算较高分)	指尖溃疡	2
	指尖凹陷性瘢痕	3
毛细血管扩张	—	2
甲襞毛细血管异常	—	2
肺动脉高压和 / 或间质性肺疾病(最高得分 2 分)	肺动脉高压	2
	间质性肺疾病	2
雷诺现象	—	3
系统性硬化相关自身抗体(最高得分 3 分)	抗着丝点抗体	3
	抗拓扑异构酶 I(Scl-70)抗体	3
	抗核糖核酸聚合酶 III 抗体	3

注:—表示无此项。

新标准适用于任何可疑患有 SSc 的患者,但不适用于除手指外皮肤增厚或临床表现以系统性硬化样病变解释更为合理的患者(如肾源性硬化性纤维化、结节性硬斑病、嗜酸性筋膜炎、硬化病性渐进性坏死、硬化性黏液性水肿、卟啉症、苔藓样硬化症、移植物抗宿主病、糖尿病、手关节病变)。

总分是每项目中最高得分的累计。患者总分≥9分诊断为SSc。

思路2 鉴别诊断:患者虽然RF阳性,但水平不高,且抗CCP抗体阴性,面部、双手、双足及小腿皮肤变紧变硬,关节表现为挛缩畸形,非骨质破坏,故可以排除RA。患者有多系统病变,ANA阳性,SLE需考虑。但是,患者血常规、补体等正常,缺少SLE特异性抗体(如抗dsDNA、抗Sm抗体等),而且皮肤以变紧变硬等为特征,抗Scl-70阳性,故诊断SSc,不诊断SLE。

【问题4】如何评估该患者的病情?

思路1 患者皮肤累及广泛,合并间质性肺疾病,肺动脉高压可能(52mmHg);ESR、CRP明显升高,多系统受累,提示病情活动,病情严重。

根据皮肤受累程度,SSc分为局限型和弥漫型两种亚型。弥漫型SSc有广泛的皮肤受累,皮肤增厚向近端延伸到肘部或膝部,且常累及胸壁或腹壁。本型病情进展快,预后较差,多伴有内脏病变,抗Scl-70抗体阳性率高。局限型SSc皮肤受累局限于肢体末端或面部,或仅累及手指。本型进展慢,CREST综合征为本型的一种特殊类型,ACA阳性率高。

结合上述亚型特点,该患者属于弥漫型SSc。

思路2 如何判读患者的肺部CT?

肺HRCT表现为双肺磨玻璃影及细网格影,沿胸膜下及支气管血管周围分布,胸膜下显著,左肺较明显,为非特异性间质性肺炎病变征象;考虑SSc合并间质性肺疾病。

SSc间质性肺疾病的临床特点:

1. 有干咳、气喘、胸闷、少痰、进行性呼吸困难。

2. 肺部有少量的干湿啰音,特征性的表现双肺中下部可闻及细湿啰音,咳后不消失,称Velcro啰音(连续、高调的爆裂音)。

3. 92%患者有肺功能异常,早期为弥散功能障碍,晚期同时有限制性通气障碍,而阻塞性障碍少见。

4. **肺HRCT** 急性期有以下肺为主的磨玻璃样渗出影,慢性期为网状或网状结节影。

5. **支气管灌洗** 无症状期以淋巴细胞计数升高(>8%)为主,有症状期和进展期以中性粒细胞计数升高(>4%)为主。

6. **治疗** 肺部以磨玻璃样表现为主,用糖皮质激素如泼尼松30~40mg/d;联合CTX、AZA、CsA等免疫抑制剂治疗。合并肺纤维化,可以考虑联合抗纤维化治疗,如吡非尼酮、尼达尼布。

思路3 肺HRCT为磨玻璃样病变,结合患者伴有发热、咳嗽咳痰,实验室检查示炎症指标升高,需排除SSc合并间质性肺疾病基础上合并感染可能,需要完善痰培养、降钙素原(PCT)、真菌试验(G试验、GM试验)、病毒相关检查、PPD试验等检测以助于与感染鉴别。

思路4 如何评估患者存在心脏受累及肺动脉高压?

根据患者有心悸、胸闷症状;心电图:阵发性室上性心动过速;ST-T改变。心脏彩超筛查:左房左室增大,右心室收缩压52mmHg,少量心包积液;故患者有心脏受累,且存在心律失常、肺动脉压升高(中度)。

SSc合并肺动脉高压的临床特点:

1. 早期症状不明显,只有中度以上的肺动脉高压才有活动后心悸、胸闷等。一旦出现症状,往往病情较重,严重者导致心力衰竭。

2. 起病隐匿,临床表现无特异性,单凭临床症状很难诊断,诊断依靠超声心动图筛查,通过右心导管检查确诊。

3. 血管病变是引起肺动脉高压的主要原因。

4. SSc合并肺动脉高压的危险因素包括发病年龄晚、有雷诺现象、肢端溃疡/指端凹陷性瘢痕、血脑钠肽(BNP)升高、肺一氧化碳弥散量(DLCO)下降、抗RNA聚合酶(RNP)Ⅲ抗体阳性、肌酶增高、肾脏受累,食管钡餐、心电图异常和甲襞微循环重度异常,免疫球蛋白及CRP升高等。

心脏超声筛查:右心室收缩压>45mmHg时,约95%可被右心导管检查(RHC)证实为肺动脉高压。该患者心脏超声提示右心室收缩压52mmHg,建议该患者完善RHC进一步确诊肺动脉高压。

【问题5】SSc 的治疗措施主要包括哪些?

思路 1 抗炎及免疫抑制剂的治疗,主要包括糖皮质激素与免疫抑制剂。糖皮质激素不能阻止 SSc 的进展,但对 SSc 早期水肿期、炎性肌病、间质性肺疾病的炎症期、心包积液及心肌病变有一定疗效。但是,应用糖皮质激素应该谨慎,大剂量糖皮质激素可导致肾危象。糖皮质激素治疗过程中应该严密监测血压、血脂、血糖等。免疫抑制剂中常用的有 CTX、AZA、MTX、MMF 和他克莫司等。根据欧洲抗风湿病联盟共识意见,MTX 推荐用于 SSc 的皮肤病变,但对 SSc 内脏受累无明确疗效;CTX 可改善 SSc 的皮肤病变,且可改善肾、间质性肺疾病及血管病变(手指溃疡、肺动脉高压等)。

思路 2 血管病变的治疗,主要包括指端血管病如雷诺现象和指端溃疡、肺动脉高压及肾危象的治疗。二氢吡啶类钙通道阻滞剂是雷诺现象的一线治疗药物。指端溃疡静脉使用伊洛前列素、5-磷酸二酯酶抑制剂或内皮素受体拮抗剂。肺动脉高压治疗包括内皮素受体拮抗剂、5-磷酸二酯酶抑制剂和利奥西呱。

知识点

1. SSc 主要临床表现 SSc 是一种累及皮肤和内脏的多系统结缔组织病。临床上以弥漫性或局限性皮肤增厚和纤维化为典型临床表现。

2. SSc 病理生理特征 自身免疫反应、炎症、小血管功能异常和结构异常、皮肤和内脏的间质和血管纤维化。

3. SSc 常见特异性抗体 抗着丝点抗体、抗 Scl-70 抗体和抗 RNA 聚合酶Ⅲ抗体。

(郑　毅)

推荐阅读资料

[1] DENTON C P, HUGHES M, GAK N, et al. BSR and BHPR guideline for the treatment of systemic sclerosis. Rheumatology (Oxford), 2016, 55 (10): 1906-1910.

[2] HAMAGUCHI Y. Autoantibody profiles in systemic sclerosis: predictive value for clinical evaluation and prognosis. J Dermatol, 2010, 37 (1): 42-53.

[3] KOWAL-BIELECKA O, FRANSEN J, AVOUAC J, et al. Update of EULAR recommendations for the treatment of systemic sclerosis. Ann Rheum Dis, 2017, 76 (8): 1327-1339.

[4] VAN DEN HOOGEN F, KHANNA D, FRANSEN J, et al. 2013 classification criteria for systemic sclerosis: an American college of rheumatology/European league against rheumatism collaborative initiative. Ann Rheum Dis, 2013, 72 (11): 1747-1755.

第十二章　特发性炎性肌病

特发性炎性肌病(idiopathic inflammatory myopathy,IIM)是一组以骨骼肌受累为主要表现的获得性高度异质性自身免疫病,临床表现和组织病理学表现复杂多样。典型临床特征为肢体近端肌群肌痛、肌无力、肌萎缩,伴或不伴有特征性皮疹,可同时伴有肌外脏器受累,如心、肺、肾、关节和胃肠道等。依临床表现、血清学抗体和组织病理学特征,IIM 分为多发性肌炎(polymyositis,PM)、皮肌炎(dermatomyositis,DM)、免疫介导坏死性肌病(immune-mediated necrotizing myopathy,IMNM)、临床无肌病性皮肌炎(clinically amyopathic dermatomyositis,CADM)、眶周肌炎(orbital myositis,OM)及包涵体肌炎(inclusion body myositis,IBM)等多种亚类。PM/DM 的发病率约为 2/10 万,不同种族间发病率存在差异,女性多于男性,DM 比 PM 多见,而PM 多见于成年人,平均发病年龄为 50~60 岁;DM 发病呈双峰,5~15 岁和 45~65 岁是发病高峰。儿童又分为青少年皮肌炎(juvenile dermatomyositis,JDM)和青少年多发性肌炎(juvenile polymyositis,JPM)。各亚型的 IIM 对免疫治疗的反应和预后有较大差异。

【临床关键点】

1. 区分炎性和非炎性肌病是 IIM 诊断的首要任务。IIM 是一组异质性炎性肌病,包括多种不同亚型,以PM 和 DM 最常见。

2. IIM 的诊断依赖于临床表现、血清肌酶检测、肌炎相关抗体检测及影像学检查,结合肌电图,必要时需行肌肉活检来作出诊断。

3. 约 60% 的 IIM 患者血清中能够检测到肌炎特异性自身抗体(myositis specific autoantibodies,MSAs)和/或肌炎相关性自身抗体(myositis associated autoantibodies,MAAs),这些抗体与 IIM 的临床特征密切相关,对于检测出肌炎特异抗体的 IIM,肌肉活检不再是其分类诊断的必要条件。

4. IIM 除皮肤和/或肌肉受累外,也可累及肌外内脏器官,临床表现复杂多样、异质性高,同时 10%~15% 的 IIM 可合并恶性肿瘤,必要的筛查和评估对治疗方案的确定和预后判断有重要意义。

5. 根据 IIM 的疾病活动性、系统受累情况和预后因素来综合制订个体化的治疗方案。

临床病例

患者,男性,42 岁,因"眼睑红疹 3 个月,进行性肌无力伴活动后气短 2 个月"入院。1 个月前患者无明显诱因出现眼睑肿胀伴红疹,逐渐出现双手、双肘伸侧、眶周、颜面部红疹伴脱屑(图 12-1),破溃、结痂,且伴这些关节肿痛。查抗核抗体、抗可提取性核抗原(ENA)抗体、抗环瓜氨酸肽抗体及类风湿因子均阴性,免疫球蛋白及补体均未见异常,C 反应蛋白 10.57mg/L,给予外用激素和口服布洛芬治疗后症状缓解。近 2 个月出现肌无力并进行性加重,上举双臂和下蹲后站立困难。伴低热(体温最高为 37.5℃),无畏寒、寒战,伴干咳和活动后气短,上 2 层楼即气短难耐。偶伴吞咽困难。查肌酸激酶(CK)升高 3 964U/ml。患者既往体健,吸烟,无特殊用药史,家族史无特殊。

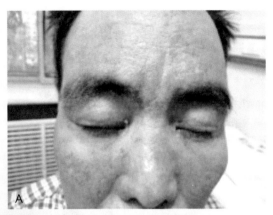

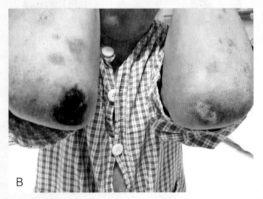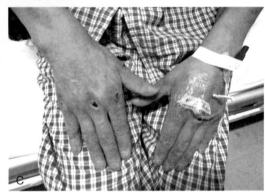

图 12-1　患者就诊时皮损

A:眼睑向阳征;B、C. 肘部和手关节伸侧 Gottron 征。

【问题 1】IIM 病史采集的关键点有哪些?

思路　IIM 病史采集的关键点包括三部分:①典型的 IIM 的临床表现;②皮肤 / 肌肉外的系统受累情况;③主要的鉴别疾病特征。

【问题 2】IIM 患者肌肉受累表现有什么特征?

思路　患者肌肉受累表现为以四肢近端肌群为主,同时有肌痛和肌无力,血清 CK 升高。但需要关注两点:① IIM 肌肉受累的典型临床特征;②排除 CK 升高的其他常见原因,常见的鉴别疾病包括遗传性肌病,药物、内分泌和代谢性肌病,中毒、创伤和感染引发的肌肉损伤等。

知识点

特发性炎性肌病肌肉受累的典型临床特征

最突出表现为四肢近端肌群对称性肌无力,约 50% 患者会伴有肌痛或肌压痛。上肢近端肌肉受累时可出现抬臂困难、不能梳头和穿衣,下肢近端肌无力表现为上下台阶、下蹲后站立或从座椅站起困难,颈屈肌受累可致抬头困难。

【问题 3】患者皮肤受累的典型特征是什么?

思路　IIM 的皮疹可为首发和突出表现,随后才出现肌肉受累和活动后气短等系统受累表现。对典型皮疹的辨识对 DM 或 CADM 的早期诊断非常重要,同时引起皮疹的病因有很多,包括过敏性、感染性、药物引发等,需要询问患者的接触史、用药史和伴随症状。

知识点

皮肌炎的特征性皮疹

DM 的特征性皮疹(图 12-2)包括向阳征(heliotrope rash)、Gottron 丘疹(Gottron papules)、Gottron 征、V 型皮疹(V sign)、披肩征(shawl sign)和甲周毛细血管扩张征(telangiectasias)。

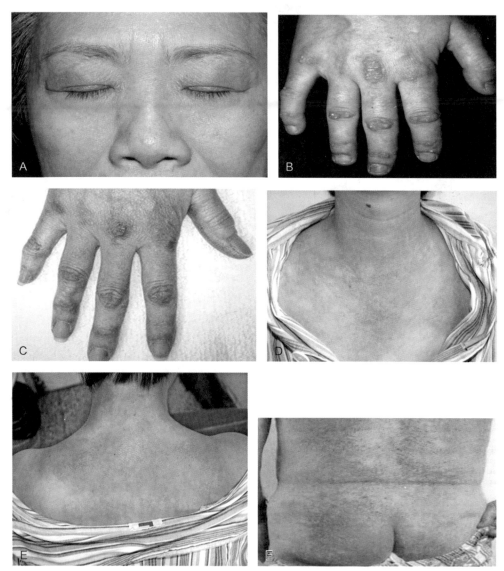

图 12-2　典型皮肌炎的皮肤表现

A. 向阳征;B. Gottron 丘疹;C. Gottron 征;D. V 型皮疹;E. 披肩征;F. 甲周毛细血管扩张征。

【问题 4】IIM 常见的皮肤 / 肌肉外的系统受累有哪些?

思路　该患者病程中发热、干咳、活动后气短和活动耐量减低,上 2 层楼即气短难耐及吞咽困难,需要考虑 IIM 的系统受累。

IIM 患者常见的肌肉外内脏器官受累有:

1. **肺部受累**　间质性肺疾病(ILD)是 PM/DM 最常见的肺部并发症,发生率为 23%~65%,在抗合成酶抗体综合征中更常见。少数患者可有胸膜炎、肺动脉高压、吸入性肺炎、肺不张等。

2. **消化道受累**　PM 累及咽、食管上端横纹肌较常见,表现为吞咽困难,饮水呛咳;食管下段和小肠蠕动减弱与扩张可引起反酸、食管炎、咽下困难、上腹胀痛和吸收障碍等。15%~50% 患者存在胃食管反流。胃肠血管炎时可以出现胃肠出血或穿孔、肠梗阻。

3. 心脏受累 PM/DM的心脏受累常是亚临床的,最常见的表现是窦性心动过速或心律失常,但一些患者可出现明显的心肌受累,表现为充血性心力衰竭、心肌缺血,心脏压塞十分罕见。心肌受累虽不常见,但是造成患者死亡的重要原因。

4. 肾脏受累 少数PM/DM可伴发轻度系膜增殖性肾小球肾炎,表现为蛋白尿、血尿和管型尿。罕见的暴发型PM/DM可表现为横纹肌溶解、肌红蛋白尿和大量肌红蛋白堵塞肾小管所致的急性肾衰竭。

5. 关节受累 PM/DM患者可出现关节痛和关节炎,其中手的对称性多关节炎最为常见,多为非侵蚀性关节。常见于抗合成酶抗体阳性患者。

6. 合并恶性肿瘤 PM/DM与恶性肿瘤的发生存在相关性,尤其是50岁以上的患者合并肿瘤的发生率高,肿瘤通常发生在肌炎确诊的最初1~2年内,也可同时或先于肌炎发生。合并的肿瘤类型包括各种实体瘤(如肺癌、卵巢癌、乳腺癌、结肠癌、胸腺癌)和血液系统肿瘤(如淋巴瘤)等。

7. 合并其他结缔组织病 PM/DM可与其他结缔组织病伴发,如系统性硬化、干燥综合征、系统性红斑狼疮、类风湿关节炎等,亦可称为重叠综合征。

知识点

1. 间质性肺疾病(ILD)是PM/DM最常见的肺部并发症,在抗合成酶抗体综合征、无或轻肌病性皮肌炎患者中更常见。严重的间质性肺疾病是IIM患者死亡的最常见原因之一。

2. PM累及咽、食管上端横纹肌较常见,表现为吞咽困难,饮水呛咳。

3. 虽然IIM患者累及心肌者少见,但可以表现为心力衰竭、心肌缺血,心肌受累是IIM患者死亡的重要原因之一。

4. PM/DM与恶性肿瘤的发生存在相关性,尤其是50岁以上的患者合并肿瘤的发生率高,肿瘤通常发生在肌炎确诊的最初1~2年内,也可同时或先于肌炎发生。

5. PM/DM亦可与其他结缔组织病伴发,也可称为重叠综合征。

【问题5】IIM患者查体有哪些特别关注点?

思路 ①首先根据IIM肌肉受累的临床特点,重点检查患者近端肌群,肌力的评价选择徒手肌力评分法(manual muscle strength testing score of eight muscle groups,MMT8),具体见表12-1。②皮疹的分布和形态特征。③常见的内脏受累体征,如有,则需检查判断脏器受损的程度。腹部查体的目的是排除引发吞咽困难的其他胃肠疾病。

表12-1 徒手肌力评分法(MMT8)评分标准

肌肉群	反重力体位	消除重力体位	Kendall肌力计分法(0~10分)[1]
颈屈肌	仰卧	侧卧	10分:可对抗强度压力保持测试位置
三角肌	坐位	仰卧	9分:可对抗中~强度压力保持测试位置
肱二头肌	坐位	坐位/侧卧位	8分:可对抗中度压力保持测试位置
股四头肌	坐位	侧卧	7分:可对抗轻~中度压力保持测试位置
臀中肌	侧卧	仰卧	6分:可对抗轻度压力保持测试位置
臀大肌	俯卧	侧卧	5分:无压力下可保持测试位置
腕伸肌	坐位	中立位	4分:在测试位置肌肉逐渐松弛
足背屈肌	坐位	侧卧	3分:可对抗重力但运动幅度<100%。或消除重力条件下可对抗阻力全运动幅度,或消除重力条件下可对抗阻力保持位置
			2分:消除重力条件下全运动幅度
			1分:运动幅度<100%
			0分:无可触及的肌肉收缩

①检查单侧肌群,一般选择右侧,右侧无法配合时检查左侧;当患者肌力可抵抗重力时,采用抗重力体位评估;当患者肌力较弱无法抵抗重力时,采用消除重力体位评估每个肌群。

查 体 记 录

体温 37.4℃,呼吸 24 次 /min,脉搏 107 次 /min,颜面部、眶周红肿,呈现向阳征,双手、双肘关节伸侧皮肤破溃结痂,呈 Gottron 征。颈屈肌肌力Ⅴ级、三角肌肌力Ⅳ级、肱二头肌肌力Ⅱ级、股四头肌肌力Ⅱ级、臀大肌肌力Ⅱ级、臀中肌肌力Ⅲ级,MMT8 评分 36 分。四肢远端肌力正常。四肢肌肉无压痛,肌张力正常,无萎缩或硬化。听诊:双肺底可闻及细湿啰音。腹部查体未及异常。生理反射存在,病理征未引出。

【问题 6】为明确诊断,下一步应完善哪些辅助检查?

思路 中年男性,急性病程,进行性肌无力并加重,渐出现多系统受累,需考虑 IIM 的可能。该患者有典型的 DM 皮肤损害(Gottron 征、向阳征),近端肌肉肌力改变、活动受限,结合血清 CK 增高,应考虑 DM 的诊断。下一步应检测肌酶谱有无进展,IIM 疾病活动性评价相关指标、血清学抗体(包括 MSAs 和 MAAs,见表12-2、表 12-3),行下肢近端肌肉 MRI 检查,以明确肌肉损伤的程度、范围和性质,并指导肌病理活检的位置,在 MRI 提示活动性炎症肌群行肌肉活检病理检查,然后再申请肌电图检查,避免活检时取到行肌电图检查的肌肉对病理结果产生的干扰。同时根据患者的临床症状与查体结果决定做消化系统及呼吸系统等脏器的相关检查,以评价是否有相关系统受累、受累脏器的疾病活动性、严重程度及可能的病理类型。结合 MSAs 检查结果,对存在合并肿瘤高危因素的患者,选择必要的肿瘤筛查。

表 12-2 肌炎特异性自身抗体和 / 或肌炎相关性自身抗体的临床意义

抗体	肺部疾病	皮肤疾病	肌肉疾病	恶性肿瘤	其他
肌炎特异性抗体					
抗 ARS 抗体	临床特征为肺部受累和 ILD	常见 DM 相关的皮疹	较常见,发病率随特异性抗 ARS 抗体呈较大波动	未发现显著相关	与雷诺现象(发热、关节炎、技工手)相关
抗 MDA5 抗体	可以肺部受累为主要表现 可出现快速进展型ILD,死亡率较高	大多数患者有典型 DM 样皮疹ILD 患者更易出现皮肤溃疡	肌肉受累较轻或不出现	未发现显著相关	无
抗 SAE 抗体	未发现显著相关	多有典型 DM 样皮疹	肌肉受累多出现于疾病后期	报道差异较大	无
抗 Mi-2 抗体	未发现显著相关	多有典型 DM 样皮疹	肌肉表现较轻	报道差异较大	无
抗 NXP2 抗体	未发现显著相关	多有典型 DM 样皮疹,与成人和幼年型 DM 合并皮下钙化	初期肌肉表现较重	有	无
抗 TIF1-γ 抗体	未发现显著相关	多有典型 DM 样皮疹 与重型及光敏性皮损有关 特异性"白底红疹"	肌肉受累较轻报道有无肌病性皮肌炎	40 岁以上患者中呈密切相关	钙质沉着症
抗 SRP 抗体	ILD 常见	不典型皮疹	初期肌肉受累较重,血清 CK 升高	未发现显著相关	无
抗 HMGCR 抗体	未发现显著相关	不典型皮疹	初期肌肉受累较重,血清 CK 升高	1 例报道	与他汀类药物使用相关

续表

抗体	肺部疾病	皮肤疾病	肌肉疾病	恶性肿瘤	其他
抗 CN1A 抗体	未发现显著相关	未发现显著相关	与 IBM 相关,血清 CK 水平轻度升高	未发现显著相关	伴随其他疾病,如 SLE 和 SS
常见肌炎相关性自身抗体					
抗 PM-Scl 抗体	肺部受累常见	可有 DM 样皮疹硬皮病样皮肤改变	频发	未发现显著相关	常重叠伴发其他疾病,如 SSc
抗 U1RNP 抗体	未发现显著相关	不常见	频发	未发现显著相关	常重叠伴发其他疾病,如混合性结缔组织病
抗 Ro52 抗体	无明显相关,但常与抗合成酶抗体一起出现	与 DM 无明显相关,但常见光敏感与皮疹	未发现显著相关	未发现显著相关	常重叠伴发其他疾病
抗 Ku 抗体	未发现显著相关	未发现显著相关	未发现显著相关	未发现显著相关	常重叠伴发其他疾病

注:ARS,氨基酰 tRNA 合成酶;ILD,间质性肺疾病;MDA5,黑色素瘤分化相关基因 5;SAE,小泛素样修饰物活化酶;NXP2,核基质蛋白 2;DM,皮肌炎;TIF1-γ,转录中介因子 1-γ;SRP,信号识别颗粒;CK,肌酸激酶;HMGCR,3-羟基 -3- 甲基戊二酰辅酶 A 还原酶;CN1A,核胞质 5' 核苷酸酶 1A;IBM,包涵体肌炎;SLE,系统性红斑狼疮;PM,多发性肌炎;SS,干燥综合征;SSc,系统性硬化;RNP,核糖核酸(RNA)聚合酶。

表 12-3　常见抗合成酶抗体及相关临床特征

ASA	自身抗原	ASS 中阳性率 /%	相关临床表现
抗 Jo-1	组氨酰 tRNA 合成酶	60~65	典型 ASS,多有 ILD 合并肌炎,50% 合并雷诺现象,75% 有关节炎,50% 合并 DM 样皮疹,20% 有技工手,可能增加肿瘤风险
抗 PL-12	苏氨酰 tRNA 合成酶	5	ILD 多见而且严重。多有食管受累、肺动脉高压和雷诺现象。可能无骨骼肌受累或少且轻
抗 PL-7	丙氨酰 tRNA 合成酶	5	ILD 多见而且严重。关节炎重,多有食管受累和雷诺现象。可能无骨骼肌受累或少且轻
抗 OJ	异亮氨酰 tRNA 合成酶	1~5	大多数患有 ILD。25%~50% 可能患有炎性肌病。偶见炎性关节炎和雷诺现象。对糖皮质激素有良好治疗反应。可能是最常见的与肿瘤相关的抗合成酶抗体
抗 KS	天冬氨酰 tRNA 合成酶	1	严重 ILD,其中 40% 为 UIP,肌炎轻或缺如,发热多见,有些合并炎性关节炎和雷诺现象。抗 KS 阳性患者可仅表现为 ILD
抗 EJ	甘氨酰 tRNA 合成酶	1~5	同时有肌炎和 ILD 的典型 ASS。5 年生存率 47%,可能是最罕见的与肿瘤相关的抗合成酶抗体
抗 Zo	苯丙氨酰 tRNA 合成酶	<1	典型 ASS,ILD 以 NSIP 多见,多合并关节痛和雷诺现象
抗 Ha/YRS	酪氨酰 tRNA 合成酶	<1	典型 ASS,DM 样皮疹和关节炎多见

注:ASA,抗合成酶抗体;ASS,抗合成酶抗体综合征;tRNA,转移核糖核酸;ILD,间质性肺疾病;DM,皮肌炎;UIP,寻常型间质性肺炎;YRS,酪氨酰 tRNA 合成酶;NSIP,非特异性间质性肺炎。

知识点

抗合成酶抗体综合征(ASS),是指血清抗合成酶抗体(ASA)阳性,同时存在肌炎(90%)、间质性肺疾病(60%)、非侵蚀性关节炎(50%)、技工手(30%)、雷诺现象(40%)、不明原因发热(20%)等的临床表现的综合征。

【问题7】肌酶谱检查结果与肌炎活动性和严重程度是否相关?

思路 疾病活动期血清肌酶明显增高,包括肌酸激酶(CK)、丙氨酸转氨酶(ALT)、天冬氨酸转氨酶(AST)和乳酸脱氢酶(LDH)等,其中 CK 最为敏感,其升高的程度与肌肉损伤严重程度平行。PM/DM 血清 CK 可高达正常高限的 50 倍,但很少超过正常上限的 100 倍。肌酶改变要先于肌力和肌电图改变,肌力常滞后于肌酶改变 3~10 周,而复发时肌酶异常亦先于肌力改变。少数患者在肌力完全恢复正常时 CK 仍然升高,这可能与病变引起的肌细胞膜"渗漏"有关。少数患者活动期肌酶水平可正常或仅轻度升高,这种情况在 DM 患者更常见。

【问题8】肌肉 MRI 检查在 IIM 中的意义何在?

思路 肢带肌的肌肉增强+短时间反转恢复序列(STIR)相 MRI 检查有以下优势:①对软组织病变(皮肤、皮下组织、肌肉、筋膜)探查范围大、分辨率强、灵敏度高,能及时发现病变受累范围,不易受其他因素影响。②可以为肌肉活检提供定位帮助。③判断肌肉病变性质:MRI 可区分受累肌肉内的异常信号为炎症、脂肪浸润及钙化。炎性水肿在 T_1WI 上呈等信号,T_2WI 和 STIR 上呈高信号;筋膜炎表现为筋膜增厚,T_1WI 上呈等信号,T_2WI 和 STIR 上肌间隙呈线状异常高信号;肌肉萎缩伴脂肪浸润表现为肌束变细、肌间隙增宽,病变肌肉及间隙内可见短 T_1、长 T_2 脂肪信号。④ CADM 患者肌无力表现轻,血清肌酶、肌电图可无异常,但 MRI 却能发现早期的亚临床微小肌肉病变病灶。

知识点

特发性炎性肌病特征性的皮肤/肌肉活检病理改变

IIM 病理学的特点包括肌细胞肥大或萎缩、坏死和单个核细胞炎症浸润,包括淋巴细胞、浆细胞、巨噬细胞和树突状细胞,炎症浸润分布在肌内膜、肌束膜或血管周围等区域。严重或慢性病程可见肌细胞被纤维组织和脂肪替代,肌细胞间结缔组织和纤维增生。

免疫组织化学检测可见肌细胞表面高表达主要组织相容性复合物(MHC)-Ⅰ 分子,单个核细胞包绕或浸入肌细胞,这是 PM 特征性的病理改变。

DM 的病理表现为毛细血管床减少,炎症细胞主要分布在血管和肌束周围,肌细胞表达 MHC-Ⅰ 分子也明显上调,但以束周区域多见。肌纤维萎缩、坏死通常发生在肌束周围,进而出现束周萎缩,这是 DM 特征性的组织学表现。

DM 皮肤组织病理学特征是界面性皮炎,表现为真皮-表皮连接处出现苔藓样炎症、表皮空泡变性及血管周围炎症。

【问题9】如何应用肌电图来辅助 IIM 的诊断与鉴别诊断?

思路 在 IIM 的诊断和鉴别诊断中需要一些辅助检查来鉴别肌肉病变的性质,其中肌电图是重要的辅助检查。由于 IIM 引起的肌肉病变可以引起肌肉的点活动异常,因此可以在肌电图上看到肌源性损害;但是随着病程的迁延,为肌肉提供营养的神经也会受到牵连发生改变,在肌电图上呈现神经源性改变。

90% 的活动期 PM/DM 患者可出现肌电图异常,但无特异性,其意义在于强调有活动性肌病的存在。在病程较长的 IIM 患者,肌酶谱可能已无异常,但此时肌电图有助于发现低度炎症。肌电图的典型三联征改变包括:①短时限、低波幅、多相运动电位。②自发性纤颤电位和正弦波:多数肌病患者静止状态下的肌肉没有电位产生,但在急性进展期或活动期,可见到自发电位包括纤颤电位或正相电位;经过激素治疗后这种自发电位常消失。③插入性激惹和异常的高频放电,肌纤维膜的弥漫性损害所致。只有约 40% 的患者可检测到典型的三联征,10%~15% 的 IIM 肌电图检查可无明显异常。病程迁延的患者可出现神经源性损害的表现,呈神经源性和肌源性混合表现。

入院后检查

　　血常规:白细胞计数 $8.9×10^9$/L,中性粒细胞百分比 85%,淋巴细胞百分比 12%,血红蛋白 115g/L,血小板计数 $268×10^9$/L。ESR 45mm/h,CRP 224mg/L。CK 9 657U/L。丙氨酸转氨酶(ALT)134U/L、天冬氨酸转氨酶(AST)210U/L、乳酸脱氢酶(LDH)461U/L 和血清铁蛋白(SF)水平升高至 1 000μg/L,IgG 减低至 5.8g/L。抗核抗体、抗双链 DNA 抗体、抗 ENA 抗体除抗 Ro52 抗体阳性外均阴性、抗中性粒细胞胞质抗体、抗线粒体抗体、抗平滑肌抗体、抗胃壁细胞抗体均阴性。肌炎抗体谱抗 Jo-1 抗体阳性。入院后肺部 HRCT 提示弥漫性磨玻璃改变伴部分实变(图 12-3),较入院前肺部 CT 表现加重。血气面罩吸氧 5L/min 下,PaO_2 59mmHg,$PaCO_2$ 36mmHg,pH 7.46,SaO_2 90%;用力肺活量与预计值比值(FVC%Pred)56.7%,肺一氧化碳弥散量实际值与预计值比值(DLCO%Pred)40.1%。肿瘤标志物未见异常。胃镜检查提示反流性食管炎,胃肠动力检查提示食管中下段蠕动无力,反流性食管炎。胃肠蠕动未见异常。患者病情进行性恶化,未完成肌电图、肌肉MRI 和肌活检。

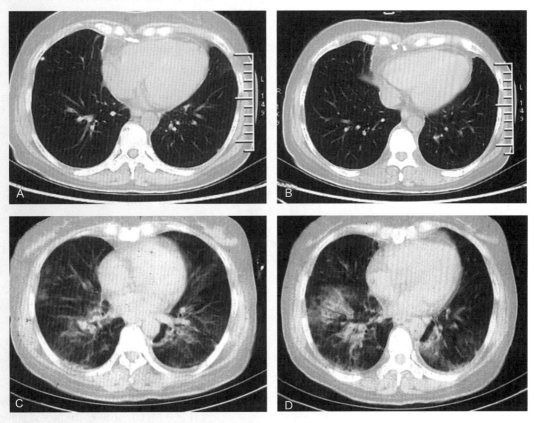

图 12-3　患者入院前后高分辨率计算机体层成像
A、B. 入院前;C、D. 入院后。

　　【问题 10】在无肌电图和肌肉活检病理条件下能否诊断 DM ?

　　思路　2017 年 EULAR、ACR 和国际肌炎评估 - 临床研究小组(IMACS)共同制定了成人 / 青少年 IIM 及其主要亚组的 EULAR-ACR 分类标准(表 12-4)。每个特征变量对诊断的贡献权重不同,累计总分对应不同的诊断特异度和灵敏度(在线诊断计算器 http://www.imm.ki.se/biostatistics/calculators/iim/)。IIM 分类树是在满足 IIM 分类标准的患者中识别 IIM 亚组的方法(图 12-4)。该患者 DM 诊断特异度 100%。因此该患者的入院诊断为皮肌炎,抗合成酶抗体综合征,肺间质纤维化伴急性加重反流性食管炎。

表 12-4　EULAR/ACR 成人和青少年 IIM 分类标准

症状和体征没有其他更好的解释,可以使用以下分类标准			
变量	分值/分		备注
	无肌活检	肌活检	
发病年龄			
可能与 IIM 相关的首发症状发生年龄 ≥ 18 岁,并 < 40 岁	1.3	1.5	
可能与 IIM 相关的首发症状发生年龄 ≥ 18 岁,并 ≥ 40 岁	2.1	2.2	
肌无力			
上肢近端肌对称性,通常为进展性肌无力	0.7	0.7	通过徒手或其他客观方法检测
下肢近端肌对称性,通常为进展性肌无力	0.8	0.5	通过徒手或其他客观方法检测
颈屈肌比颈伸肌无力更明显	1.9	1.6	通过徒手或其他客观方法检测
在下肢,近端肌较远端肌肌无力更明显	0.9	1.2	通过徒手或其他客观方法检测
皮肤表现			
向阳征	3.1	3.2	紫红色或淡紫色眼睑或眶周斑疹,常伴有眶周水肿
Gottron 丘疹	2.1	2.7	在手指、肘、膝、踝、大脚趾关节伸面的红色到紫红色丘疹,常伴鳞屑
Gottron 征	3.3	3.7	关节伸面红色至紫红色斑,不高出皮面
其他临床表现			
吞咽困难或食管运动障碍	0.7	0.6	吞咽困难或客观证据表明食管运动障碍
实验室检查 -			
抗 Jo-1(组氨酰 tRNA 合成酶)抗体阳性	3.9	3.8	标准化和已经验证的检测方法,血清自身抗体显示为阳性
血清肌酸激酶或乳酸脱氢酶或天冬氨酸转氨酶或丙氨酸转氨酶	1.3	1.4	血清水平高于正常高限
肌活检			
肌内膜单核细胞浸润,但不侵入肌纤维		1.7	肌肉活检显示肌内膜单核细胞浸润毗邻健康纤维和非坏死性肌纤维,但没有明显的入侵肌纤维
肌束膜和 / 或血管周围单核细胞浸润		1.2	单核细胞浸润主要位于肌束膜和 / 或血管周围(在肌束膜和肌内膜血管)
束周萎缩		1.9	肌活检显示成排排列的肌纤维明显减少,肌束周区的肌纤维较中央区的肌纤维萎缩更明显
镶边空泡		3.1	HE 染色镶边空泡为蓝色,改良 Gomori 三色染色呈现红色的镶边空泡

注:EULAR,欧洲抗风湿病联盟;ACR,美国风湿病学会;IIM,特发性炎性肌病;tRNA,转移核糖核酸。

1. 进行肌肉活检:①可能为 IIM,综合评分(概率 ≥ 55% 且 < 90%)≥ 6.7 分且 < 8.7 分;②明确为 IIM,综合评分(概率 ≥ 90%)≥ 8.7 分。

2. 未进行肌肉活检:①可能为 IIM,综合评分(概率 ≥ 55% 且 < 90%)≥ 5.5 分且 < 7.5 分;②明确为 IIM,综合评分(概率 ≥ 90%)≥ 7 分。

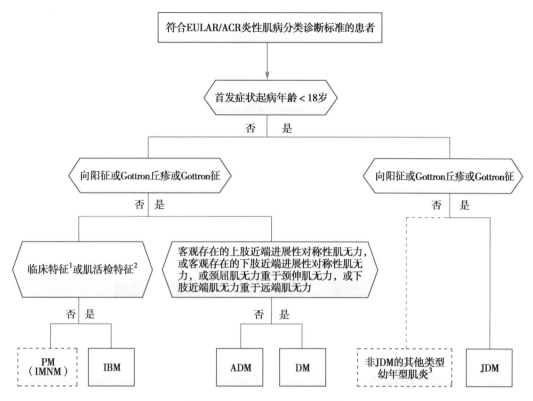

图 12-4　IIM 的分类诊断流程

EULAR,欧洲抗风湿病联盟;ACR,美国风湿病学会;IIM,特发性炎性肌病;PM.多发性肌炎;IMNM.免疫介导坏死性肌病;IBM.包涵体肌炎;ADM.成人皮肌炎;DM.皮肌炎;JDM.青少年皮肌炎。1.手指屈肌无力且治疗后无改善;2.镶边空泡;3.依据专家意见。

【问题 11】该患者应如何治疗?

思路　治疗前对患者病情进行全面评估是个体化治疗的决策基础。急性期需卧床休息,但应早期(1 个月内)进行被动运动和体能训练。DM 患者应注意避光。IIM 药物治疗方案缺乏大样本循证医学证据支持。目前糖皮质激素仍是 IIM 治疗的首选药物,高起始剂量、缓慢减量和长疗程是激素治疗 IIM 的原则。建议使用高剂量泼尼松或其等效剂量[0.75~1mg/(kg·d)]作为起始剂量,通常在足剂量使用 1 个月后开始逐渐减量,激素减量速度参照肌肉功能和 CK 的改善情况来个体化决定。建议减量速度为每月减少每日剂量的 10%~20%,直至最低有效剂量。联合免疫抑制剂治疗有利于减停激素,诱导和维持疾病的持续缓解。根据患者的疾病活动性和系统受累的严重程度,采用个体化分层治疗策略,推荐的治疗流程见图 12-5。合并有间质性肺疾病患者推荐方案见图 12-6。

该患者经无创呼吸机面罩纯氧支持治疗,血氧饱和度稳定于 95% 后改为鼻导管吸氧,同时甲泼尼龙 1.0g 冲击 3 日,继以泼尼松 60mg/d 及静脉注射免疫球蛋白(IVIg)20g 静脉滴注 5 日,联合霉酚酸酯 1.0g 每日 2 次口服,同时给予预防性抗感染、质子泵抑制剂、胃肠动力药和预防糖皮质激素诱导骨质疏松等对症辅助治疗。

【问题 12】IIM 的总体预后如何?

思路　对 IIM 预后的判断需综合考虑患者的临床表现、受累脏器及其严重程度、是否合并疾病如感染或肿瘤。

多数 IIM 患者呈慢性病程,PM/DM 的 5 年生存率为 75%~95%。发病初肌无力重、延迟治疗 ≥6 个月、吞咽困难、合并肺间质纤维化、心脏受累及合并肿瘤是预后不良因素。主要死亡原因有恶性肿瘤、感染、呼吸衰竭和心血管疾病。

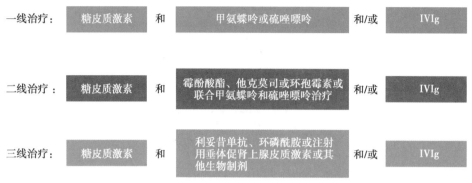

图 12-5 成人多发性肌炎和皮肌炎的三线治疗策略

静脉注射免疫球蛋白（IVIg）可单独作为一线、二线或三线用药使用，
或根据临床表现或在难治性疾病与其他药物联合使用。

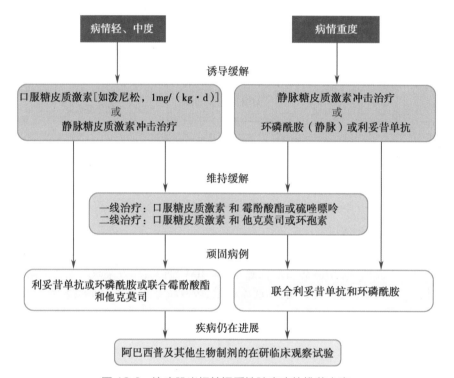

图 12-6 治疗肌炎相关间质性肺疾病的推荐方案

　　该患者治疗 1.5 个月后，病情得到明显改善和缓解，肌力和肌酶谱恢复正常，间质性肺疾病影像学改变恢复至治疗前水平，皮疹和吞咽困难消失。激素逐渐减量，甲泼尼龙 6mg/d 并霉酚酸酯（MMF）1.5g/d 口服维持治疗 2 年无复发，规律随访中。

（李鸿斌）

<h2 align="center">推荐阅读资料</h2>

［1］LUNDBERG I E, DE VISSER M, WERTH V P. Classification of myositis. Nat Rev Rheumatol, 2018, 14 (5): 269-278.

［2］LUNDBERG I E, TJÄRNLUND A, BOTTAI M, et al. 2017 European League Against Rheumatism/American College of Rheumatology classification criteria for adult and juvenile idiopathic inflammatory myopathies and their major subgroups. Ann Rheum Dis, 2017, 76 (12): 1955-1964.

［3］MCHUGH N J, TANSLEY S L. Autoantibodies in myositis. Nat Rev Rheumatol, 2018, 14 (5): 290-302.

［4］ODDIS C V, AGGARWAL R. Treatment in myositis. Nat Rev Rheumatol, 2018, 14 (5): 279-289.

第十三章　脊柱关节炎

脊柱关节炎（spondyloarthritis，SpA）既往称脊柱关节病，是以中轴和/或外周关节受累为主要特点，可伴肌腱端炎、指/趾炎及葡萄膜炎的一组炎性疾病，还可累及升主动脉、肺、肠道、皮肤黏膜等关节外系统。SpA主要包括强直性脊柱炎（ankylosing spondylitis，AS）、反应性关节炎（reactive arthritis，ReA）、银屑病关节炎（psoriatic arthritis，PsA）、肠病性关节炎（inflammatory bowel disease arthritis，IBDA）、幼年脊柱关节炎（juvenile-onset spondyloarthritis，JSpA）及未分化脊柱关节炎（undifferentiated spondyloarthritis，USpA）等，还可分为中轴型（axialspondyloarthritis）及外周型（peripheral spondyloarthritis）。男性略多于女性，男女性别比为（2.0~3.0）：1，青壮年多发。国际上SpA的发病率为1%左右，欧洲AS发病率为0.5%，东南亚发病率为0.2%~1.6%。遗传因素是SpA发病的重要基础，SpA多与HLA-B27相关，而感染及机械应力是重要诱因。TNF-α、IL-17、1L-23等在发病中发挥关键作用。肌腱附着点炎是其主要病理基础。这组疾病有共同特征，但早期诊断尚有难度，疾病持续进展可导致畸形及功能障碍，严重影响患者的生活质量。

【临床关键点】

1. 炎性腰背痛是SpA早期的常见症状，对初步诊断有重要价值。

2. HLA-B27阳性及SpA阳性家族史对SpA诊断有重要意义。

3. 骶髂关节影像学检查是诊断SpA的重要依据。X线可发现较晚的骶髂关节炎及脊柱损伤，MRI可发现早期骶髂关节的炎性改变。

4. SpA可分为中轴型及外周型，中轴型又分为放射学阳性及放射学阴性两种。

5. 鉴别诊断至关重要，尤其是与感染、肿瘤、代谢性疾病、致密性骨炎相鉴别。

6. SpA的治疗强调早期、达标治疗，长期随访。康复及功能锻炼、运动对SpA治疗有重要价值。

7. SpA治疗应根据病情轻重、累及范围、有无关节外损害、年龄、性别、伴发疾病来综合决定。有无中轴关节受累、外周关节受累情况、有无早期髋关节受累及肌腱端炎、关节外损害情况（葡萄膜炎、银屑病、肠道病变）等，均是选择治疗措施的依据。

8. NSAID是SpA治疗的一线用药。生物制剂尤其是肿瘤坏死因子拮抗剂是目前最有效的治疗药物，但应合理评估适用人群，安全使用。

知识点

脊柱关节炎的共同特征

1. 有家族聚集发病倾向。

2. 与HLA-B27有不同程度的关联。

3. 常有以下表现单独或重叠出现，如银屑病样皮疹或指甲病变、眼炎（结膜炎、虹膜睫状体炎等）、口腔和肠道及生殖器溃疡、尿道炎、前列腺炎、结节性红斑、坏疽性脓皮病、血栓性静脉炎等。

4. 炎性腰背痛。

5. 非对称性外周关节炎。常为大关节、寡关节，无类风湿结节。

6. 血清类风湿因子（RF）阴性。

7. 影像学证实骶髂关节炎。

8. 病理变化主要集中在肌腱端周围及韧带附着于骨（非滑膜）的部位。

临床病例

患者,男性,30岁。因"下腰背疼痛8年,加重3个月"就诊。8年前,患者无明显诱因出现双臀区交替性疼痛,3~5日可自行缓解,未在意。后渐出现下腰痛,夜间为甚,翻身困难,尤其后半夜,影响睡眠,晨起腰背僵硬,活动后好转,当地骨科诊为"腰椎间盘突出",间断服用"双氯芬酸钠",可缓解。症状反复发作,尤其是剧烈运动、肠道感染时加重。5年前渐出现髋部间断疼痛、足跟痛、胸锁部疼痛。3年前双眼反复红、不适、视物模糊,1~2周可恢复,眼科诊为葡萄膜炎,给予外用激素类药物治疗。间断伴单侧踝关节、膝关节肿胀疼痛,无手指间关节及腕关节、第一跖趾关节肿痛。5个月前,腰骶部疼痛症状逐渐加重,伴活动明显受限,服"塞来昔布"好转。3个月前,髋部疼痛加重,活动明显受限,并出现胸背部疼痛,左踝关节肿胀,为求诊治入院。既往史、个人史无特殊。其一叔父患有"强直性脊柱炎"。

【问题1】该患者腰痛及关节痛,可能的诊断是什么?

思路1 患者以腰痛为首发表现,明确腰痛性质、特点对诊断至关重要。腰背疼痛是SpA最常见的首发表现,常常被误诊为腰椎间盘突出。腰痛分为炎性腰背痛、机械性腰背痛及其他原因如内脏疾病导致的腰背痛,从事体力劳动或体育活动发生机械性腰背痛较为常见,机械性腰背痛通常是活动后加重,休息后减轻,NSAID效果不佳,通常有明确原因。而炎性腰背痛常隐匿起病,腰背部疼痛、臀区交替痛,早期患者自觉症状不明显,可以自发缓解,活动后减轻,休息后加重,称为静息痛。运动和休息对腰痛的影响对于这两种腰背疼痛最具有鉴别诊断价值。

知识点

1. 2009年国际脊柱关节炎协会(ASAS)提出炎性下腰痛(inflammatory back pain,IBP)的定义:①年龄<40岁;②隐袭起病;③活动后改善;④休息无缓解;⑤夜间痛,因腰背痛半夜醒来,起床活动后减轻。满足5条中4条诊为IBP,灵敏度77.0%,特异度91.7%。

2. 由于2009年ASAS标准的特异度不高,2016年Joel D.Taurog提出IBP诊断的新标准:①年龄<45岁;②持续时间>3个月;③隐袭起病;④晨僵>30分钟;⑤活动后改善;⑥休息无缓解;⑦夜间痛,因腰背痛半夜醒来,起床活动后减轻;⑧交替性臀区疼痛。8条中存在2条,诊断IBP特异度81.2%,灵敏度为70.3%,存在3条特异度>95%。

表13-1列举了炎性腰背痛与机械性腰背痛的鉴别要点。该患者符合上述IBP特点,因此SpA的诊断可能性大。

表 13-1 炎性腰背痛与机械性腰背痛的鉴别

项目	炎性腰背痛	机械性腰背痛
家族史	+	—
发病形式	隐匿起病	急性起病
夜间痛	++	±
晨僵	+++	+
活动后	减轻	加重
休息后	加重	减轻
发病年龄	<45岁	任何年龄
放射部位	弥漫性	循解剖部位
活动受限	对称	不对称

续表

项目	炎性腰背痛	机械性腰背痛
疼痛范围	弥散	局限
直腿抬高试验	—	+
背肌紧张	—	++
脊柱旁肌肉压痛	—	++

注:—表示无或阴性,+ 表示有或阳性,+~+++ 表示程度渐强,± 表示有或无。

思路 2 该患者另一个突出症状是关节肿痛。有关节受累的患者应该明确受累关节的以下特点:

①受累关节的定位:中轴关节抑或外周关节;②若为外周关节受累,需明确受累的为多关节抑或为少关节;③关节受累的分布特点:对称性抑或非对称性;④关节受累的发作特点:急性突发抑或缓慢发病、持续进展,能否自行缓解;⑤关节疼痛的程度以及是否伴关节周围软组织结构红肿。

如果受累关节数为 5 个及 5 个以上为多关节病变,2~4 个关节为寡关节病变,只有 1 个关节为单关节病变。多关节尤其是小关节受累是类风湿关节炎(RA)的特点。SpA 外周关节受累通常是寡关节,常位于下肢、大关节,非对称性。通常呈腊肠指 / 趾或指 / 趾炎,PsA 患者尤其突出。

该患者右髋关节、膝关节、踝关节肿胀、疼痛,活动受限,单侧,非对称,下肢关节多见,是典型的 SpA 外周关节受累的特点,与 RA 关节受累特点不同(图 13-1),与痛风的突发关节红肿热痛,快速缓解,第一跖趾关节多发的特点也有显著不同。

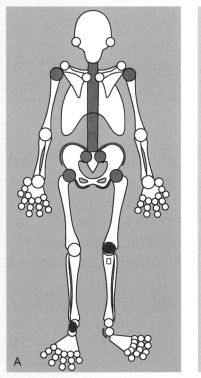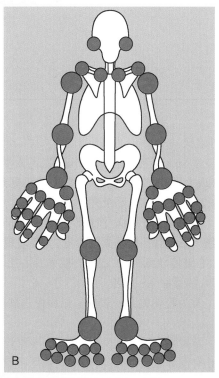

图 13-1 脊柱关节炎与类风湿关节炎受累关节区别示意图

A.脊柱关节炎;B.类风湿关节炎。

思路 3 关节病或关节炎的诊断还要考虑有无关节外的系统症状。

该患者除了关节症状以外,还有反复眼红、足跟痛等关节外表现。足跟痛是肌腱端炎的表现,是 SpA 的特征性表现之一,SpA 的病理基础就是肌腱附着点炎,除跟腱外,膝关节、髋关节、胸锁、胸肋关节等肌腱附着点均可受累,出现肿痛。葡萄膜炎尤其前葡萄膜炎是 SpA 最常见的关节外损害。

知识点

SpA 的关节外损害见表 13-2。

表 13-2 脊柱关节炎的关节外损害

关节外表现	强直性脊柱炎患者发生率 /%
前葡萄膜炎	30~50
炎性肠病	5~10
肠道的亚临床炎症	25~49
心血管功能异常	
传导紊乱(障碍)	1~33
主动脉瓣关闭不全	1~10
银屑病	10~20
肾功能异常	10~35
肺功能异常	40~88
气道疾病	82
间质性肺炎	47~65
肺气肿	9~35
骨异常	
骨质疏松	11~18
骨量减少	39~59

SpA 的关节外症状:

1. **葡萄膜炎** 是 SpA 最常见的关节外表现,可发生于 30%~50% 的 AS 患者。多为前葡萄膜炎,常急性发作,单侧起病,表现为畏光、流泪、视物模糊,查体可见角膜周围充血、虹膜水肿、瞳孔不规则、前方渗出和小的角质沉淀。发作 2~4 周可缓解,易反复。

2. **炎性肠病** 明确的克罗恩病、溃疡性结肠炎或亚临床型肠道炎症、溃疡。

3. **心血管系统** 心血管系统受累较少见,主要表现有升主动脉炎、主动脉瓣关闭不全、二尖瓣脱垂和关闭不全、心脏扩大、心脏传导障碍、扩张型心肌病及心肌炎等,其中主动脉瓣关闭不全、心脏扩大及心脏传导障碍见于 3.5%~10% 的重症 AS 患者。

4. **呼吸系统** 常为晚期关节外表现。以缓慢进展的肺间质纤维化为特点,常发生于上肺,易合并机会感染加重病情。

5. **神经系统** 脊柱强直后易发生骨质疏松,导致骨折、关节脱位。第 5~7 颈椎最易发生骨折,骨折或脱位发生后压迫、损伤脊髓导致肢体瘫痪,是本病病死率最高的并发症。慢性进行性马尾综合征是本病罕见而重要的并发症。

6. **肾脏** 较少见,主要表现为淀粉样变和 IgA 肾病。可出现血尿、蛋白尿、进行性加重的氮质血症、尿毒症。慢性前列腺炎较正常人群多见。

思路 4 **诱发因素与关节炎有如下关系**:有些关节炎在病程中存在明确的诱发因素,在病史询问中及时发现这些诱发因素,对于关节炎的诊断和鉴别诊断具有重要意义。如腹痛、腹泻、尿路感染后出现的关节炎可能是脊柱关节炎,尤其是反应性关节炎;SpA,尤其是 AS 的发生与感染及创伤的关系密切。该患者有感染、激烈运动后加重的现象;而大量饮酒或进食海鲜后出现足趾关节疼痛,痛风关节炎的可能性大;外伤后出现局部关节疼痛,外伤关节炎可能性大。

在询问病史的过程中,个人史、职业史、家族史的询问非常必要。一部分 SpA 患者存在遗传因素,可能有家族遗传史,该患者叔父患有 AS,使诊断 SpA 的可能性增加。

【问题2】病史采集后,下一步应重点做哪些方面的查体?

思路 对于门诊就诊患者,为明确诊断,进行查体的重点应包括:①可能受累部位的查体,如受累关节及关节周围压痛、关节功能检查;②关节外系统查体,如皮肤、心、肺、肠道及肾脏,这些系统的查体发现有助于明确患者系统受累情况以及与其他疾病的鉴别诊断;③外周关节受累时应检查关节病变的部位,明确是否有关节肿胀、出现压痛的关节数及关节活动度;④中轴关节受累要进行颈椎、胸廓、脊柱、腰椎的活动度检查,还需检查是否存在骶髂关节压痛、棘突压痛、双臀坐骨结节压痛、双髋关节叩痛等。

从病史资料及上述查体结果可知,该患者存在以下问题:①腰背及髋关节疼痛,下肢膝、踝关节肿痛,且查体中发现这些关节有器质性病变体征,需要准确描述这些关节的功能是否受到影响;②关节外表现,故在查体中应再次关注所提及的部位是否仍存在病变,有助于判断病情严重程度。

查体记录:生命体征平稳,一般情况可,心、肺、腹未查见异常,生殖器查体未见异常。第5胸椎至第4腰椎棘突压痛,骶部叩痛,双臀、坐骨结节压痛,双髋关节叩痛,双髋关节内旋外展受限,双侧下肢"4"字试验(+),骨盆分离试验(+),右足跟肿、压痛;左膝关节肿胀、压痛,余关节无压痛。Schober 试验 2cm,指地距 80cm;枕墙距 10cm,胸廓活动度 2cm。

病史及初步查体提示患者系 SpA。对于 SpA 仔细进行并记录脊柱相关的专科查体对诊断及判断病情很重要。

知识点

脊柱关节炎脊柱及关节专科查体

1. 胸廓活动度 在第4肋间隙水平(女性乳房下缘)测量深吸气和深呼气时胸廓扩展的范围,两者之差的正常值通常应>2.5cm。胸廓活动度降低常出现在疾病晚期,系肋骨和脊柱胸段受累所致。

2. 枕墙距 患者背及双足跟贴墙直立,收颌,眼平视,测量其枕骨结节与墙之间的水平距离。正常人枕骨结节可触及墙壁,枕部触不到墙则为异常。此距离的测量可发现颈或胸段脊柱受累情况。

3. Schober 试验 于双髂后上棘连线中点上方垂直距离10cm处标记,随后嘱患者前屈(双膝直立),并测量脊柱最大前屈度。正常时,两者距离的增加应>5cm。若其增加<4cm,提示腰椎活动度降低。

4. 指地距 患者在双膝伸直的状态下尽量弯腰、伸臂,测量其指尖与地面之间的距离。

5. 下肢"4"字试验(Patrick 试验) 患者仰卧,一侧膝屈曲并将足跟置对侧伸直腿的膝上。检查者一手下压屈膝腿膝部(此时髋关节在屈曲、外展和外旋位),另一手压直腿侧骨盆。引出屈膝侧骶髂关节疼痛则提示有骶髂关节病变。

6. 骨盆侧压试验 侧卧时从一侧按压患者的骨盆。如有骶髂关节病变,则会诱发疼痛。

【问题3】为明确诊断、判断病情,应进行哪些实验室及影像学检查?

病史采集及查体提示患者为 SpA,存在中轴关节炎性病变,有下肢大关节少关节受累,且有关节外表现。为进一步明确诊断,该患者应进行常规检查、免疫学检查及影像学检查。

辅 助 检 查

常规检查:血常规、尿常规、肝肾功能正常,乙、丙型肝炎标志物阴性,PPD 试验阴性。

炎症指标:血沉 58mm/h,C 反应蛋白 21.5mmol/L。

免疫学检查:HLA-B27 阳性,RF、抗 CCP 抗体阴性,ANA 阴性。

骨盆 X 线片(图 13-2)、骶髂关节 MRI(图 13-3)、髋关节 MRI(图 13-4)提示:双侧骶髂关节炎,关节间隙狭窄,脊柱呈竹节样改变,髋关节炎性改变,间隙变窄部分椎体及骶髂关节面下可见骨髓水肿信号。

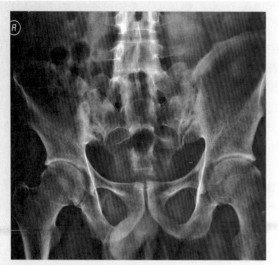

图 13-2　患者骶髂关节 X 线表现

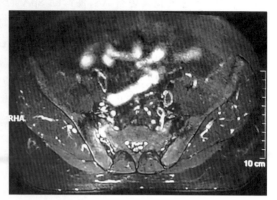

图 13-3　患者骶髂关节磁共振影像

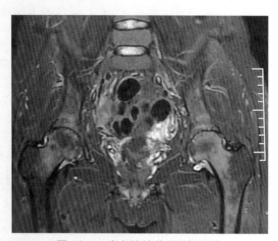

图 13-4　患者髋关节磁共振影像

思路 1　HLA-B27 阳性对 SpA 诊断有较大价值。

SpA 是一类与遗传相关的疾病,遗传因素中 HLA-B27 与 SpA 相关性最强(表 13-3)。HLA-B27 既是 SpA 的遗传标志,又参与 SpA 的发病过程。正常人群 HLA-B27 阳性率为 4%~8%。有 10% 左右的 AS 患者 HLA-B27 阴性。HLA-B27 阳性并非 AS 的标志,因为 HLA-B27 阳性人群中仅 5%~7% 会患 AS;反之,HLA-B27 阴性也不能除外 AS。

表 13-3　HLA(人类白细胞抗原)-B27 与脊柱关节炎

疾病	HLA-B27 阳性率 /%
强直性脊柱炎(AS)	90
反应性关节炎(ReA)	70
外周型银屑病关节炎(PsA)	25
中轴型 PsA(脊柱受累)	60~70
肠病性关节炎(IBDA)	70

思路 2　C 反应蛋白(CRP)和血沉(ESR)都是常用的炎症标志物,升高提示存在炎症。

该患者这两项指标均明显增高,提示存在炎症。但需注意 ESR、CRP 受很多因素影响,感染、肿瘤、血液系统疾病患者的血 ESR、CRP 水平也会升高；还需强调的是 ESR、CRP 正常也不能除外炎症活动。

思路 3 影像学检查对 SpA 诊断、病情评估、疗效评价和预后判断均具有重要价值。骨盆 X 线、脊柱 X 线正侧位片、骶髂关节 CT、骶髂关节 MRI、髋关节 MRI 均应酌情检查。

知识点

脊柱关节炎骶髂关节影像学改变及分级

1. X 线片 骨盆正位片：简单易行，可见不同程度骶髂关节炎，还可观察到坐骨、耻骨、髋关节的变化。1966 年纽约分类标准中对骶髂关节 X 线片改变的分级标准为：

0 级：正常。

1 级：可疑或轻微骶髂关节炎。

2 级：轻度骶髂关节炎，可见局限性侵蚀、硬化，关节边缘模糊，但关节间隙无变化。

3 级：中度或进展性骶髂关节炎，伴有骨质破坏、硬化、关节间隙狭窄或增宽或部分强直中一项或一项以上改变。

4 级：严重异常，骶髂关节硬化、融合、强直。

2. CT 检查 灵敏度优于 X 线片，有利于早期诊断（图 13-5）。骶髂关节 CT 的评分通常亦参考 X 线分级方法的描述。

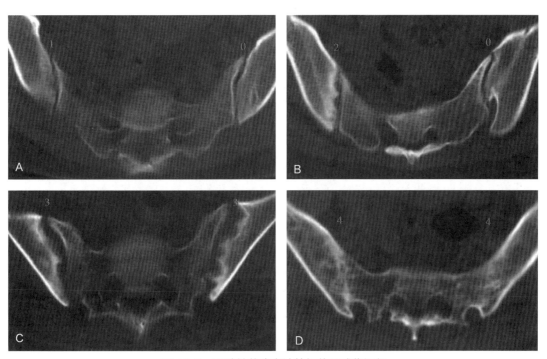

图 13-5 骶髂关节病变计算机体层成像评级
A. 正常；B. 2 级和 0 级；C. 3 级；D. 4 级。

3. MRI 检查 可以显示骶髂关节的一些早期改变，如骨髓及周围软组织水肿、炎症，有利于 SpA 的早期诊断。T_1 加权像可以发现骶髂关节结构损伤，T_2 抑脂像可以发现早期炎症，如骨髓水肿、积液、滑膜、滑囊炎。但 MRI 的骨髓水肿特异性不强，很多生理情况及感染、代谢疾病均可出现骨髓水肿，需仔细鉴别，越来越多证据显示 T_1 加权的结构损伤对 SpA 诊断更有意义。

【问题 4】如何确定该患者的诊断？依据有哪些？

思路 从病史、查体、实验室检查及影像学结果综合判断，该患者可诊断为 SpA，系放射学阳性中轴型 SpA，即 AS。

诊断依据为患者有典型的 SpA 的临床特征:有炎症性下腰痛、下肢大关节、少关节非对称性受累;有反复发作的葡萄膜炎;对 NSAID 治疗反应好;有家族史;血 HLA-B27 阳性;X 线、MRI 有骶髂关节炎,符合 SpA 的诊断标准;因 X 线双侧骶髂关节Ⅲ级骶髂关节炎,故属于放射学阳性脊柱关节炎,即 AS。不同类型 SpA 的临床特点比较详见表 13-4。

【知识点】

2009 年国际脊柱关节炎协会(ASAS)将 SpA 分为中轴型 SpA 及外周型 SpA。中轴型 SpA 又分为放射学阳性(radiographic axial spondyloarthritis, ankylosing spondylitis)及放射学阴性(non-radiographicaxial spondyloarthritis, nr-axSpA)。

1. 中轴型 SpA 分类标准 腰背痛 3 个月以上,起病年龄<45 岁者,同时:①由 X 线或 MRI 证实的骶髂关节炎加至少 1 条 SpA 表现;② HLA-B27 阳性加至少 2 条其他 SpA 表现。可诊为中轴型 SpA。

其中 SpA 表现包括:①炎性腰背痛;②关节炎;③肌腱端炎(足跟);④葡萄膜炎;⑤指/趾炎;⑥银屑病皮疹;⑦克罗恩病/溃疡性结肠炎⑧对 NSAID 治疗反应好;⑨ SpA 家族史;⑩ HLA-B27 阳性;⑪CRP 水平增高。该标准的灵敏度为 82.9%,特异度为 84.4%;影像学证实存在骶髂关节炎的灵敏度为 66.2%,特异度为 97.3%。该标准在临床研究中能可靠分类患者,利于对有慢性腰背疼痛的中轴型 SpA 患者作出早期诊断。

2. 外周型 SpA 分类标准 关节炎或附着点炎或指/趾炎患者,符合下列条件可诊断外周型 SpA:

满足下列 SpA 特征 1 条以上:①银屑病皮疹;②炎性肠病;③前驱感染;④ HLA-B27 阳性;⑤葡萄膜炎;⑥影像学证实骶髂关节炎(X 线或 MRI)。

或满足下列 2 条以上:①关节炎;②附着点炎;③指/趾炎;④炎性腰背痛;⑤ SpA 阳性家族史。

该病例属于 SpA 中最典型的 AS。不同 SpA 具有不同的临床特征(表 13-4),认识这些特征,对诊断有较大帮助。

表 13-4 不同类型 SpA 的临床特点比较

特征	AS	ReA	JSpA	PsA	IBDA
发病年龄	<40 岁	青~中年	<16 岁	青~中年	青~中年
性别比例	男>女,男:女约 3:1	男性为主,男:女约 10:1	男性为主	男女相同	男女相同
常见发病方式	隐袭	急性	多样	多样	多样
关节受累特点	中轴为主,外周关节少	中轴非对称,外周	外周多	中轴非对称性,外周关节	中轴,外周
骶髂关节炎	对称	不对称	多样	不对称	对称
韧带骨赘	平滑,边缘	粗大,非边缘		粗大,非边缘	平滑,边缘
眼部损害	25%~30% 巩膜炎	常见巩膜炎、结膜炎	20%	偶有	偶有
皮肤病变	无	皮肤角化	少见	银屑病	少见
指甲表现	无	无	无	60%~70%	无
HLA-B27 阳性率 /%	90	70	20	25~70	70

注:SpA,脊柱关节炎;AS,强直性脊柱炎;ReA,反应性关节炎;JSpA,幼年脊柱关节炎;PsA,银屑病关节炎;IBDA,肠病性关节炎;HLA,人类白细胞抗原。

【问题5】如何判断、评价 SpA 的病情轻重及活动度?

思路 1 SpA 病情轻重由临床表现、病变累及范围,尤其是受累关节数、有无关节外损伤、炎症标志物及影像学表现综合决定。一般发病年龄轻、男性、吸烟、HLA-B27 阳性、早期出现髋关节受累、早期出现骶髂关节及脊柱结构损伤、有关节外损害者病情较重,需积极治疗。

该患者骨盆 X 线片见双侧骶髂关节模糊、狭窄、破坏,呈Ⅲ级损害。MRI 显示双侧骶髂关节骨髓水肿,提示存在活动性炎症,股骨颈及股骨头有强的 T_2 高信号,且狭窄,提示存在髋关节受累。这些改变是 AS 的典型改变,再结合患者的临床症状、体征、实验室检查和影像学检查,该患者可确诊为 AS,且病情活动,有髋关节受累,属于病情严重者。

思路2　国际上近年提出了多个 SpA 病情评估标准,包括 Bath 强直性脊柱炎活动性指数(Bath ankylosing spondylitis disease activity index,BASDAI)、Bath 强直性脊柱炎功能指数(Bath ankylosing spondylitis functional index,BASFI)及强直性脊柱炎疾病活动度评分(ankylosing spondylitis disease activity score,ASDAS),近年来研究证据提示 ASDAS 反映 SpA 病情优于 BASDAI,所以最新 SpA 治疗指南均采用 ASDAS 来判断疾病活动度及疗效。

知识点

强直性脊柱炎疾病评估指标

1. BASDAI　共包括 6 个问题,前 5 个问题采用 10cm 目视模拟标尺法,用毫米(mm)记录。

要求患者根据过去 1 周的状态回答以下问题,并在每条 10cm 目视模拟标尺上的相应位置标注"×",0 表示没有影响,10 表示程度极重。

(1)过去一周你感受到的疲劳 / 困倦的总体程度?

(2)过去一周你感受到的颈痛、背痛和髋痛的总体程度?

(3)过去一周你感受到的其他关节疼痛 / 肿胀(不包括颈痛、背痛和髋痛)的总体程度?

(4)过去一周你感受到的由于触痛或压痛导致不适的总体程度?

(5)过去一周在清醒后你感受到的晨僵的总体程度?

(6)当你清醒后晨僵持续多长时间? 请在下面标尺上的对应位置用"×"标出。

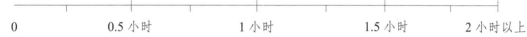

| 0 | 0.5 小时 | 1 小时 | 1.5 小时 | 2 小时以上 |

2. BASFI　采用 10cm 目视模拟标尺法,结果用毫米(mm)记录。

根据以下 10 个问题的提示,要求患者将目前完成下列活动时的难易程度在标尺上对应位置用"×"标出。

(1)无须别人帮助或辅助器材,穿袜子或贴身衣服。

(2)无须辅助器材,向前弯腰从地上拾取钢笔。

(3)无须别人帮助或辅助器材,从较高的储物架上取物。

(4)无须用手或别人帮助,从坐着的没有扶手的餐桌椅上站立起来。

(5)无须别人帮助,从仰躺着的地板上站立起来。

(6)不改变姿态,无任何辅助支撑地站立 10 分钟。

(7)不用扶手或其他辅助器材,走 12~15 级台阶,每步一个台阶。

(8)不转身,从肩膀处向后看。

(9)完成体力活动。

(10)完成一整日的家务和工作。

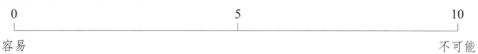

| 0 | 5 | 10 |
| 容易 | | 不可能 |

3. ASDAS　包含以下五个方面:

(1)背痛(BASDAI 第 2 个问题)。

(2)患者总体评价。

(3)外周关节痛 / 肿程度(BASDAI 第 3 个问题)。

(4)晨僵时间(BASDAI 第 6 个问题)。

(5)CRP(mg/L)或 ESR(mm/h)。计算公式如下：

ASDAS-CRP:0.121×背痛＋0.058×晨僵时间＋0.110×患者总体评价＋0.073×外周痛／肿关节数＋0.579×ln(CRP+1)

ASDAS-ESR:0.079×背痛＋0.069×晨僵时间＋0.113×患者总体评价＋0.086×外周痛／肿关节数＋0.293×$\sqrt{ESR}$

2018 年 ASAS 更新了依据 ASDAS 的 SpA 病情活动、缓解判定标准：

疾病缓解:ASDAS 评分<1.3;低疾病活动度:ASDAS 评分 1.3~<2.1;高疾病活动度:ASDAS 评分为 2.1~<3.5;极高疾病活动度:ASDAS 评分 ≥3.5

按 ASDAS 计算,该患者的 ASDAS 评分为 4.5 分,属极高病情活动度。

【问题 6】该患者应该如何治疗?

思路 1　患者诊断明确为 AS,且病情属于极高疾病活动度,需积极治疗,尽快控制炎症,尽早实现治疗目标——缓解或低疾病活动度。

知识点

2018 年 EULAR 更新了 SpA 达标治疗的推荐。

1. 首要原则

(1)治疗目标必须由患者和风湿科医师共同确定。

(2)通过计算患者的疾病活动度并依此调整达标治疗目标,可以改善预后。

(3)SpA 和 PsA 均是临床表现多样的系统性疾病,治疗时应兼顾肌肉骨骼和关节外表现,必要时应与其他专科医师协作,如皮肤科、消化科和眼科医师。

(4)治疗中轴型 SpA 和 PsA 的终极目标是通过对症状和体征的控制,预防结构性损害,恢复和保留功能,避免不良反应及最小化并发症,从而达到健康相关生活质量和社会参与度的长期最优化。

(5)消除炎症对达到这些目标至关重要。

2. 推荐

(1)治疗目标是肌肉骨骼和关节外表现(关节炎、指／趾炎、肌腱端炎、中轴病变)的临床缓解或疾病静止。

(2)应基于患者疾病的临床表现设定个体化的治疗目标;结合治疗方法考虑确定达到目标的时间。

(3)临床缓解或疾病静止的定义是无显著疾病活动的临床或实验室证据。

(4)低疾病活动度或最小疾病活动度(minimal disease activity,MDA)可为替代的治疗目标。

(5)疾病活动度应基于临床症状、体征和急性期反应物水平计算得出。

(6)在临床实践过程中应对肌肉骨骼系统的疾病活动度和皮肤和／或其他相关的关节外表现进行有效的评估;评估的频率取决于疾病活动的程度。

(7)对于中轴型 SpA,推荐用 ASDAS 评估;对于 PsA,可用银屑病关节炎疾病活动度评分(PSADAS)或最小疾病活动度(MDA)来定义治疗目标。

(8)治疗目标的选择和疾病活动度的评价应将并发症、患者因素和药物相关风险纳入考量。

(9)除临床和实验室指标外,作出临床决策时应考虑影像学表现。

(10)一旦确立治疗目标,在整个治疗过程中都应该坚持该目标。

(11)在与患者的讨论过程中,应充分告知患者治疗目标、达标治疗策略的风险和获益。

思路 2　该患者既有中轴关节与外周关节损伤,还有关节外损伤,应该给予 NSAID＋柳氮磺吡啶(SSZ)治疗。

知识点

治疗脊柱关节炎的药物

1. 非甾体抗炎药（NSAID） 是治疗 SpA 的一线用药，用以减缓疼痛、僵硬感；对中轴关节及外周关节受累均有效。在疾病活动期建议足量、长期治疗，缓解后酌情使用。有研究证实，足量长期使用 2 年较按需使用，可以抑制脊柱新骨形成，抑制放射学进展。该研究尚需大样本深入研究来进一步证实。常用 NSAID 的临床使用及注意事项详见第七章。

2. 糖皮质激素 一般不作为中轴关节及外周关节的常规全身使用药物，但对于难治性虹膜炎可以在眼科医师指导下全身使用。一些肌腱端病、严重外周关节炎患者可以局部注射激素制剂。糖皮质激素副作用大，不能阻止 SpA 疾病进展。

3. 改善病情抗风湿药（DMARD） 这类药物对 SpA 患者的外周关节、PsA 患者的皮疹、IBDA、葡萄膜炎等有治疗作用，对单纯的中轴关节受累无足够证据支持其疗效。一般采用柳氮磺吡啶（SSZ）1.0g、每日 2~3 次，或甲氨蝶呤（MTX）10~15mg/ 周，或来氟米特 20mg、每日 1 次等治疗。沙利度胺有特异性免疫调节作用，小样本研究提示可改善 SpA 病情，常睡前使用 50~200mg，但须注意其可导致胚胎畸形，因此有生育要求的妇女应谨慎使用。

4. 肿瘤坏死因子 -α（TNF-α）抑制剂 TNF-α 是一种促炎症细胞因子，在 SpA 发病机制中具有重要作用。TNF-α 抑制剂能够阻断 TNF-α 的作用，对 SpA 治疗疗效显著。TNF-α 抑制剂的种类、使用方法与相关注意事项详见第七章。

TNF-α 抑制剂作用强，起效快，可快速缓解病情，对 SpA 中轴关节、外周关节及关节外损害均有效。不同 TNF-α 抑制剂对中轴关节、外周关节炎的疗效相当，但对关节外损害，如葡萄膜炎、银屑病、炎性肠病等，单抗类疗效好于受体类。

5. IL-17 拮抗剂（IL-17 inhibitors） IL-17 是 SpA 发病中除 TNF-α 外的另一个关键促炎因子，尤其在 PsA 中起关键作用。IL-17A 拮抗剂（如 secukinumab、ixekizumab）国内外已批准用于治疗 PsA 及 AS。

6. IL-12/23 抑制剂［IL-12/23 inhibitors，如尤特克单抗（ustekinumab）］ IL-12/23 在 SpA 尤其是银屑病及 PsA、炎性肠病发病中发挥重要作用。在国外已被批准用于治疗银屑病、PsA 及炎性肠病，在我国已经于 2019 年上市。

结合该患者的特点，给予双氯芬酸 50mg、每日 2 次，SSZ 1g、每日 2 次。治疗 4 周后，腰背痛减轻，但髋部疼痛、踝关节肿痛无明显变化，且治疗期间左眼发作葡萄炎。计算 ASDAS 评分为 3.2 分。

【问题 7】如果该患者对前述治疗无效，下一步该如何处理？

思路 患者经过 NSAID、SSZ 治疗后，症状缓解不明显。实验室检查示 CRP 20.5mmol/L、血沉 48mm/h。ASDAS 评分为 3.2 分，病情仍然高度活动，按指南推荐，应调整治疗方案。在原有治疗基础上，给予 TNF-α 抑制剂戈利木单抗 50mg 每月 1 次皮下注射治疗，注射 1 次后患者自觉疼痛明显缓解，4 周后复查 ESR 25mm/h，CRP 20.5mmol/L，ASDAS 评分为 2.3 分。继续使用戈利木单抗治疗。

TNF-α 抑制剂治疗 AS 作用强，起效快。但治疗前应该仔细进行安全性评估，中国人尤其应该评估结核、乙肝病毒感染风险。进行 X 线胸片、PPD 或 T-spot、乙肝标志物检测，安全无风险者可以安全使用。但长期用药者应定期筛查。对于病情需要必须使用该类药物才能控制，有潜伏结核感染或乙肝病毒检查阳性者，应按指南进行预防治疗后再开始 TNF-α 抑制剂治疗。

【问题 8】除药物治疗外，该患者还应该进行哪些物理治疗及运动？

思路 SpA 的治疗包括一般治疗、药物治疗及手术治疗。患者教育及生活管理非常重要。戒烟、合理膳食、防止感染均对控制病情有益。药物治疗之外最重要的是康复体育锻炼，部分患者经规律合理体育锻炼可以缓解症状，减轻或防止畸形。运动中要注意避免运动负荷过重和剧烈运动，尤其是有冲击的剧烈运动，这些会导致肌肉和关节损伤，加重病情。游泳是最好的运动方式。

除锻炼外,部分患者发生严重关节畸形时,如髋关节、脊柱畸形等严重影响生活质量及生理功能,可以考虑行手术治疗,如人工全髋关节置换或脊柱畸形矫正术。

该患者可以进行游泳、慢走、骑自行车锻炼。

(吴振彪)

推荐阅读资料

[1] MACHADO P, VAN DER HEIJDE D. How to measure disease activity in axial spondyloarthritis ? Curr Opin Rheumatol, 2011, 23 (4): 339-345.

[2] NAVARRO-COMPÁN V. An update on diagnosis and classification of axial spondyloarthritis. Curr Rheumatol Rep, 2019, 21 (8): 39.

[3] TAUROG J D, CHHABRA A, COLBERT R A. Ankylosing spondylitis and axial spondyloarthritis. N Engl J Med, 2016, 374 (26): 2563-2574.

[4] VAN DER HEIJDE D, RAMIRO S, LANDEWÉ R, et al. 2016 update of the ASAS-EULAR management recommendations for axial spondyloarthritis. Ann Rheum Dis, 2017, 76 (6): 978-991.

第十四章　血　管　炎

第一节　概　论

血管炎（vasculitis）是指一组以血管壁炎症为基础病理改变、累及多器官系统的自身免疫病。系统性血管炎的临床表现与受累及血管的部位、类型和管径大小不同有关,其临床表现主要由两部分组成,一部分为炎症导致的全身和受累脏器局部的炎症表现,另一部分是因血管受累引起的出血、栓塞或闭塞而导致其受累脏器的缺血、梗死等改变。正因为如此,导致血管炎的临床表现变化多端。2012 年 Chapel Hill 专家共识根据主要受累血管的大小对血管炎进行了命名和分类(表 14-1)。但应该强调的是,在临床上,以大血管受累为主的系统性血管炎仍然可以累及中小血管,而以累及小血管为主的血管炎亦可以出现大血管病变。

本章仅涉及系统性血管炎。

一、系统性血管炎的具体分类

具体分类见表 14-1。

表 14-1　2012 年 Chapel Hill 会议制定的血管炎分类

大类	亚类或命名
以累及大血管为主的系统性血管炎	大动脉炎
	巨细胞动脉炎
以中等大小血管为主的系统性血管炎	结节性多动脉炎
	川崎病
以累及小血管为主的系统性血管炎	ANCA 相关血管炎
	显微镜下多血管炎
	肉芽肿性多血管炎
	嗜酸性肉芽肿性多血管炎
免疫复合物性小血管炎	抗肾小球基底膜病
	冷球蛋白性血管炎
	IgA 性血管炎
	低补体血症性荨麻疹性血管炎
累及血管大小可变的系统性血管炎	白塞综合征(贝赫切特综合征)
	科根综合征
单器官血管炎	皮肤白细胞破碎性血管炎
	皮肤性动脉炎
	原发性中枢神经系统血管炎
	孤立性主动脉炎

大类	亚类或命名
与系统性疾病相关的血管炎	系统性红斑狼疮相关血管炎
	类风湿关节炎相关血管炎
	结节病相关血管炎
可能病因相关的血管炎	丙肝病毒相关冷球蛋白血症性血管炎
	乙肝病毒相关血管炎
	梅毒相关主动脉炎
	血清病相关免疫复合物性血管炎
	药物相关性免疫复合物性血管炎
	药物相关 ANCA 相关血管炎
	肿瘤相关血管炎

注:ANCA,抗中性粒细胞胞质抗体。

二、系统性血管炎的临床表现

由于系统性血管炎临床表现复杂,将在本章其他节中通过临床病例进行阐述,在此不再赘述。

三、系统性血管炎的诊断与鉴别诊断

系统性血管炎的诊断通常较困难,目前为止还没有特异的实验室检查能确诊,因此需密切结合临床表现、病理检查和影像学检查来综合判断,尤其是大血管的组织病理样本难以获取,确诊更困难。因此,系统性血管炎的诊断需以患者的临床表现为主要依据,结合影像学、病理学和实验室检查等综合作出诊断,临床表现是血管炎诊断的核心和基础。对于出现任何无法解释的系统性疾病的患者都应该将系统性血管炎作为诊断和鉴别诊断之一,尤其是对于出现不能解释的发热、突出皮面的紫癜、肺部浸润影、显微镜下血尿、慢性炎症性鼻窦炎、多发性单神经炎、无法解释的脏器缺血表现和肾小球肾炎中一种或多种表现时,需考虑系统性血管炎的诊断。

由于一些感染、肿瘤都可以模拟血管炎的临床表现,因此在诊断了血管炎之后,还要寻找是否合并了肿瘤和感染,以最终去除引起血管炎的原因。

四、系统性血管炎的治疗原则

一般来说系统性血管炎是进展性的,不经治疗均会引起不可逆的脏器损害,很少有自发缓解的情况,因此早期诊断、早期治疗是系统性血管炎诊治的基本原则。糖皮质激素是血管炎的基础治疗药物,其剂量及用法因血管炎的病变部位与病变严重程度而异。凡有肾、肺、神经系统、心脏及其他重要脏器受累者,除需要足量糖皮质激素治疗外,还应及早加用免疫抑制剂;对于急进性重要脏器损害者还需要大剂量糖皮质激素冲击治疗。免疫抑制剂中最常用的为环磷酰胺(CTX)。其他常用免疫抑制剂有硫唑嘌呤、甲氨蝶呤、霉酚酸酯、钙调蛋白磷酸酶抑制剂、来氟米特、雷公藤等,这些药物的具体使用方法及注意事项详见第七章。有急进性脏器损害和病情危重者还可以辅以血浆置换、免疫吸附、静脉注射大剂量免疫球蛋白等治疗。

近年来,随着对系统性血管炎发病机制研究的进展及生物工程技术的发展,出现了一些针对血管炎发病过程中某一环节的靶向性治疗药物,称为生物制剂或靶向治疗药物。如以细胞因子、细胞信号转导通路和免疫细胞为靶向的生物制剂或靶向治疗药物,是血管炎治疗的发展方向;目前最为常用的有针对 TNF-α 的受体融合蛋白和单克隆抗体、针对 IL-6 及其受体的单克隆抗体、针对 B 细胞的单克隆抗体、针对细胞内 JAK 通路的小分子靶向药物等,为血管炎的治疗开辟了新的篇章(详见第七章)。

五、预后

系统性血管炎的预后与受累血管的大小、种类、病变部位有关,个体与疾病间差异较大。造成重要器官严重缺血的大血管炎患者、重要脏器小动脉或微动脉受累者通常预后较差。早期诊治、及时恰当的治疗是改善预后的关键。

第二节　大 动 脉 炎

大动脉炎(Takayasu arteritis,TA)是指累及主动脉及其一级分支的慢性、肉芽肿性、全层动脉炎,导致受累动脉狭窄或闭塞,少数也可引起动脉扩张或动脉瘤形成,造成所供血器官缺血。大动脉炎好发于亚洲、中东地区,发病率为(0.4~2.6)/10万人,约90%患者在30岁之前发病,男∶女发病率为1∶(8~9)。本病病因未明,早期的临床表现主要为不特异的全身炎症表现如发热、肌肉与关节疼痛、乏力、消瘦,非常容易被漏诊;疾病发展后主要表现为脏器缺血的症状,而早期诊断、早期治疗是阻止血管狭窄、闭塞,防止出现脏器损害的关键。

【临床关键点】

1. 大动脉炎虽然少见,但是是造成年轻女性不明原因发热的原因之一。

2. 大动脉炎主要累及主动脉及其一级分支。

3. 临床表现不特异,主要为全身炎症表现、血管炎症和脏器供血不足。

4. 大动脉炎的常见体征为颈部血管杂音、肢体脉搏搏动不对称,这些都是诊断的提示性表现。

5. 动脉造影是诊断大动脉炎的金标准,但CT血管造影(CTA)已逐渐取代传统的血管造影成为诊断大动脉炎的金标准;CTA还为判断疾病累及范围提供了重要依据。

6. 大动脉炎的治疗分为诱导缓解与维持缓解。诱导缓解的锚定药物为糖皮质激素,维持治疗阶段主要为小剂量糖皮质激素或免疫抑制剂。

7. 大动脉炎的治疗包括药物治疗与介入或手术治疗。药物治疗是基础,但当出现严重的脏器缺血改变、危及患者生命或重要脏器功能或严重影响生活质量时应进行介入或手术治疗。

8. 大动脉炎非常容易复发,需维持治疗较长时间。

9. 心血管病变是造成大动脉炎患者死亡的最主要原因,因此在临床中应常规对大动脉炎患者发生心血管时间的危险因素进行筛查与管理。

临床病例

患者,女性,23岁,因"发热、颈痛8个月"就诊。8个月前无诱因出现发热,体温最高38℃,伴双侧颈痛,抗生素治疗无效,6个月前体温自行恢复正常,颈痛仍持续。2个月前出现左上肢无力,提重物数分钟后出现左上肢发麻,刷牙时出现左上肢疼痛,需停止数分钟后好转。颈部超声示双侧颈总动脉、锁骨下动脉管壁增厚,左侧颈总动脉狭窄约75%,右侧锁骨下动脉狭窄近50%,左锁骨下动脉狭窄70%。近3年来,反复出现痛性口腔溃疡,可自行好转。

查体:双肺未见异常,主动脉瓣区可闻及舒张期杂音,双侧颈部、左锁骨下窝可闻及血管杂音,左肱桡动脉搏动极弱,左上肢血压70/50mmHg,右上肢血压120/60mmHg。血常规:白细胞计数 13.88×10^9/L,ESR 49mm/h,超敏CRP 39.87mg/L,肝、肾功能正常。血管CTA示主动脉弓、头臂干、双颈总动脉及双锁骨下动脉管壁环状增厚,右颈总动脉轻度狭窄,左锁骨下动脉重度狭窄,左颈总动脉及左锁骨下动脉重度狭窄(图14-1)。

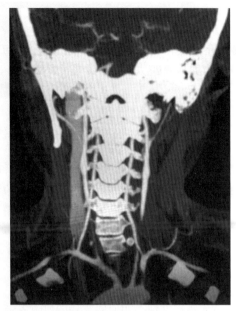

图 14-1 计算机体层摄影血管造影显示,患者的
双侧颈总动脉管壁增厚、左锁骨下动脉重度狭窄

【问题 1】该患者最可能的诊断是什么? 需进行哪些检查来确诊?

思路 年轻女性,有发热、颈痛、左上肢间歇性跛行,查体闻及血管杂音、双上肢血压不对称,血管超声与CTA均证实存在血管壁炎症与管腔狭窄,这些表现都证实该患者的诊断为大动脉炎。目前还是参照 1990 年美国风湿病学会(ACR)大动脉炎的分类标准来诊断大动脉炎。该分类标准如下:①发病年龄 ≤40 岁;②肢体间歇性跛行;③一侧或双侧肱动脉搏动减弱;④双上肢收缩压差>10mmHg;⑤一侧或双侧锁骨下动脉或腹主动脉区闻及血管杂音;⑥动脉造影异常。符合上述 6 条中 3 条者可诊断本病。

虽然血管超声检查是最常用的血管检查方法,但是确诊大动脉炎需 CTA 或传统的插管血管造影检查,如果出现血管壁管状增厚、管腔狭窄即可以确诊大动脉炎。

【问题 2】诊断大动脉炎,需要与哪些疾病进行鉴别诊断?

思路 大动脉炎需要与一些可能会引起类似病变的疾病相鉴别,如一些先天性血管发育异常、先天性主动脉狭窄、动脉肌纤维发育不良、动脉粥样硬化、血栓闭塞性脉管炎、白塞综合征等都有可能会累及主动脉弓及其一级分支血管。

1. **先天性主动脉狭窄** 属于一种先天发育异常,新生儿最常见,也有青春期或更晚才出现症状者;狭窄部位最常见于降主动脉,偶发于主动脉弓和腹主动脉者。最常见的临床表现为高血压,严重者在新生儿期可以心力衰竭为最初临床表现;新生儿期经超声心动图检查看到主动脉的特征性表现,可以作出诊断。CTA 上特征性的节段性主动脉狭窄有助于确诊,早期介入如支架植入或球囊扩张术可取得较好效果。本例患者成年发病,有全身炎症的表现,受累血管也非主动脉,据此可以鉴别。

2. **动脉肌纤维发育不良** 动脉肌纤维发育不良是一种罕见的非炎性、非粥样硬化性血管病,主要累及大血管,以肾动脉、颈动脉受累最常见,与大动脉炎血管受累相似,非常易与大动脉炎混淆。本病在影像上可表现为血管狭窄、闭塞或动脉瘤形成,CTA 上看到特征性的"串珠样"或"草绳样"动脉狭窄与动脉瘤相间有助于鉴别。动脉肌纤维发育不良患者在临床上几乎不会出现发热、血清炎症指标升高与颈痛等炎症表现,血管超声所见为管状管壁增厚与狭窄,可资鉴别。

3. **动脉粥样硬化** 发病年龄通常在 45 岁以上,常有高血压和高脂血症的病史,虽然可以引起动脉狭窄,但通常没有炎症的表现,可以鉴别。

4. **白塞综合征** 白塞综合征以复发性口腔溃疡、外阴溃疡、眼部病变三联征为主要临床特征。约 13%患者会出现血管受累,又称血管白塞,会累及全身所有血管,包括动静脉和所有大小的血管,可以出现血管狭窄与动脉瘤形成,继发血栓也较常见。本例患者虽有口腔溃疡,但没有白塞综合征的其他表现,血管受累仅限于动脉系统,受累血管分布亦为大动脉炎的特征部位,可以鉴别。

【问题3】患者目前的血管病变严重程度如何?

思路 在大动脉炎的诊断明确之后,还要对疾病的严重程度和病变范围作出判断。Numano 等根据血管造影或 CTA 表现,将大动脉炎的血管受累分为五型,血管受累类型不同,其相应临床表现也有所不同。①Ⅰ型:仅累及主动脉弓发出的三支病变,颈动脉和椎动脉狭窄引起头部不同程度缺血;②Ⅱ型:累及升、降主动脉及主动脉弓的三个分支血管,其临床表现与Ⅰ型相似;③Ⅲ型:累及降主动脉与双侧肾动脉,临床上主要表现为顽固的高血压,少数患者腹主动脉的分支及下肢动脉也有可能受累;④Ⅳ型:仅累及腹主动脉及双肾动脉,临床表现与Ⅲ型相似,但背部能闻及杂音;⑤Ⅴ型:累及主动脉全程及其沿途一级分支。其中Ⅰ型最常见。

一般来说,累及范围越大病情越严重;血管狭窄程度也决定了病情的严重程度,如狭窄程度超过70%或管腔闭塞,说明病情严重。此外,重要脏器供血血管受累也决定疾病的严重程度,如大动脉炎患者伴有冠状动脉受累,临床上可出现心绞痛甚至心肌梗死,因此对大动脉炎疾病的严重程度需综合考虑这几方面来判断。

【问题4】该患者的病情活动情况如何?

思路 在明确了大动脉炎的病变范围与严重程度后,接下来需要对疾病的活动性进行判断。由于目前没有一个可靠的生物标志物或替代标志物能够准确反映疾病的活动程度,因此在临床上需综合判断。早在1994年 Kerr 就提出了大动脉炎疾病活动的判断标准,当患者新出现以下条目中2项以上时即可判断为病情活动:①没有其他原因可以解释的全身症状;② ESR 升高;③出现血管缺血或炎症的表现,如间歇跛行、脉搏减弱或消失、血管杂音、血管疼痛、血压不对称;④典型的血管造影表现,包括除传统血管造影以外的其他影像学检查。但是这个判断标准的灵敏度和特异度都较低,会使一些病情活动患者不能被识别。

近年来,影像学技术的发展为判断疾病的活动性提供了较好的依据,超声造影技术是近几年才出现的新型影像学技术,在血管壁有活动病变时,动脉管壁会出现造影剂,产生血管壁增强现象,不仅可以看到病变是否活动,还能对比治疗前后管壁造影剂强度,用于监测治疗效果。磁共振血管造影(MRA)不仅能够观察到动脉造影或 CTA 所见的动脉异常,还能看到血管壁是否存在炎性水肿信号,既可用于诊断,亦可用于判断疾病的活动状态,灵敏度很好。正电子发射断层显像(PET)可以看到病变动脉壁对同位素的摄取情况,有助于判断疾病是否处于炎症活动状态,还可通过同位素摄取程度对病变的活动程度进行半定量评估。PET 与MRA 图像的结合不仅更清晰地反映病变发生的部位和病情的活动程度,研究还显示 PET/MRA 与经病理学证实的活动性疾病相关性最强,是用于监测疾病活动性与治疗效果的最佳影像学技术。这些影像学技术与临床表现的结合能更好地反映病情的活动性。

根据 Kerr 标准,本例患者的病情处于活动期。

【问题5】根据本例患者的情况,应该进行怎样的治疗?

思路 大动脉炎的治疗原则为早期诊断、尽快控制活动性病变、缓解脏器缺血、改善预后。控制病情的一线治疗药物为糖皮质激素。对病情处于活动期的患者,可使用泼尼松 1mg/(kg·d),4~6 周后逐渐减量至停用。快速进展性疾病者需考虑大剂量糖皮质激素(甲泼尼龙每日 500~1 000mg)冲击治疗。对单用糖皮质激素疗效不佳或激素减量困难者,可联合使用免疫抑制剂,如 CTX、硫唑嘌呤、甲氨蝶呤、霉酚酸酯等。本例患者的病情处于活动期,且近期内出现肢体缺血表现,因此需积极治疗,阻断疾病进展。根据这个原则,应使用糖皮质激素 1mg/(kg·d),同时需联合使用免疫抑制剂,如霉酚酸酯等。

【问题6】近年来出现了一些新的治疗药物,该患者适合使用吗?

思路 传统的治疗方法虽然有效,但由于糖皮质激素长期使用会产生多种不良反应,传统免疫抑制剂的不良反应也较多,尤其是 CTX,具有生殖毒性,很难在大动脉炎患者中长期使用。近来基础研究发现,TNF-α和 IL-6 参与了大动脉炎的炎症机制与肉芽肿形成,因此,针对 TNF-α 的 TNF-α 抑制剂治疗大动脉炎有效。近年来一些随机双盲对照研究证实,针对 IL-6 受体的单克隆抗体托珠单抗不仅可以控制大动脉炎的炎症,还能减少疾病的复发次数与糖皮质激素的累计使用剂量。北京协和医院的一项前瞻性临床研究显示,托珠单抗对我国大动脉炎患者也有较好的疗效,但是这两种药物在大动脉炎治疗中的疗效还缺乏大规模高质量的临床研究来证实,目前仅作为传统治疗效果不佳或不能耐受者的替代选择。

本例患者病情处于活动期,如果经过传统免疫抑制剂无效,则可以试用 TNF-α 抑制剂和 IL-6 受体拮抗剂。

【问题7】除了药物治疗以外,本例患者是否需要进行介入或手术治疗?

思路　有近 1/3 的大动脉炎患者在病程中需要进行介入或手术治疗。对因血管狭窄造成重要脏器缺血、严重影响患者生活质量者，可以采取手术或介入治疗，如血管搭桥手术、介入治疗如血管成形术和支架植入术等。对于病变广泛、多发狭窄、介入治疗失败者可进行开放性血管搭桥术等，对因严重肾动脉狭窄造成的顽固性高血压且药物控制不佳者，可考虑肾切除术。

本例患者虽然有严重的血管狭窄，但尚未造成严重的脏器缺血，因此，目前暂无手术或介入治疗的指征。

【问题 8】本例患者的预后如何？

思路　由于大动脉炎为进展性疾病，极少为自限性，因此阻止疾病进展，挽救脏器功能，避免造成重要脏器损害是改善患者预后的重要环节。一般来说，多数患者的预后良好，据统计，大动脉炎患者的 5 年生存率为 93.8%，10 年生存率为 90.9%，患者的死亡原因有心力衰竭、心脑血管意外、肾衰竭及手术并发症。该患者目前没有重要脏器受累，因此就目前病情来说，如果经过积极治疗、病情不进展，则预后良好。

第三节　巨细胞动脉炎

巨细胞动脉炎（giant cell arteritis，GCA）又称颞动脉炎，是一种发生于老年人的慢性、肉芽肿性、大动脉全层炎症，病因未明。常累及主动脉弓及其一级分支，尤其是颞动脉。典型表现为颞侧头痛、头皮痛、间歇性下颌运动障碍和视力障碍。本病为 50 岁以上人群发病，发病率为 (1.4~27.3)/10 万人，患病率地区性差异甚大，亚洲患病率最低。GCA 多合并风湿性多肌痛（polymyalgia rheumatica，PMR）。

【临床关键点】

1. 老年人发病，起病多隐袭，以全身炎症反应与脏器缺血、梗死为突出临床表现，一些患者会合并肌肉疼痛。

2. 经典的 GCA 为临床上的颅内型，颅内型以颞动脉受累为最突出表现，典型表现为头皮痛、头痛、突发视力下降，尤其视力受损进展快，多为不可逆性；合并视力受损时需要紧急进行治疗；颅外型血管病变累及主动脉及其一级分支，与大动脉炎的血管受累临床表现类似。

3. GCA 患者的诊断以临床表现为主要依据，血管造影或 CTA 发现主动脉及其主要分支管壁增厚、狭窄或闭塞或动脉瘤形成，是诊断的重要依据。

4. GCA 患者最突出的实验室检查是炎症指标明显升高，尤其是血沉（ESR）、C 反应蛋白（CRP）显著升高。

5. 颞动脉活检由于阳性率低，因此不常规进行，也不作为诊断所必需的检查。

6. GCA 对糖皮质激素治疗反应良好，临床症状改善很快；传统免疫抑制剂如环磷酰胺、甲氨蝶呤等有效。

7. 对于出现视力受损的患者，应立即给予甲泼尼龙 500~1 000mg/d 冲击治疗 3 日，同时联合使用免疫抑制剂。

8. 近年来针对与发病密切相关的 IL-6 的单克隆抗体托珠单抗，经临床研究证实有良好的临床疗效，可以减少糖皮质激素的使用剂量、减少复发。

9. 由于 GCA 复发率高，因此糖皮质激素减量应缓慢，并需小剂量长期维持治疗。糖皮质激素减量复发者，应加用传统免疫抑制剂，如硫唑嘌呤、甲氨蝶呤等。

临床病例

患者，男性，72 岁，主因"发热、肌痛 4 个月"就诊。4 个月前无明显诱因出现右侧颞部皮肤疼痛，1 周后出现发热，体温最高达 37.5℃，无其他伴随症状，抗生素治疗无效；体温渐升至 39.8℃，伴四肢疼痛、乏力。血常规：白细胞计数 11.38×10⁹/L，中性粒细胞计数 7.59×10⁹/L，血红蛋白 95g/L，血小板计数 493×10⁹/L；ESR 81mm/ 第 1 小时；超敏 CRP 184.82mg/L，肌酶谱正常；肝、肾功能正常；ANCA（–）、ANA（–）、抗 ENA 抗体（–）。既往史无特殊。

查体：一般情况尚可，全身浅表淋巴结未及，心、肺、腹部查体未发现明确异常，双上下肢近端肌肉压痛明显，肌力 V 级；右侧颞动脉迂曲可见，扪诊有条索感，压痛（–）。超声见右侧颞动脉近心段狭窄，远心端流速减低；头颈 CTA 检查：头颈血管多发动脉粥样硬化改变，管腔轻度狭窄；颞动脉活检：动脉壁组织显慢性炎，部分肌壁破坏。予泼尼松 50mg/d 及环磷酰胺 100mg 隔日一次，次日发热消失、肌肉疼痛明显减轻，2 周后复查，ESR、CRP 正常。

【问题 1】该患者的诊断是什么？诊断依据有哪些？

思路 老年人,发热、乏力是最常见的炎症性疾病的临床症状,需要与许多疾病进行鉴别。该患者除了以上两项提示为炎症性疾病的非特异症状外,前期出现的颞侧皮肤疼痛及查体见到的右侧颞动脉异常是比较特异的表现,结合颞动脉超声检查结果与病理学检查及血清中炎症指标显著升高,可以明确临床诊断为GCA。目前,临床上通常参照 ACR 1990 年 GCA 分类标准来作出诊断。1990 年 ACR 制定的 GCA 分类标准为:①发病年龄 ≥ 50 岁;②新近出现的头痛;③颞动脉有压痛,搏动减弱(非因动脉粥样硬化所致);④血沉 ≥ 50mm/h;⑤颞动脉活检示血管炎,表现为以单个核细胞为主的浸润或肉芽肿性炎症,并且常有多核巨细胞。以上具备 3 条即可诊断 GCA。

【问题 2】风湿性多肌痛(PMR)与 GCA 之间的相互关系？

思路 40%~60% 的 GCA 患者会同时出现 PMR 所具有的临床特征,能同时满足 PMR 的诊断标准,因此一直有 GCA 合并 PMR 的说法;另外,在临床上也观察到 16%~21% 的 PMR 患者会发展为 GCA,因此也有人认为 PMR 为 GCA 的早期表现,但大多数 PMR 患者始终不会发生血管病变。因此,PMR 和 GCA 之间存在密切的联系。单纯 PMR 没有血管受累,不会对患者造成脏器损伤,而 GCA 患者出现的血管病变会引起脏器不可逆的损害,是较重的一种临床疾病。因此,对于在临床上表现为 PMR 的患者,还需要进行血管检查,以发现潜在的血管病变,如果发现有主动脉及其一级分支受累的证据,则应该诊断为 GCA,按照 GCA 来进行治疗。

【问题 3】颞动脉活检是否为诊断 GCA 所必需的检查？

思路 一般来说,组织病理检查找到血管炎的证据是确诊血管炎的金标准,由于 GCA 累及的大血管无法进行组织活检,因此通常采取对易获取或易发现病变的组织或血管进行活检来获得病理证据,颞动脉活检就成为一种很好的选择。但由于 GCA 的血管受累具有节段性或跳跃性的特点,因此病理发现血管炎证据,尤其是颞动脉活检见到巨细胞性肉芽肿性血管炎的阳性率很低。据文献报道,阳性率为 7%~34%,即使经超声引导下活检阳性率也没有明显升高,因此,颞动脉活检阴性不能除外 GCA 的诊断。目前的共识是不需要颞动脉活检来确诊 GCA。

【问题 4】GCA 是怎么引起的？

思路 总体来说 GCA 的病因不清,但与遗传因素(如 *HLA-DRB1*01*、*HLA-DRB1*04* 单倍体型)、高龄、血管本身的退行性变及外来因素,如吸烟、病毒感染等有关;目前有研究显示免疫系统老化引起的树突细胞、T 细胞功能紊乱及病毒感染在发病机制中起重要作用。巨噬细胞在被外来抗原,如病毒激活后,会释放多种介质,引起血管壁炎症、内皮细胞损伤、动脉壁弹力纤维断裂、内膜增生,同时巨噬细胞还会释放一些致炎性细胞因子,如 IL-6、IL-23 等,引起动脉炎症及血管病变。

【问题 5】在判断 GCA 疾病活动性方面,除了血清炎症指标升高外,还有其他能够判断疾病活动性的依据吗？

思路 GCA 患者突出的实验室检查异常为血清急性时相反应物升高,尤其以 ESR 升高为著,经糖皮质激素治疗后,这些炎症指标会很快降至正常,但是患者的血管病变并不会如此快速地得到控制。治疗目标是控制血管炎症,防止继发动脉瘤形成,因此需要采用其他的检查手段来判断疾病的活动性。近年来出现的 MRA 技术与 PET/CT 在血管病变中的应用能够作为比较客观的依据来帮助判断血管病变的控制情况,指导我们调整药物及治疗维持时间。但是必须指出的是,这些新的影像技术仍然存在一定的局限性,在使用时需要进行客观的评价。

【问题 6】GCA 患者出现视力下降时需要怎样治疗？如何防止 GCA 的复发？

思路 对于绝大多数 GCA 患者来说,应用泼尼松 40~60mg/d,1 周内症状即可消失,大多数患者预后良好。但是 GCA 患者一旦出现视力受损,如果没有得到及时的积极治疗,几乎都是不可逆的,是 GCA 患者致残的最重要原因。因此 GCA 合并眼部病变是风湿病领域中的急症,需要立即处理。目前临床上常用的治疗方案是在没有禁忌的情况下,立即使用甲泼尼龙 500~1 000mg/d 冲击治疗 3 日,继以泼尼松 40~60mg/d 治疗 4~6 周后,缓慢减量,同时联合免疫抑制剂治疗,最常选用的是环磷酰胺。近几年来,经临床研究证实,托珠单抗治疗 GCA 取得很好疗效,可用于视力受损患者急性期的治疗。

对于没有视力受损的患者,一般在糖皮质激素治疗 1 个月后逐渐减量。但由于激素减量后疾病非常容易复发,因此需小剂量长期维持。对于在激素缓慢减量过程中疾病复发者,可以加用免疫抑制剂,如甲氨蝶呤、硫唑嘌呤、环磷酰胺等。

第四节 结节性多动脉炎

结节性多动脉炎(polyarteritis nodosa,PAN)是一种累及中、小动脉的坏死性血管炎,与乙型肝炎病毒(HBV)感染关系密切。但是随着乙型肝炎疫苗的广泛应用,发病已越来越少,已经成为十分罕见的疾病。

【临床关键点】

1. PAN 是成年人中累及中等大小动脉的系统性血管炎,与 HBV 感染关系密切,目前患病人数逐渐减少。

2. 临床最突出的表现为神经系统受累、肢体缺血与肾脏受累,肺脏几乎不会累及。

3. 诊断需要有中等大小动脉炎症病变的影像学或病理学证据。

4. 与肝炎病毒感染相关的 PAN 患者以去除肝炎病毒治疗为主,出现严重脏器损害者需进行糖皮质激素联合免疫抑制剂治疗。

5. 非肝炎病毒相关 PAN 需要积极进行糖皮质激素联合免疫抑制剂治疗。

临床病例

患者,男性,30 岁,主因"下肢疼痛 4 年,皮下结节 1 年"就诊。4 年前跑步后双侧腓肠肌区疼痛及压痛,休息后不缓解,且逐渐加重,平地步行 500m 后出现剧痛,需休息 10 分钟后方能继续行走,未诊治。2 年前长时间开车后出现双手疼痛,发麻,逐渐出现双下肢发麻,并渐加重,未诊治。1 年前偶然发现左下肢及左足胫侧出现数个质韧皮下结节,无疼痛及压痛;结节渐增多、增大,表面呈紫红色,直径约 1cm,有轻微压痛;结节活检病理:真皮-皮下交界处可见三支肌性血管,血管扩张,血栓形成伴机化,管壁及血管周见多量淋巴细胞、中性粒细胞浸润。吸烟 10 余年,每日 15 支左右。

查体:血压 145/96mmHg,心、肺、腹无异常体征,左足踝部以下多发紫红色质韧、压痛结节,左足膝部以下皮温较右侧明显下降,睾丸检查无异常发现。血、尿常规检查正常;血肌酐 92μmol/L;ESR 6mm/h,超敏 CRP 1.05mg/L,自身抗体均(-);HCV-RNA、HBV-DNA 均(-)。颈动脉超声(-),下肢血管超声示双侧胫前、胫后、足背动脉及左侧腘动脉远心段闭塞。双下肢动脉 CTA:左侧腘动脉、胫前动脉、足背动脉、胫腓干、胫后动脉及腓动脉均未见显影,左小腿可见大量侧支血管影,左足血供稀疏;右侧胫前动脉仅近端显影,中远端不显影;右侧胫后动脉近中段不显影。肌电图示:双侧正中神经、腓肠神经病变。考虑"结节性多动脉炎",予口服泼尼松与环磷酰胺静脉输注及阿司匹林口服治疗,皮下结节渐消失,左下肢皮肤颜色恢复正常,但左下肢皮温仍低于右下肢,双下肢发麻减轻。

【问题 1】该患者的哪些临床表现提示诊断可能是 PAN ?

思路 1 PAN 可以分为系统性和皮肤型,皮肤型仅局限于皮肤改变,以皮下结节为临床表现,通常经过皮肤活检能够诊断;系统性包括特发性与 HBV 或 HCV 感染相关性两类,两者在临床表现上基本相似,但乙型肝炎相关 PAN 患者更容易出现神经系统受累且临床表现更重。

系统性 PAN 患者下肢肌肉痛,尤其是腓肠肌痛是最常见的全身症状,见于 90% 的患者;器官受累中最常见的是神经系统,见于 36%~72% 的患者,以外周神经受累为主,表现为多发性单神经炎和周围神经炎,如垂腕、足下垂、肢体发麻等;有 30%~60% 的患者出现不同程度的肾损害,但肾小球本身几乎不受累,入球血管受累可引起血肌酐水平升高,患者会出现高血压,但血尿、蛋白尿通常不明显;胃肠道也是 PAN 常累及的脏器,近 40% 的患者会出现胃肠道表现,常见有腹痛、胃肠道出血、肠梗死和穿孔、腹泻、恶心、呕吐、肝功能异常等;PAN 是所有系统性血管炎中最容易出现睾丸受累的,约 20% 的患者会出现睾丸疼痛、硬结、肿胀,但尸检发现 80% 的男性患者有附睾和睾丸受累;PAN 几乎不出现肺部受累。血管影像学检查常见病变为肾、肝、肠系膜及其他内脏器官、下肢的中、小动脉有微小动脉瘤形成和节段性狭窄,典型的血管造影表现为节段性扩张和狭窄形成的"念珠样"改变,具有诊断特异性;典型的血管病理为中、小动脉的局灶性全层坏死性血管炎,病变好发于血管分叉处。

思路 2

1. 本例患者双下肢腓肠肌疼痛、逐渐出现下肢跛行、就诊前左下肢皮温明显低于右侧,均提示患者出现了缺血性改变,累及血管为下肢动脉系统,导致左下肢出现供血不足。

2. 30 岁的年轻男性,出现高血压、血肌酐水平升高,而尿常规与尿沉渣镜检基本正常,提示肾脏病变位于肾小球外的血管,肾小球外的血管属于中等大小的动脉类型。

3. 神经系统病变支持血管炎的诊断。

4. 该患者下肢血管超声与血管 CTA 都发现多支动脉狭窄、闭塞,不仅左下肢动脉有异常,右下肢动脉也受累,大量侧支循环的形成提示病变时间已久,有慢性进展的过程,与患者 4 年的病史相吻合。血管超声,尤其是 CTA 为确定血管病变的累及范围与程度提供了最直接的证据。

5. 下肢紫红色、压痛与痛性皮下结节,提示皮下结节不是普通的皮肤病变,很可能是皮肤血管炎性病变,皮下结节活检看到 3 个肌性动脉出现血管壁及周围淋巴细胞与中性粒细胞浸润,不仅提示病变累及的是中等大小动脉,而且病变尚处于急性期,为血管炎的确诊提供了最直接的证据,为区分该患者的血管病变为血管炎而非血管病提供了最可靠的依据。

6. 目前诊断 PAN 仍然参照的是 1990 年 ACR 的分类标准。①体重下降:病初即有,无节食或其他因素;②网状青斑:四肢或躯干呈斑点及网状斑;③睾丸痛或触痛:并非由感染、外伤或其他因素导致;④肌痛、无力或下肢触痛:弥漫性肌痛(不包括肩部、骨盆带肌)或肌无力,或小腿肌肉压痛;⑤单神经炎或多发性神经炎:单神经炎、多发性单神经炎或多神经炎的出现;⑥舒张压 ≥90mmHg;⑦尿素氮或肌酐升高:血尿素氮 ≥14.3mmol/L 或血肌酐 ≥133μmol/L,非因脱水或阻塞所致;⑧ HBV:HBsAg 阳性或 HBsAb 阳性;⑨动脉造影异常:显示内脏动脉闭塞或动脉瘤,除外其他原因引起;⑩中小动脉活检:血管壁有中性粒细胞或中性粒细胞、单核细胞浸润。在 10 项中有 3 项阳性者即可考虑 PAN 的诊断。

综上所述,本例患者的临床表现由累及中等大小的动脉病变导致,PAN 的诊断成立。

【问题 2】本例患者患 PAN 的病因是什么?

思路 迄今为止,PAN 的病因不明,遗传因素与病毒感染的相互作用与发病相关,既往发现 HBV、HCV 和 HIV 病毒感染与发病相关,但是,随着乙型肝炎疫苗的普遍应用,HBV 感染相关 PAN 越来越少见,仅占 PAN 患者的 5% 以下。PAN 发病机制不清;病毒与病毒抗体形成的免疫复合物、HBV 病毒对血管壁的直接损害都参与血管炎的发病。该患者 HBV、HCV 病毒学检查均为阴性,提示该患者 PAN 并非病毒感染相关,属于近年来已逐渐少见的非肝炎病毒相关 PAN。吸烟是一个明显的疾病诱发因素。

【问题 3】PAN 需要与哪些疾病进行鉴别?

思路 在诊断 PAN 时,需要排除其他结缔组织病并发的血管炎及 ANCA 相关血管炎。对于本例患者来说,还应该与血栓闭塞性脉管炎(Burger 病)相鉴别。该患者的临床表现虽然以下肢缺血病变为主、有明确的吸烟史,但是受累血管均为中等大小的动脉,据此可以鉴别。

【问题 4】HBV 相关 PAN 与非 HBV 相关 PAN 在治疗上有什么区别?

思路 一般来说,年龄在 65 岁以下、没有神经系统、肾脏和心脏损害的非 HBV 相关 PAN,单用糖皮质激素治疗即可;出现上述脏器损害者,则需要泼尼松每日 1mg/kg 或相当剂量的糖皮质激素联合免疫抑制剂治疗,首选环磷酰胺;4~6 周后糖皮质激素减量至逐渐停用;待疾病缓解后,可以采用其他免疫抑制剂如硫唑嘌呤、甲氨蝶呤等免疫抑制剂维持治疗。近年来有报道对于难治性 PAN,TNF-α 抑制剂治疗有效。

与 HBV 相关的系统性 PAN 通常临床病变较非 HBV 相关 PAN 重,神经系统病变更突出,但主要治疗仍然是抗病毒治疗,在充分抗病毒治疗的同时联合糖皮质激素治疗,如泼尼松 1mg/(kg·d) 或相当剂量的糖皮质激素联合拉米夫定,2 周后糖皮质激素减量至停用;抗病毒治疗则需 6~12 个月,对于脏器受累控制不佳者,可以联合免疫抑制剂治疗。对于重症者,可以联合使用血浆置换。

第五节 抗中性粒细胞胞质抗体相关血管炎

抗中性粒细胞胞质抗体相关血管炎(antineutrophil cytoplasmic antibody associated vasculitis,AAV)是一组以血清中检测到 ANCA 为最突出特点的系统性小血管炎,主要累及小血管(小动脉、微小动脉、微小静脉和毛细血管),但也可有中、小动脉受累。经典的 AAV 包括显微镜下多血管炎(microscopic polyangitis,

MPA)、肉芽肿性多血管炎(granulomatosis with polyangiitis,GPA)和嗜酸性肉芽肿性多血管炎(eosinophilic granulomatosis with polyangiitis,EGPA)。由于同属小血管血管炎,因此,这三种血管炎具有一些共同的临床特征,如以皮肤、神经系统、眼、耳鼻喉、肾脏、肺部为较常受累的脏器。

1. **全身表现** 多数患者有全身症状如发热、关节痛、关节炎、肌痛、乏力、食欲减退和体重下降等。

2. **皮肤、黏膜** 是 AAV 最常受累的器官之一,可以表现为口腔溃疡、紫癜、网状青斑、皮肤梗死、溃疡和坏疽,多发指端溃疡常见。

3. **眼部表现** 常见表现有结膜炎、角膜炎、巩膜炎、虹膜炎,一些患者会出现明显的突眼;眼底检查可以见到视网膜渗出、出血、血管炎表现和血栓形成,少数患者可以出现复视、视力下降。

4. **耳鼻喉** 喉软骨和气管软骨受累可以出现声嘶、喘鸣、呼吸困难;耳软骨受累可出现耳郭红、肿、热、痛;鼻软骨受累可以导致鞍鼻;耳部受累以中耳炎、神经性或传导性听力丧失常见;脓血涕、脓血性鼻痂是鼻窦受累的主要表现。

5. **呼吸系统** 持续的咳嗽、咳痰、咯血,严重者会出现呼吸困难和喘鸣;肺部影像学上可以见到浸润影、多发结节、空洞形成和间质病变。

6. **神经系统** 神经系统是最常累及的器官之一,以周围神经受累多见,其中多发性单神经炎是最常见的周围神经系统病变;中枢神经系统可以表现为意识模糊、抽搐、脑卒中、脑脊髓炎等。

7. **肾脏** 血尿、蛋白尿、高血压常见,一些患者会出现急进性肾衰竭。

8. **心脏** 心包炎、心包积液、心肌病变、心脏瓣膜关闭不全;冠状动脉受累者可出现心绞痛、心肌梗死。

9. **腹部** 腹痛、血性腹泻、肠穿孔、肠梗阻和腹膜炎表现是腹部受累的常见表现,少数患者还可以出现急性胰腺炎。

10. **其他** 除 ANCA 阳性是这组血管炎最突出的实验室检查特征外,几乎没有特异的实验室检查异常。

三种 AAV 之间存在一些差异,也是在临床上鉴别三者的依据。

AAV 的治疗分为诱导缓解与维持缓解。糖皮质激素是一线治疗药物。诱导缓解治疗通常为足量糖皮质激素联合免疫抑制剂,其中最常用的为环磷酰胺(CTX),维持缓解治疗主要为小剂量糖皮质激素联合免疫抑制治疗,如硫唑嘌呤、甲氨蝶呤等;近年来,针对 CD20B 细胞的单克隆抗体利妥昔单抗,既可以用于 AAV 的诱导治疗,也可用于维持缓解治疗,取得了一定的疗效。2016 年英国风湿病学会发布的 AAV 诊治推荐中,已经将利妥昔单抗和 CTX 都作为 AAV 诱导缓解治疗的一线选择药物。由于 AAV 非常容易复发,因此至少需要维持治疗 2 年。对于出现快速进展性肾小球病变造成急进性肾衰竭、严重肺泡出血的患者还需进行血浆置换,改善患者的存活率。总体来说,PR3-ANCA 阳性患者的复发率明显高于 PR3-ANCA 阴性患者。

如果不经过治疗,AAV 的预后较差。在 CTX 用于治疗 AAV 血管炎治疗前,患者的平均生存期仅为 6 个月,激素联合免疫抑制剂治疗大大改善了预后。预后取决于脏器受累的部位与严重程度。

【临床关键点】

1. AAV 是一组最常见的系统性小血管血管炎。

2. AAV 的临床表现复杂,但是皮肤、眼耳鼻喉、肺部、肾脏与神经系统是较常累及的脏器。

3. GPA 的眼耳鼻喉与肺部表现突出,MPA 患者几乎均有肾脏受累,且以急进性肾衰竭为突出临床表现,而耳鼻喉基本不受累;EGPA 患者以外周血嗜酸性粒细胞升高、哮喘史为最突出临床表现。借此可以将三种不同 AAV 区分开来。

4. ANCA 为诊断 AAV 提供了线索和重要的诊断依据;但是 ANCA 阴性亦不能除外 AAV 的诊断。

5. 活检获得病理学证据是诊断 AAV 的重要依据;在 AAV 的诊断中,受累脏器活检是确定 AAV 诊断及与其他合并疾病如感染、恶性肿瘤鉴别的重要依据;对于临床鉴别困难时,活检或重复活检可以提供重要的依据与线索。

6. 在 AAV 的诊治过程中,应警惕肿瘤和感染可以模拟小血管炎,引起相似病变,应尽可能排除。

7. 糖皮质激素是治疗 AAV 的一线药物,及时联合使用免疫抑制剂与其他辅助治疗措施可以降低死亡率、改善患者的预后。除糖皮质激素和传统免疫抑制剂能有效治疗 AAV 外,针对 B 细胞和 IL-5 的生物制剂成为 AAV 治疗的新的选择。

8. AAV 非常容易复发,维持缓解治疗时间较长,在疾病长期缓解后还需治疗至少 2 年。

临床病例 1

患者,女性,35 岁,主因"头痛伴脓血涕 1 年"入院。1 年前眶周、双颧、前额、耳后疼痛伴涕中带有脓血,渐加重。2 个月前,CT 示双上颌窦炎、双下鼻甲肥大,行鼻甲切除术,病理示鼻黏膜急慢性炎伴大量浆细胞浸润,可见巨细胞、坏死及渗出。血常规:白细胞计数 11.48×10^9/L,血红蛋白 129g/L,血小板计数 545×10^9/L;尿常规(-);ESR 83mm/h;超敏 CRP 66.4mg/L;c-ANCA(+)1:10,PR3-ANCA>200RU/ml,MPO-ANCA(-);ANA、抗 dsDNA、抗 ENA 抗体均(-);HRCT 示双肺下叶多发磨玻璃影,双肺内结节影。考虑"AAV,肉芽肿性多血管炎",予泼尼松 60mg 每日一次联合 CTX 1g 静脉输注每月一次,症状无明显好转。2 周后双眼发红、疼痛明显,眼科检查为"双侧巩膜炎",予甲泼尼龙 1g/d 冲击治疗 3 日后序贯泼尼松 60mg、每日一次,CTX 0.6g 静脉输注、每 2 周一次,同时加用利妥昔单抗 500mg 静脉输注、每周一次,连续 4 周,症状逐渐缓解。

【问题 1】该患者诊断 GPA 的依据有哪些? 还需要进行哪些检查来进一步明确诊断?

思路 该患者支持 GPA 诊断的临床表现如下:

1. 眼、耳鼻喉表现 脓血涕,CT 示鼻窦炎。
2. 眼部检查 双侧巩膜炎。
3. 肺部表现 CT 显示多发磨玻璃影与结节影。
4. 抗体 血清 c-ANCA(+),PR3-ANCA(+)。
5. 鼻黏膜病理检查 符合炎症的病理改变。

参照 1990 年 ACR 有关 GPA 分类标准:①鼻或口腔炎症,痛或无痛性口腔溃疡、脓性或血性鼻分泌物;②胸部 X 线异常,胸片示结节、固定浸润灶或空洞;③尿沉渣异常,镜下血尿(>5 个红细胞/HP)或红细胞管型;④病理学检查,动脉壁、动脉周围或血管外部区域有肉芽肿炎症。以上有 2 项阳性即可诊断 GPA。

由于在 1990 年确定 GPA 的分类标准时,尚未发现 ANCA,因此在分类标准中没有 ANCA 抗体检测,另外肺 HRCT 亦未在临床上使用,这使临床诊断的难度加大。再者,该患者虽然进行了病理活检,但是没有看到血管病变,因此还需要进一步寻找病理证据来确定诊断。

在 AAV 中,活检最容易看到血管炎病变的组织为肺部和肾脏,其次为皮肤,其中肺组织活检是最容易获取、阳性率最高的活检部位,而非支气管肺泡灌洗。由于该患者在肺 CT 上看到磨玻璃影与结节影,因此可以进行肺组织活检,以寻找组织学证据,最后确定诊断。

【问题 2】该患者在首次糖皮质激素联合 CTX 治疗 2 周后,症状无改善,且出现眼部巩膜炎,此时应该如何考虑?

思路 大多数 GPA 初治患者对糖皮质激素的治疗反应良好,症状会得到明显改善。当患者使用足量糖皮质激素治疗后,临床改善不明显,或反而出现病情加重时,除了考虑血管炎病情加重外,尚需考虑患者的血管炎诊断是否正确、是否合并了感染及肿瘤等其他疾病,需进行相应的检查来除外。

【问题 3】从临床表现上,GPA 有哪些特点?

思路 除 AAV 共同的临床表现外,GPA 的上呼吸道和肺部受累非常常见。70% 以上患者以上呼吸道受累为首发症状,出现鼻咽部溃疡、鼻咽部骨与软骨破坏引起鼻中隔或软腭穿孔,甚至"鞍鼻"畸形;肺病变见于 70%~80% 的患者,出现咳嗽、咯血、胸痛和呼吸困难;CT 或 X 线检查可见中下肺野结节和浸润,有的呈空洞,亦可见胸腔积液。虽然 70%~80% 的患者在病程中出现不同程度的肾脏病变,但出现急进性肾衰竭者较少。

【问题 4】该患者除了目前的治疗药物外,还需要补充哪些治疗?

思路 GPA 的病因与发病机制不清,但是感染,尤其是细菌感染与发病关系密切;在一些 GPA 患者的鼻咽部可以分离出细菌;在发病机制中,除 ANCA 抗体外,感染对血管壁的直接损害也起了很重要的作用。此外,AAV 非常容易复发,其中以 GPA 复发率最高,其中鼻咽部的细菌感染与疾病的复发关系密切,因此,对于 GPA 的患者可以使用复方磺胺甲基异噁唑治疗来减少复发。

临床病例 2

患者,男性,55 岁,主因"发热、尿中泡沫增多 2 个月"。2 个月前无诱因出现发热,体温最高达 38.6℃,伴畏寒、咳嗽、咳黄痰,自服镇咳药后好转;后逐渐出现四肢酸软、乏力伴食欲缺乏、尿中泡沫增多、尿色加深,伴午后双踝以下凹陷性水肿。血常规：白细胞计数 $9.6×10^9$/L，血红蛋白 95g/L，血小板计数 $262×10^9$/L。尿常规：蛋白 1 000mg/L，隐血(+++)。血生化：肌酐 111μmol/L，白蛋白 27.4g/L。超敏 CRP 26.92mg/L，ESR 101mm/h。IgM、IgG、IgA、C3、C4 未见异常；ANA(−)、抗 ENA(−)。肺 CT：双肺多发斑片影。予抗感染治疗前述症状未见明显改善。

1 周前，尿常规 + 流式尿沉渣分析：白细胞计数 15 个 /μL，红细胞计数 220.3 个 /μL，异常红细胞占 70%，蛋白 0.3g/L，24 小时尿总蛋白定量 1.59g。血生化：肌酐 198μmol/L，白蛋白 31g/L，p-ANCA(+)1∶20，MPO-ANCA 140RU/ml，3 日前出现左足趾麻木。

"过敏性鼻炎"20 余年，糖尿病史 10 年，控制不佳。

查体：生命体征平稳。双侧眼睑水肿，心、肺、腹查体无特殊。双下肢凹陷性水肿，双膝以下外侧皮肤针刺觉减退，左下肢为著。胸部 HRCT：双肺纹理增多；双肺多发磨玻璃影。入院后超声检查示双肾皮质回声增强，行肾穿刺，病理示"新月体肾炎，部分呈慢性改变"，免疫荧光检查未发现免疫复合物沉积。诊断考虑为"MPA"，予甲泼尼龙 1g 静脉注射冲击治疗 3 日，同时加用 CTX 0.4g 静脉注射，每周一次，此后继续泼尼松 60mg，每日一次治疗。2 周后，复查肌酐下降至 125μmol/L，24 小时尿蛋白降至 1.21g，尿隐血转阴。

【问题 1】MPA 与其他两种 AAV 的临床表现相比，具有哪些特点？

思路　与 GPA 和 EGPA 相比，肾脏受累是 MPA 最突出的临床表现；约 78% 的患者有肾脏受累，常表现为镜下血尿和红细胞管型尿、蛋白尿，不经治疗急剧恶化可出现急进性肾衰竭；约 50% 的患者肺部受累，常见肺部浸润、结节等，表现为咳嗽、咳痰及咯血，耳鼻喉受累较少。约 57.6% 的患者有神经系统受累，最常表现为多发性单神经炎与周围神经炎，中枢神经系统受累相对少见。84.6% 的患者 ANCA 阳性，大部分为 p-ANCA 阳性及 MPO-ANCA 阳性，少部分为 c-ANCA 阳性。

【问题 2】该患者的哪些临床表现符合 MPA 的诊断？

思路　1990 年 ACR 在制定小血管血管炎分类标准时，尚未认识到 MPA 这一疾病的存在。因此，迄今为止，还没有国际认可的 MPA 分类或诊断标准。目前在临床上常采用 2012 年改良的 Chapel Hill 对 MPA 的定义来作出诊断：活动性、坏死性肾小球肾炎(组织学或有相应的活动性尿沉渣)，同时具有肾脏外血管炎的临床、放射学或组织学证据，且 ANCA 间接免疫荧光检查为阳性或 ELISA 检查为抗 PR3-ANCA 或抗 MPO-ANCA 阳性。肾外组织活检阳性非诊断必须，活检出现肉芽肿性炎症、肾小球或血管壁有大量免疫复合物沉积则可除外 MPA 的诊断。

该患者有经肾脏活检证实的急性新月体性肾小球肾炎、寡免疫复合物性肾小球肾炎、活动性尿沉渣、肺部浸润影、神经系统病变、血 MPO-ANCA 阳性，符合 MPA 的临床定义。

【问题 3】MPA 出现哪些重症情况时，需要采取大剂量糖皮质激素冲击治疗？

思路　对于 MPA 患者，如果出现急进性肾衰竭、肺泡出血、重症神经系统受累时，均需要进行甲泼尼龙 500~1 000mg/d 冲击治疗 3 日，同时还应该联合使用 CTX 或利妥昔单抗治疗；如血肌酐水平超过 500μmol/L 或出现重症肺泡出血造成呼吸衰竭时还应该立即进行血浆置换。

临床病例 3

患者，男性，65 岁，主因"皮肤瘙痒 5 年，双足麻木 1 年，喘息 1 个月"就诊。5 年前出现间断皮肤瘙痒、风团样皮疹，血 ANA、抗 ENA、ANCA、AECA 均(−)，血清总 IgE 1 810U/ml；外周血涂片：嗜酸性粒细胞百分比 50%；骨髓涂片：骨髓增生活跃，嗜酸性粒细胞比例明显增高；骨髓活检：骨髓增生性改变，嗜酸性粒细胞比例偏高；左小腿皮疹处皮肤活检病理：表皮大致正常，真皮全层及皮下脂肪内大量嗜酸性粒细胞浸润，个别血管可见血管炎及血栓形成。诊断为"过敏"，予抗过敏治疗效果不佳，激素治疗有效。1 年前皮肤瘙痒再现，伴双足麻木、乏力、发热，最高体温达 39℃，复查血嗜酸性粒细胞计数 $4.4×10^9$/L，胸部 CT 示右下肺基底段斑片影，对症处理自行好转。1 个月前出现喘息发作，胸部 CT 示双肺多发磨玻璃影和小结节，鼻旁窦 CT 平扫示双侧鼻旁窦炎症，肺功能示阻塞性通气功能障碍，弥散功能轻度降低。过敏性哮喘史 10 年。查体无特殊发现。肌电图：上下肢周围神经损害(感染、运动)，双下肢神经传导速度异常；予甲泼尼龙 48mg 每日一次口服联合 CTX 0.1g 隔日一次口服，喘息、皮肤瘙痒消失。

【问题 1】EGPA 的临床特点有哪些?

思路 EGPA 虽然也与 MPA、GPA 同归属于 AAV,但 EGPA 有其突出的临床特点。EGPA 以过敏性哮喘、嗜酸性粒细胞增多、发热和肉芽肿血管炎为特征,既往称为变应性肉芽肿血管炎、Churg-Strauss 综合征,其病理特点是坏死性小血管炎,组织中有嗜酸性粒细胞浸润和肉芽肿形成。EGPA 的疾病发展一般分为三个阶段:第一阶段为哮喘,患者的临床表现同普通的过敏性哮喘;第二阶段为嗜酸性粒细胞组织浸润阶段,临床上可以没有症状;第三阶段为肉芽肿性血管炎阶段。

多变的肺组织浸润影伴有咳嗽、咳痰;腹部器官缺血或梗死所致腹痛、腹泻、腹部包块;肾损害较轻等是 EGPA 的突出临床特点。冠状动脉受累虽不常见,却占死亡原因的 50% 以上。实验室检查的突出表现是外周血嗜酸性粒细胞增多,部分患者血清 IgE 水平升高,仅有不到 1/3 的患者 ANCA 阳性,多为 p-ANCA。

【问题 2】在临床上如何诊断 EGPA ?

思路 成人如出现变应性鼻炎和哮喘、嗜酸性粒细胞增多及脏器受累时应考虑 EGPA 的诊断。目前仍然是参照 1990 年 ACR 关于 EGPA 的分类标准来诊断:①哮喘;②外周血嗜酸性粒细胞增多,>10%;③单发或多发性神经病变;④游走性或一过性肺浸润;⑤鼻窦病变;⑥血管外嗜酸性粒细胞浸润。凡具备上述 4 条或 4 条以上者可考虑 EGPA 的诊断。其中嗜酸性粒细胞增多是 EGPA 与其他两种 AAV 最重要的区别。但应注意与慢性嗜酸性粒细胞性肺炎等进行鉴别。

【问题 3】近些年来,EGPA 的治疗上有哪些进展?

思路 虽然 EGPA 也属于 AAV,但其发病机制上与 MPA 和 GPA 有所不同。近年来的研究发现,IL-5 在嗜酸性粒细胞向病变组织的趋化、形成 EGPA 的特征性病理改变上起重要作用,因此针对 IL-5 的单抗用于治疗 EGPA 引起了广泛兴趣。有临床研究显示,IL-5 单抗可以有效治疗 EGPA,成为 EGPA 治疗史上的突破性进展。

第六节 白塞综合征

白塞综合征,又称贝赫切特综合征,是一种以口腔和外阴溃疡、眼炎为临床特征,并累及多个系统的慢性疾病,高发于丝绸之路沿途国家,我国也属于高发国家。大多数白塞综合征患者的病情呈反复发作和缓解交替过程。除因内脏受损死亡外,大部分患者的预后良好。

【临床关键点】

1. 根据最突出的脏器受累,白塞综合征可以分为血管白塞、肠道白塞和神经白塞三大临床亚型。

2. 肠道白塞患者最常见临床表现为腹痛,以右下腹痛最为常见,内镜检查可以见到从食管至直肠的多发溃疡,易并发出血、穿孔、肠瘘、吸收不良、感染等严重并发症,是导致死亡率高的重要原因。

3. 血管白塞可以累及全身大、小血管,动静脉系统均可受累,静脉受累多表现为血栓形成,动脉受累多表现为动脉瘤形成,可造成动脉瘤破裂、心肌梗死等,严重威胁患者生命。

4. 神经白塞可以分为脑实质受累与颅内血管受累两个亚型,脑实质受累以脑干受累最常见,颅内血管受累以颅内静脉窦血栓形成造成颅内高压为最突出表现。

5. 没有脏器损害的白塞综合征患者预后良好,仅需小剂量糖皮质激素或对症治疗即可。

6. 白塞综合征造成重要脏器受累患者应积极治疗,必要时使用大剂量糖皮质激素冲击治疗,同时联合免疫抑制剂治疗。

7. 白塞综合征患者眼部受累的治疗需要与眼科医生密切合作。对于首次出现或复发性急性危及视力的葡萄膜炎者,应使用大剂量糖皮质激素、针对 TNF 的单抗或 α 干扰素来治疗;单侧眼病复发可以使用球内注射糖皮质激素作为全身治疗的辅助治疗措施;伴有累及眼后节的炎症性眼病者应使用硫唑嘌呤、环孢素、α 干扰素或 TNF-α 单克隆抗体抑制剂。

8. 近年来,生物治疗在有重要脏器损害的白塞综合征治疗中的作用越来越受到重视,其中以 TNF 抑制剂和 IL-6 单克隆抗体研究证据最多,是难治性白塞综合征治疗的良好选择。

临床病例1

患者,男性,40岁,主因"反复口腔溃疡30年、腹痛1年"就诊。反复口腔溃疡30年,大于10次/年,多于1周后自行愈合,未诊治。12年前肛周溃疡伴剧烈疼痛及皮肤多发痤疮,胃镜检查示胃多发浅溃疡、十二指肠球部溃疡,幽门螺杆菌(-),治疗(具体不详)后溃疡消失。1年前间断中上腹不适,与进食无关,腹部CT示回盲部炎性粘连可能性大,治疗不详,但症状无减轻。3个月前间断发热,最高体温达38℃,伴畏寒、腹泻,每日排6~7次黄色水样便。血常规:白细胞计数$5.20×10^9$/L,中性粒细胞百分比71.7%,血红蛋白129g/L,血小板计数$273×10^9$/L。便常规:隐血(+)。血超敏CRP 19.29mg/l,ESR 21mm/h,ANA(-),ANCA(-),IgG 11.81g/L,IgA 4.77g/L,IgM 0.66g/L。肝肾功能检查正常。结肠镜:回肠末端、回盲部多发溃疡,病理活检示"炎性肠病,伴溃疡形成"。予泼尼松60mg每日一次、硫唑嘌呤100mg/d、沙利度胺50mg每晚一次、柳氮磺吡啶1.0g每日2次治疗,患者低热、腹泻症状好转。

【问题1】该患者诊断白塞综合征的依据有哪些?

思路　目前有两个较常采用的白塞综合征诊断标准,一个为1990年国际白塞综合征研究小组制定的诊断标准:①反复口腔溃疡,指每年至少有3次肯定的口腔溃疡出现;②反复外阴溃疡,经医师或本人确定的外阴溃疡或瘢痕;③眼炎,包括前葡萄膜炎、后葡萄膜炎、视网膜血管炎、裂隙灯下的玻璃体内有细胞出现;④皮肤病变,包括结节性红斑、假性毛囊炎、丘疹性脓疱疹,未用过糖皮质激素、非青春期者出现的痤疮样结节;⑤针刺试验呈阳性结果。上述5项中有3项或3项以上者可诊为本病。该患者有反复发作的口腔溃疡、肛周溃疡、皮肤毛囊炎改变,符合上述5项标准中的3项,因此考虑白塞综合征诊断明确。

另一个目前较常采用的是2013年国际白塞综合征研究小组修订的白塞综合征诊断标准,采用权重打分来进行诊断:眼部病变(2分)、生殖器溃疡(2分)、口腔溃疡(2分)、皮肤病变(1分)、神经系统表现(1分)、血管表现(1分)、针刺试验阳性(1分,为备选条件),总计分≥4可以诊断为白塞综合征。采用这个打分系统,该患者的得分为5分。

【问题2】在临床上,白塞综合征患者还可以分为哪些亚型?

思路　在临床上一些白塞综合征患者除了经典的"口、眼、生殖器溃疡"三联征外,脏器受累多种多样,按照最突出的脏器受累而分为血管白塞、神经白塞、肠道白塞。血管白塞指有大、中动脉和/或静脉受累者;神经白塞指有中枢或周围神经受累者;肠道白塞指有胃肠道溃疡、出血、穿孔等。

【问题3】肠道白塞患者的临床表现有哪些特点?

思路　肠道白塞患者最多见的症状是腹痛,并以右下腹痛最为常见,伴有局部压痛和反跳痛,其次为恶心、呕吐、腹胀、食欲缺乏、腹泻、吞咽困难等。消化道的基本病变是多发性溃疡,可见于自食管至降结肠的任何部位,发生率可高达50%。重者合并溃疡出血、肠麻痹、肠穿孔、腹膜炎、瘘管形成、食管狭窄等并发症,甚至可因此死亡。

临床病例2

患者,男性,18岁,主因"反复口腔溃疡、外阴溃疡3年,下肢肿痛1个月"就诊。3年前反复出现口腔、生殖器痛性溃疡,约2个月1次,可自愈,未治疗。4个月前,反复毛囊炎样皮疹,下肢、后背、头皮为著,伴双小腿"结节红斑"。1个月前,无诱因出现双下肢胀痛、右下肢水肿,睡眠中出现胸骨后针刺样疼痛,吸气后加重,伴发热,体温最高达38.5℃。血常规:白细胞计数$12.54×10^9$/L,血红蛋白114g/L,血小板计数$391×10^9$/L;尿常规+沉渣、隐血阴性;血肝、肾功能正常;CRP 165mg/L,ESR 86mm/h,凝血功能:凝血酶原时间(PT)16.7秒,活化部分凝血活酶时间(APTT)42.1秒,D-二聚体1.8mg/L;ANA、抗ENA、ANCA、狼疮抗凝物、aCL均为阴性;血培养、G试验、GM试验阴性。下腔静脉CTV:下腔静脉、双肾静脉、髂总静脉、双侧髂静脉及属支管壁增厚,下腔静脉血栓形成;MRI示上腔静脉、下腔静脉、双肾静脉血栓形成;T肺动脉造影:双肺多发亚段动脉栓塞;V/Q显像:双肺多发小面积肺栓塞。

查体:血压158/90mmHg,多发口腔黏膜溃疡、生殖器溃疡、瘢痕,下肢、背部、臀部可在散在皮疹后色素沉着;心肺腹查体无特殊,胸廓、腹壁及下肢可见静脉曲张;双下肢肿。予甲泼尼龙60mg每日一次联合CTX 0.1g每日一次治疗,口腔、生殖器溃疡消失,腹壁静脉曲张、下肢肿消失。

【问题1】该患者有上下腔静脉、下肢多发静脉血栓形成及肺动脉多发血栓形成。血管白塞患者的血栓形成有什么特点?

思路 该患者是一个典型的血管白塞患者。白塞综合征的血管病变可以累及大、中、小血管,动、静脉均可以受累,见于10%的白塞综合征患者。白塞综合征静脉受累的特点是除管壁炎症外尚有明显的血栓形成;大静脉炎主要表现为上、下腔静脉的狭窄和梗阻,在梗阻的远端组织出现水肿,并有相应表现;中静脉的血栓性静脉炎多见于四肢,尤其是下肢,亦见于脑静脉,造成颅内压增高。除静脉系统外,白塞综合征可累及大、中动脉,不论是体循环抑或是肺循环的动脉受累都可出现动脉狭窄和动脉瘤,甚至在同一血管这两种病变会节段性交替出现。

血管白塞的病理改变为血管炎,表现为受累部位血管壁炎症细胞浸润、管壁增厚、管腔狭窄,严重者有血管壁坏死、血管瘤形成,可以见到继发血栓形成。由于白塞综合征的下肢静脉血栓形成是在静脉炎症的基础上形成的,通常血栓不易脱落;肺内的血栓通常为肺部原位血栓形成,并非下肢血栓脱落进入肺部所致。

【问题2】如何治疗血管白塞?

思路 因血管白塞造成的急性深静脉血栓,推荐使用足量糖皮质激素联合硫唑嘌呤或CTX或环孢素来治疗;对出现肺动脉瘤的患者,推荐使用大剂量糖皮质激素联合CTX治疗。对于难治性深静脉血栓形成和肺动脉瘤的患者,可以考虑使用单抗类TNF抑制剂;对于有大出血高危因素的患者,在开放手术与栓塞治疗之间,应首选栓塞治疗;对于主动脉和周围动脉的动脉瘤,在进行介入修补术之前,应先进行CTX联合糖皮质激素的药物治疗,如果患者有相应症状,应尽快进行手术治疗或植入支架。

临床病例3

患者,男性,26岁,主因"反复口腔溃疡6年,走路不稳4个月"就诊。6年前反复口腔、外阴溃疡,双下肢可见多发毛囊炎样皮疹,未诊治。6个月前双下肢无力、无诱因出现右下肢无力,渐加重;同期出现尿频尿急,偶有尿失禁,头颅MRI可见双侧大脑脚异常信号影;4个月前左下肢麻木,走路不稳,左足有套袜感,逐渐出现无力感,头颅增强MRI示右侧颞叶、左侧脑桥、双侧大脑脚及左侧丘脑见多发稍长T_1、稍长T_2信号影,边界模糊,弥散加权成像呈稍高信号,增强后小片状明显强化。查体:生命体征平稳,口腔、生殖器未见溃疡,心肺腹查体无异常;右下肢近端肌力3级,远端肌力5级,左下肢近端肌力4级,远端肌力5级,双下肢肌张力增高,双侧巴宾斯基征阳性。血红蛋白90g/L;尿常规+沉渣(−),肝肾功能(−);ESR 60mm/L,CRP 15.4mg/L,IgG 14.7g/L,补体C3 1.21g/L。ANA、抗ENA、ANCA均(−),抗磷脂抗体谱(−);泌尿系统超声示残余尿169ml;腰椎穿刺示脑脊液无色清亮,压力245mmH$_2$O,脑脊液$4×10^6$/L,单核细胞占比100%;生化检查:蛋白0.64g/L;激活淋巴细胞(+),免疫组化检查(−)。予甲泼尼龙500mg冲击治疗3日,并序贯泼尼松50mg口服+CTX静脉注射治疗,尿频、尿急消失,左下肢麻木感改善。

【问题1】神经白塞有哪些临床表现?

思路 20%的白塞综合征患者会出现神经系统受累,除个别患者外,其余都在出现基本症状后数月到数年内出现。脑、脊髓的任何部位都可因小血管炎而受累,临床表现随其受累部位的不同而不同。患者多发病急骤,根据其症状可分为脑膜脑炎、脑干损害、良性颅内高压、脊髓损害、周围神经系统损害等类型。腰椎穿刺时可发现脑脊液压力增高,约80%的患者有轻度白细胞增多,单核细胞、多核细胞各占一半,33%~65%有蛋白升高,葡萄糖多在正常范围。脑CT对诊断有一定帮助,脑MRI检查对小病灶更为敏感。神经病变的复发率和死亡率都很高,约77%的患者经治疗病情缓解,但仍遗有后遗症。死亡多出现在神经系统发病后的1~2年内。

【问题2】神经白塞的治疗原则是什么?

思路 急性脑实质受累发作时应使用大剂量糖皮质激素治疗,随后缓慢减量,同时使用免疫抑制剂治疗,如CTX、硫唑嘌呤等。应避免使用环孢素;在严重疾病或难治患者,可以考虑将TNF单克隆抗体作为一线选择药物;脑静脉血栓形成的首次发作应该使用大剂量糖皮质激素治疗,随后缓慢减量。可以短期加用抗凝药,但应在颅外部位筛查是否存在血管病变。

(田新平)

推荐阅读资料

HATEMI G, CHRISTENSEN R, BANG D, et al., 2018 update of the EULAR recommendations for the management of Behcet's syndrome . Ann Rheum Dis, 2018，77 (6): 808-818.

第十五章 抗磷脂综合征

抗磷脂综合征(anti-phospholipid syndrome, APS)是一种自身免疫性血栓性疾病,临床上以反复动、静脉血栓形成,病理妊娠及抗磷脂抗体(aPL)持续阳性为主要特征。可表现为组织缺血、反复流产或死胎、血小板减少等症状。本病可分为原发性抗磷脂综合征(primary APS, PAPS)和继发性抗磷脂综合征(secondary APS, SAPS)。SAPS 多见于系统性红斑狼疮或类风湿关节炎等自身免疫病;PAPS 的病因目前尚不明确,可能与遗传、感染等因素有关。本病多见于年轻人,在 PAPS 中,男女比率约为 1:3.5,女性患者的中位数发病年龄为 30 岁。

【临床关键点】

1. aPL 的抗原主要是磷脂和与磷脂结合的血浆蛋白。

2. APS 的临床表现多样,从无症状到灾难性 APS 形成一个疾病谱。脑卒中和深静脉血栓分别是最常见的动、静脉血栓表现。

3. APS 与病理妊娠,包括复发性流产、胎盘功能不全、胎死宫内等密切相关。

4. 在出现特征性的临床表现及持续 aPL 阳性时,可以作出 APS 的诊断。

5. 非特征性临床表现,不满足分类标准时,仍要警惕 APS。即使患者血清中分类标准抗体阴性时,亦不能轻易排除 APS 的可能。

6. 抗凝治疗是 APS 治疗的核心。预防血栓形成,需根据血栓形成风险制订分层预防策略,并消除其可逆性危险因素。

7. 具有病理妊娠史的 aPL 阳性患者,需根据病理妊娠结局与血栓史采取分层治疗,以提高再次妊娠成功率。低剂量阿司匹林和肝素是 APS 主要的治疗药物。

8. 灾难性 APS 罕见,进展快速,死亡率高。抗凝、糖皮质激素联合免疫抑制剂、静脉注射免疫球蛋白(IVIg)及血浆交换等联合治疗可能有效,降低死亡率。

临床病例

患者,女性,32 岁。因"发现血小板减少 3 年、双下肢皮肤瘀斑 20 余日"入院。3 年前患者体检时发现血小板减少,最低 $65×10^9$/L,不伴牙龈出血,无皮下出血点,未予特殊治疗。此后每 3~6 个月监测一次血小板,大多波动于 $(60~80)×10^9$/L,一直未予治疗。20 日前劳累后出现双下肢皮肤瘀斑,休息后未见好转,并持续加重,伴间断牙龈出血,为进一步诊治收入院。既往史:2 年前曾有过一次自然流产(孕 14 周)。家族史、药物过敏史无特殊。

【问题 1】如何梳理诊断思路? 后续应完善哪些检查来明确诊断?

从病史中可以看出,血小板减少、皮肤黏膜出血是患者的突出临床表现,并有确定的流产史。

思路 1 患者为年轻女性,以血小板减少为首发症状,应筛查可导致血小板减少的疾病,如原发免疫性血小板减少、继发于其他结缔组织疾病的血小板减少、肿瘤性血小板减少、遗传性血小板减少、药物性血小板减少等,可进一步完善免疫球蛋白、补体、ANA、ENA 抗体谱、aPL、骨髓穿刺涂片或骨髓活检等检查寻找线索。近期患者出现双下肢瘀斑及间断的牙龈出血,虽考虑为血小板减少所致,但需进一步筛查凝血功能,必要时甚至需排查是否存在凝血因子缺陷。

思路 2 患者有自然流产史,应追溯既往孕期详细检查资料,排查其流产的具体原因。若排除遗传、感染、激素或解剖学等异常后,结合血小板减少、近期皮肤黏膜出血,应考虑 APS 的可能,需进一步检测 aPL。

思路 3 综合上述表现,在考虑 APS 的同时,应注意有无血栓栓塞的病史,并筛查是否有隐匿的少见部位栓塞,如不明原因的肢体活动不利、视物改变、腹痛、高血压及肾损害等情况。

知识点

抗磷脂综合征的临床表现

APS 的临床表现从无症状的血 aPL 阳性到恶性抗磷脂综合征表现多样,程度不一,主要特征包括:

1. 血栓形成 临床症状取决于血栓发生部位、类型、大小,可表现为单一或多个脏器血栓形成。约 2/3 是静脉血栓,约 1/3 是动脉血栓。常见的血栓事件包括深静脉血栓、肺动脉栓塞、脑卒中等,还可见 于肾脏、肝脏和视网膜等部位,亦可出现肠系膜及冠状动脉血栓形成。

2. 产科表现 APS 相关病理妊娠结局贯穿整个妊娠过程,可以表现为反复流产、胚胎停育,也可以 表现为妊娠中后期的胎死宫内、胎盘功能不全、子痫前期、子痫与胎儿窘迫;胎盘病理活检可见到胎盘 梗死和蜕膜炎症与变性。

3. 目前临床上采用的 2006 年悉尼国际分类标准中,仅包括了血栓和不良妊娠结局两类临床表现。

4. APS 非分类标准之外的临床表现复杂多样,包括网状青斑、血小板减少、心脏瓣膜病变、溶血性 贫血等表现,还可出现偏头痛、舞蹈症、癫痫等神经精神症状。

5. 灾难性抗磷脂综合征(catastrophic APS,CAPS) 不到 1% 的 APS 患者会表现为灾难性 APS,指 同时或在 1 周内出现三个或以上脏器血栓形成,常见受累脏器为肾、肺、脑、心脏、皮肤等,造成多器官 衰竭,死亡率高达 50%。

入院查体及辅助检查

查体:血压 120/70mmHg;神清,精神可,双下肢皮肤散在红色瘀斑,直径 0.2~0.4cm,部分融合,压之不褪 色,疹间皮肤正常,口腔颊部黏膜可见散在出血点,无口腔溃疡及明显脱发;浅表淋巴结未触及肿大;心、肺、 腹查体未见异常;关节无肿胀、无压痛;病理反射未引出。

血常规:白细胞计数 5.2×10^9/L,血小板计数 4.1×10^9/L,血红蛋白 123g/L。凝血常规未见明显异常。

血生化:天冬氨酸转氨酶 35U/L,白蛋白 42.9g/L,乳酸脱氢酶 102U/L,肌酸激酶 160U/L,钙 2.82mmol/L, 肌酐 48μmol/L,尿素氮 4.5mmol/L。

尿、便常规正常。

炎性指标:ESR 34mm/h,CRP 8.65mg/L。

免疫学检查:IgG 16.9g/L,IgA 3.2g/L,IgM 0.75g/L;C3 0.89mg/L,C4 0.16mg/L,RF 25U/ml。

自身抗体检测:ANA 阴性,抗 ENA 抗体均阴性,抗中性粒细胞胞质抗体阴性,抗心磷脂 IgG 型抗体 80GPLU/ml,抗 $β_2$- 糖蛋白 I IgM 型抗体 50MPLU/ml,狼疮抗凝物阳性。

心电图正常。血管多普勒超声:未见动静脉血栓栓塞征象。

骨髓涂片、流式细胞学、活检无明显异常。

【问题 2】抗磷脂抗体谱(aPL)包括哪些抗体? 与发病机制有何关系?

思路 1 磷脂是构成细胞膜的重要脂质成分,包括磷脂酰丝氨酸、磷脂酰肌醇等多个种类。aPL 是一组 针对这些含磷脂结构抗原的异质性抗体,因此是一个抗体谱,最常见的有抗心磷脂抗体(aCL)、抗 $β_2$- 糖蛋白 I($β_2$-GP I)抗体、狼疮抗凝物、抗磷脂酰丝氨酸 / 凝血酶原复合物抗体、抗波形蛋白抗体等。目前有关 aPL 形成的详细机制仍然不清。

思路 2 aPL 可能通过多种机制参与血栓形成。循环中的 $β_2$-GP I 在 aPL 存在下,由环形结构转变为 L 型结构并形成二聚体,与抗 $β_2$-GP I 抗体结合,再与血管内皮细胞、单个核细胞、血小板结合,通过结合膜 表面 C5a 和 $β_2$-GP I 受体,促发胞内信号转导;上调这些细胞产生凝血相关物质,如组织因子、血栓素 A_2 等 的合成,使机体处于高凝状态;NF-κB 和 p38 丝裂原活化蛋白激酶可能参与细胞内信号级联反应过程。在手 术、妊娠、感染、口服避孕药等外来诱因存在的情况下,形成血栓。

磷脂是正常的胎盘组织成分,在 aPL 的存在下,激活补体,导致蜕膜炎症、蜕膜细胞功能异常、胎盘组织 血栓形成等,造成孕妇流产、胎儿停育、死胎等不良妊娠结局。aPL 也可抑制胎盘催乳素和胰岛素生长因子结合蛋白 1 的产生,干扰合体滋养层细胞形成、胎盘脱落及滋养层细胞浸润。此外,aPL 还可抑制磷脂催化的凝血级联反应,诱导单核细胞表达组织因子,减少纤维溶解,抑制膜联蛋白 V 在胎盘中的抗凝作用,导致胎盘血栓形成。

【问题 3】aPL 有哪些检测方法? 如何解读检测结果?

思路 1　目前临床上常规检测的血浆或血清中的 aPL 包括狼疮抗凝物试验、抗心磷脂抗体和抗 β₂-GP Ⅰ 抗体,检测方法有 ELISA 或国际认可的标准检测方法。由于这些抗体可以由其他原因诱导产生,如感染、肿瘤等,因此需要有这些抗体的持续存在才有可能导致相应的临床表现。另外,抗体的效价和亚型也与其致病性相关,一般来说需要较高效价才有可能致病,IgG 亚型的致病性较 IgM 和 IgA 亚型高,因此,在判读 aPL 检测结果时,应综合考虑抗体检测方法、效价与亚型。

目前国际 APS 分类标准中要求通过 ELISA 来检测抗心磷脂抗体和抗 β₂-GP Ⅰ 抗体,而狼疮抗凝物的检测则采用磷脂依赖的凝血实验来测定。按照国际 APS 分类标准要求,这些抗体需在间隔 12 周后重复测试,以排除一过性因素的干扰,只有间隔 12 周以上的二次检测阳性,才能确认 aPL 的存在。

近年研究发现,除国际分类标准中要求检测的 aPL 外,还有抗磷脂酰丝氨酸抗体、抗磷脂酰乙醇胺抗体、抗凝血酶原抗体等也与 APS 相关,但目前未列入日常检测中。

思路 2　出现 aPL,并不代表一定就是 APS。因为 aPL 不仅存在于自身免疫病,在肿瘤和感染性疾病患者也可出现,而且 1%~5% 的正常人中也可出现阳性。狼疮抗凝物对预示血栓形成具较高的特异度,但灵敏度不高,抗心磷脂抗体灵敏但不特异。

【问题 4】综合该患者的上述临床表现和检查结果,是否可以明确诊断?

思路　目前国际上尚无统一的诊断标准,可以参考分类标准作出临床诊断。目前较常用的是国际 APS 会议在悉尼发布的 2006 年分类标准(表 15-1)。该标准沿用了 1999 年日本札幌标准的大部分内容,并进行了多项修订。为提高该标准的特异度,在临床表现、影像、病理上对血栓和病理妊娠进行了更确切的定义。原标准对区分高中低效价抗体没有明确标准,而新标准对阈值做了更详细的规定,提高了诊断的特异度。2006 年的标准还强调了抗体持续阳性的重要性,将二次抗体检测的时间延长至 12 周,并增加了抗 β₂-GP Ⅰ 抗体的检测。为给今后研究奠定基础,标准建议应当标明患者是否合并引起血栓的风险因素,并按血栓发生原因进行了分层。

该患者为年轻女性,抗心磷脂抗体及狼疮抗凝物呈现高效价阳性,12 周后复查若仍为阳性,且有过符合标准的流产史,APS 的诊断可以明确。

知识点

抗磷脂综合征的分类标准

表 15-1　2006 年悉尼国际抗磷脂综合征会议修订的分类标准

标准	具体内容
临床标准	1. 血栓形成 • 任何器官/组织发生的 1 次或 1 次以上动、静脉或者小血管血栓形成(浅表静脉血栓不做诊断指标);必须有血栓形成的客观证据(如影像学、组织病理学等);组织病理学如有血栓形成,血栓部位的血管壁必须没有血管炎表现 2. 病理妊娠 • 1 次或多次无法解释的胎龄 ≥ 10 周形态学正常的胎儿死亡;必须经超声检查或对胎儿直接体检表明胎儿形态学正常 • 在妊娠 34 周以前,因重度子痫或者重度先兆子痫或者严重的胎盘功能不全所致的一次或多次形态正常的新生儿早产 • 连续 3 次或 3 次以上无法解释的胎龄 <10 周的自然流产,需除外母亲生殖系统解剖异常或激素水平异常,或因母亲或父亲染色体异常等因素所致

续表

标准	具体内容
实验室标准[①]	1. 血浆中狼疮抗凝物阳性:需按照国际磷脂依赖性抗体研究组制定的血栓和止血指南进行检测
	2. 采用标准化的以心磷脂为抗原的 ELISA 检测血清或者血浆中抗心磷脂抗体:IgG/IgM 型中高效价抗体阳性(>40 IgG 磷脂单位或 IgM 磷脂单位,或效价大于正常人效价分布 99 百分点)
	3. 采用标准化的以纯化的 β_2-GP I 为抗原的 ELISA 检测血清或者血浆抗 β_2-GP I 抗体:IgG/IgM 型阳性(效价大于正常人效价分布的 99 百分点)

注:须同时符合至少一项临床标准和一项实验室指标方能诊断抗磷脂综合征。ELISA,酶联免疫吸附试验;β_2-GP I,β_2- 糖蛋白 I。
①检测均要求间隔 12 周以上,至少 2 次或者 2 次以上阳性,如果抗磷脂抗体结果阳性与临床表现之间间隔<12 周,或者间隔超过 5 年, 则不能诊断。

【问题 5】APS 有几种类型,该患者更进一步的类型是什么?

思路 APS 可以独立存在,称为原发性 APS;亦可与其他结缔组织病共存,称为继发性 APS。但是,区分两者的临床意义尚有争议。

约 10% 的原发性 APS 在 10 年内可发展成系统性红斑狼疮;约 40% 的系统性红斑狼疮患者 aPL 阳性,其中约 50% 患者会发展成为 APS。继发性 APS 中,系统性红斑狼疮合并 APS 占继发性 APS 的 36%。2006年悉尼标准认为继发性 APS 究竟是同一疾病的不同阶段,还是两种疾病共存的现象,有时难以界定。而且原发性 APS 与继发性 APS 在相关临床结局上没有发现显著差异,因此建议可不用原发性和继发性 APS 的概念。相比区分原发和继发,描述是否共存合并其他疾病可能更为合理。

近年研究逐步提示产科 APS 在实验检查和免疫病理特征等方面与经典的 APS 有所差异,Deepa 等甚至提出了 "非标准化" 的产科 APS 的概念及其分类标准,但该标准尚需更多临床研究进行验证。

无论原发性或继发性 APS 均可发展成灾难性 APS。该患者无广泛血栓形成表现,因此不考虑灾难性APS。

【问题 6】患者发生血栓的风险如何? 哪些因素可以导致血栓风险增高?

思路 APS 患者发生血栓的风险不尽相同,因此,对 APS 患者发生血栓的风险进行分层有助于采取相应的预防与治疗措施。

可采用抗磷脂评分(antiphospholipid score,aPL-S)及全球 APS 评分(global APS score,GAPSS)对 APS患者发生血栓与再发血栓的风险及 APS 相关不良事件进行评估与分层,有利于临床上调整诊疗策略,有利于长远预后。

知识点

影响抗磷脂综合征患者血栓生成的危险因素

1. 抗体特征。狼疮抗凝物(LA)与血栓形成的相关性最强,是血栓发生风险的独立预测因素,抗体的数量与血栓发生的风险也密切相关,如 LA、aCL、抗 β_2-GP I 抗体均阳性患者发生血栓的风险最高,2个抗体阳性者较一个抗体阳性者发生血栓的风险要高;抗体的亚型与数量也与血栓发生的风险相关,IgG亚型抗体阳性患者发生血栓的风险高于 IgM 亚型,IgM 亚型阳性血栓风险高于 IgA 亚型阳性。抗体持续高效价阳性也是发生血栓的高风险因素,孤立的低效价抗体阳性,尤其一过性阳性,属于低风险。

2. 感染、手术、吸烟、口服避孕药等是发生血栓、不良妊娠结局或灾难性 APS 的重要诱因。

3. 炎症性疾病(如系统性红斑狼疮)、动脉粥样硬化及其相关危险因素(糖尿病、高脂血症、高血压等)、动脉造影及静脉插管会导致血管内皮异常,亦增加发生血栓的风险。

4. 遗传性高凝状态。V 因子突变、蛋白 C 和 S 缺陷、凝血酶原基因突变、抗凝血酶Ⅲ缺乏等都会增加 APS 患者发生血栓的风险。

【问题7】APS 的治疗原则是什么?

思路1 APS 的治疗目的是防止血栓形成和不良妊娠结局的发生,因此,APS 治疗的核心是抗凝治疗,防止血栓形成,提高妊娠成功率。

近年在 APS 管理的国际推荐中,体现出更强的预防意识,针对不同危险分层进行细化治疗。

根据目前的国际 APS 诊治指南,该患者目前虽无血栓证据,但既往有产科 APS 相关表现,且为 aPL "三阳"的高风险患者,因此推荐使用低剂量阿司匹林(75~100mg/d)来预防血栓形成。

思路2 虽然 APS 是一种自身免疫病,免疫机制具有重要作用,但目前免疫抑制治疗在 APS 治疗中的作用尚不清楚。目前的治疗原则仍是防止血栓形成与减少不良妊娠结局的发生,而非将抗体消灭。有研究显示,低剂量阿司匹林可以有效预防血栓高危 APS 患者的血栓发生与再发,此外,羟氯喹可以有效降低 APS 合并与不合并系统性红斑狼疮患者发生血栓的风险,同时也可以降低发生不良妊娠结局的风险,增加妊娠成功率。

【问题8】APS 患者如何进行生育管理?

若近期无生育计划,宫内避孕器(指带铜的宫内避孕器,但含孕激素的避孕器应权衡血栓风险)适用于所有无妇科禁忌的 APS 患者。对于疾病稳定且 aPL 阳性的系统性红斑狼疮患者,无论有无明确的 APS,建议选择含单一孕激素的避孕药来避孕。

对有生育计划的患者,应在备孕前咨询风湿科及产科医生,对其发生不良妊娠结局的风险进行充分综合评估。在治疗药物选择上,应进行细化分层,进行针对性治疗。

本例患者既往有流产史,但无血栓史,所以若再次妊娠,建议全程使用肝素加低剂量阿司匹林,至分娩后6~12 周停用。

思路1 在上述治疗下,如果仍然发生了不良妊娠,则在下次妊娠时可使用羟氯喹和小剂量糖皮质激素。羟氯喹可减少孕妇和胎儿产科不良事件,其机制与阻断补体依赖的抗原抗体反应、阻断抗 β_2-GP I 抗体与滋养细胞结合有关。糖皮质激素可抑制补体激活,减少自然杀伤细胞数量,减轻母胎间炎症反应,但应使用小剂量,如 10mg/d。大剂量不仅不能增加胎儿存活率,反而增加妊娠期高血压疾病、感染和早产等风险。

思路2 若患者出现灾难性 APS,则应在充分抗凝治疗基础上,予大剂量糖皮质激素加免疫抑制剂如环磷酰胺治疗,还可以辅以静脉注射免疫球蛋白或血浆置换联合治疗。

知识点

2019 年欧洲抗风湿病联盟成人 APS 治疗推荐见表 15-2。

表 15-2 2019 年欧洲抗风湿病联盟成人 APS 治疗推荐

风险分层	治疗建议
血栓形成的初级预防	
aPL 阳性人群	
无症状,高风险 aPL[1],伴或不伴传统风险因素	推荐使用低剂量阿司匹林[2]
合并 SLE,无血栓及不良妊娠史,高风险 aPL	推荐使用低剂量阿司匹林
合并 SLE,无血栓及不良妊娠史,低风险 aPL[3]	可考虑使用低剂量阿司匹林
非妊娠期妇女,伴不良妊娠史,伴或不伴 SLE	评估风险受益后,考虑使用低剂量阿司匹林
血栓发生的二级预防	
静脉血栓(确诊 APS)	
首次发生静脉血栓后	推荐华法林治疗,目标 INR 为 2~3。使用华法林不达标,或不耐受者,则考虑使用直接口服抗凝药

续表

风险分层	治疗建议
华法林治疗充分后仍有血栓复发	加用低剂量阿司匹林,或使用华法林将 INR 提升到 3~4,或转换为低分子量肝素
动脉血栓(确诊 APS)	
初发	华法林优于单用低剂量阿司匹林。华法林抗凝,目标 INR 为 2~3 或 3~4(评估出血风险)。可考虑华法林,目标 INR 为 2~3 联合低剂量阿司匹林。不推荐使用直接口服抗凝药
华法林治疗充分后血栓复发者	加用低剂量阿司匹林或华法林,目标 INR 提升到 3~4,或转换为低分子量肝素
产科 APS 治疗	
产科 APS 表现,无血栓史,伴或不伴 SLE	符合分类标准的自发流产及胎儿丢失史:低剂量阿司匹林联合预防剂量肝素 符合分类标准的早产史:低剂量阿司匹林或联合预防剂量肝素 非"分类标准"产科 APS 表现:单用低剂量阿司匹林,或联合肝素
符合产科 APS 标准,联合治疗后,仍出现不良妊娠	低剂量阿司匹林联合治疗剂量肝素,或妊娠早期加用羟氯喹或小剂量激素,选择性使用静脉注射免疫球蛋白
产科 APS 表现,有血栓史	低剂量阿司匹林联合治疗剂量肝素
灾难性 APS	预防治疗:及时早期抗感染,持续抗凝
	一线治疗:抗凝治疗 + 糖皮质激素 + 静脉注射免疫球蛋白或血浆置换
	难治性者可考虑抗 CD20 单克隆抗体、抗补体 C5 单克隆抗体

注:aPL,抗磷脂抗体;SLE,系统性红斑狼疮;INR,国际标准化比值;APS,抗磷脂综合征。
①高风险 aPL:多种 aPL 阳性,狼疮抗凝物阳性或持续高滴度 aPL。
②低剂量阿司匹林定义为 75~100mg 每日一次。
③低风险 aPL:单独抗心磷脂抗体或者抗 β_2- 糖蛋白 I 抗体低滴度阳性,特别是一过性阳性。

【诊疗流程图】(图 15-1)

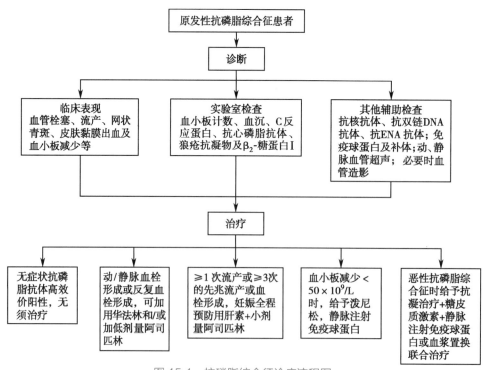

图 15-1 抗磷脂综合征诊疗流程图
DNA. 脱氧核糖核酸;ENA. 可提取性核抗原。

(刘 毅)

推荐阅读资料

［1］中华医学会风湿病学分会. 抗磷脂综合征诊断和治疗指南. 中华风湿病学杂志, 2011, 15 (6): 407-410.

［2］TEKTONIDOU M G, ANDREOLI L, LIMPER M, et al. EULAR recommendations for the management of antiphospholipid syndrome in adults. Ann Rheum Dis, 2019, 78 (10): 1296-1304.

［3］ARACHCHILLAGE D R, MACHIN S J, MACKIE I J, et al. Diagnosis and management of non-criteria obstetric antiphospholipid syndrome. Thromb Haemost, 2015, 113 (1): 13-19.

第十六章　成人斯蒂尔病

成人斯蒂尔病（adult onset Still disease，AOSD）是一种病因不明的少见自身免疫性炎症性疾病，临床特征主要有高热、关节痛/关节炎、一过性皮疹、中性粒细胞增多，常伴有肝脾淋巴结肿大，严重者可伴有多系统损害。因高热伴有外周血白细胞计数及中性粒细胞比例明显增高，临床表现与亚急性败血症相似，因此本病曾称"变应性亚急性败血症"。女性发病稍多于男性，任何年龄均可发病，16～35岁多发。发病率和患病率存在人种差异，有报道发病率低于1/10万，我国尚无本病的流行病学报道。

本病病情、病程多样，部分有自限倾向，多数反复发作，少数可发展为慢性关节炎，继发嗜血综合征者虽不常见，但可危及生命。

【临床关键点】

1. AOSD是一种累及多系统的自身免疫性炎症性疾病，常见于年轻人。病因尚不清楚，可能与遗传、环境、免疫等因素相关。

2. 典型的临床表现包括急性发作的高热、一过性皮疹和关节症状、肝脾淋巴结肿大、肝功能异常。临床病程有自限型、间断发作型、慢性关节炎型3种主要模式。慢性关节炎型者预后不佳。

3. 主要依据典型的临床特征和排除其他疾病（感染、肿瘤、血液系统疾病及其他风湿免疫病等）来诊断，无特异的血清学标志。

4. 目前尚缺少根治方法，治疗的目的是控制发作和预防复发。治疗药物包括非甾体抗炎药、糖皮质激素、改善病情抗风湿药、生物制剂等。

临床病例

患者，女性，27岁，主因"全身皮疹、发热、咽痛、关节痛1个月"入院。1个月前患者全身出现红色米粒大小斑丘疹，部分融合成片（图16-1），同时出现发热，体温38～39.7℃，伴畏寒、咽痛及双腕关节痛，斑丘疹、咽痛、关节痛与发热相平行。外院查血丙氨酸转氨酶107～334U/L，ESR 60～115mm/h，各种病原学筛查无阳性发现，PET/CT大致正常，疑"感染性发热"先后予多种抗生素治疗无效。个人史、既往史、家族史无特殊。为进一步诊治收住入院。

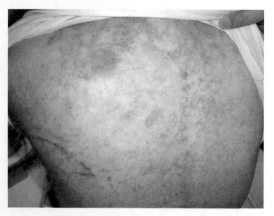

图16-1　弥散分布的皮肤红色斑丘疹（照片为背部），
部分融合成片，无明显瘙痒症状，与发热症状平行

【问题1】为明确诊断，应行哪些辅助检查？

思路 1 患者为青年女性,亚急性起病,不明原因发热,查找病因。发热常见三个主要病因:感染占30%~50%,自身免疫病占10%~20%(包括系统性红斑狼疮、类风湿关节炎、皮肌炎、系统性血管炎、混合性结缔组织病、AOSD 等),肿瘤性疾病占5%~10%。其他发热原因尚包括药物热、伪热、甲状腺功能亢进症等(图 16-2)。

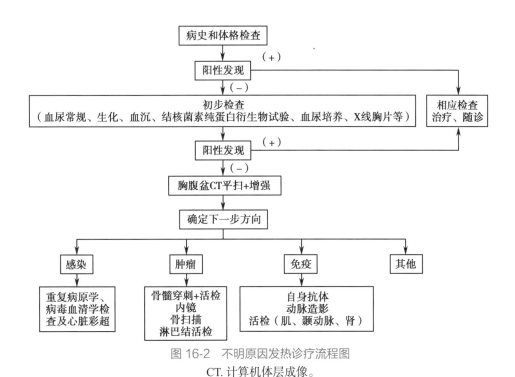

图 16-2 不明原因发热诊疗流程图
CT. 计算机体层成像。

思路 2 以发热、皮疹、关节痛为突出表现的年轻女性,首先要考虑感染可能。该患者的发热病程超过1 个月,未发现感染病灶,多种抗生素治疗无效,一般感染性疾病基本可以除外。一些传染性疾病如结核、布鲁氏菌感染、伤寒等根据现有的临床及实验室证据可除外。该患者为年轻女性,以高热为主,实质性脏器恶性肿瘤的可能性小,但需除外血液系统恶性肿瘤,需要行骨髓细胞学检查、骨髓活检,如病程中出现肿大淋巴结,需活检病理检查,活检困难者可行 PET/CT 检查以协助除外淋巴瘤可能。

思路 3 除感染、肿瘤外,年轻女性以发热、皮疹、咽痛、关节痛为主要临床表现且对抗感染治疗无效者,要考虑风湿免疫性疾病的可能。绝大多数弥漫性结缔组织病(connective tissue disease,CTD)都可能出现发热,根据系统损害的临床表现、自身抗体筛查、影像学检查等,能除外多数常见的 CTD(如系统性红斑狼疮、皮肌炎、血管炎等),所以,为明确诊断,该患者应完善抗核抗体(ANA)、抗可提取性核抗原(ENA)抗体、类风湿因子(RF)、抗环瓜氨酸肽(CCP)、抗中性粒细胞胞质抗体(ANCA)、补体、铁蛋白、糖化铁蛋白等,大血管影像学(超声,必要时 CTA 或 MRI)检查。当这些检查结果缺少特异性发现时,需考虑 AOSD 可能。

1. AOSD 的常见临床表现

(1)主要表现:①发热;②皮疹;③关节和肌肉疼痛 / 肿痛;④中性粒细胞绝对值>10×10^9/L,且中性粒细胞百分比>80%。

(2)其他表现:咽痛、乏力、脱发、口腔溃疡、淋巴结肿大、肝脾大、心脏病变、肺部病变、神经系统病变、眼病变、肌痛、肌炎、肝损害等。

(3)严重并发症

1)呼吸循环系统:心脏压塞、心肌炎、急性呼吸窘迫综合征和肺动脉高压。

2)消化系统:暴发性肝损害致肝衰竭。

3)血液系统:巨噬细胞活化综合征、弥散性血管内凝血、血栓性微血管病。

2. AOSD 的常见辅助检查 突出表现为以中性粒细胞为主的外周血白细胞计数升高,炎症指标升高,感染源筛查、肿瘤指标、自身抗体均阴性。

(1)血常规:75%~95%患者周围血白细胞增多(白细胞计数>10×10^9/L),绝大多数以中性粒细胞比例增高为主,严重者可模拟原发血液病表现或严重感染表现,患者可表现有中性粒细胞核左移但嗜酸性粒细胞并不消失;贫血多为正细胞正色素性贫血;疾病活动期血小板计数升高常见。

(2)炎症指标:几乎所有活动期AOSD患者均出现血沉明显增快,C反应蛋白轻或中度升高;血清铁蛋白在疾病活动期显著升高,可超过正常水平10倍,当同时伴有糖化血清铁蛋白降低至<20%(正常值50%~80%)时更支持AOSD诊断,并且血清铁蛋白的升高及糖化血清铁蛋白的降低常与疾病活动度相关,可作为判断本病治疗效果的参考指标。此外,AOSD患者血清IL-1、IL-6、IL-18水平升高,也可作为判断疾病活动的标志。

(3)血生化指标:低白蛋白血症,血清丙氨酸转氨酶、天冬氨酸转氨酶、直接胆红素和间接胆红素均可升高,合并肌肉损害时,肌酸激酶和乳酸脱氢酶等可见升高。

(4)免疫指标:血清补体水平正常或升高,免疫球蛋白和丙种球蛋白可以升高;AOSD患者ANA谱与RF多阴性,少数患者可低效价阳性。如RF持续阳性,提示有进展为典型类风湿关节炎可能。

(5)感染指标:除非伴发或继发感染,AOSD患者所有关于感染的病原学检查(包括血培养)均为阴性。尽管部分患者血降钙素原水平可以升高,但并不一定表示存在活动感染。

(6)特殊检查

1)骨髓细胞学检查:可除外血液系统疾病。骨髓检查常为有核细胞(特别是粒系)增生活跃,伴核左移,胞质内有中毒颗粒及空泡变性,表现为感染性骨髓象,但骨髓细菌培养阴性。

2)淋巴结活检:为非特异性炎症,部分患者表现为T细胞瘤样增生,有时可见到坏死性淋巴结炎。

3)影像学检查:超声、X线片、CT及MRI等均无感染及肿瘤发现,肝脾及淋巴结增大常见。关节炎者在疾病的早期可见关节周围的软组织肿胀及关节附近的骨质疏松,少数关节炎频繁发作或持续者可出现类似RA的关节结构破坏,以腕、膝及踝关节多见。

辅 助 检 查

血常规:白细胞计数25.05×10^9/L,中性粒细胞百分比93%,血红蛋白116g/L,血小板计数404×10^9/L。

血生化:丙氨酸转氨酶417U/L,天冬氨酸转氨酶334U/L,碱性磷酸酶271U/L,谷氨酰转肽酶304U/L,总胆红素107μmol/L,直接胆红素15μmol/L,白蛋白34g/L,球蛋白36g/L,尿素氮、肌酐、尿酸、电解质均正常。尿常规、便常规及潜血正常。

炎症指标:ESR 119mm/h,CRP 158mg/L,铁蛋白>2 000μg/L。

免疫指标:免疫球蛋白IgG、IgM、IgA正常,补体C3、C4正常,抗链球菌溶血素O 60U/ml,ANA、抗ENA抗体、ANCA、抗磷脂抗体(aPL)、自身免疫性肝病(AIH)抗体谱、类风湿关节炎抗体谱均阴性。

肿瘤指标:癌胚抗原、甲胎蛋白、糖类抗原19-9均正常;血清蛋白电泳、免疫固定电泳阴性。

病原体检查:抗结核抗体、肺炎支原体、衣原体、抗军团菌抗体均阴性,甲、乙、丙、戊型肝炎抗体IgG和IgM均阴性;血培养三次均阴性;巨细胞病毒DNA、EB病毒DNA阴性;TORCH-IgM、T-spot结果阴性;肥达试验和外斐反应均阴性。

心脏彩超、胸部CT、PET/CT结果正常。腹部超声:肝实质回声稍增强。

骨髓象:粒系增生活跃,核左移,部分胞质内可见中毒颗粒及空泡变性,提示感染性骨髓象。骨髓细菌培养阴性。

【问题2】结合患者病史特点和辅助检查结果,考虑诊断是什么?

思路 由于AOSD缺少特异临床症状、体征及实验室检查,且临床表现与其他疾病(如感染、肿瘤、其他风湿免疫病等)重叠,因此,AOSD的临床诊断需要除外其他有相似临床表现的疾病,方可作出AOSD的临床诊断。目前,即使完成排他诊断后,AOSD仍缺少公认的统一诊断标准,在我国应用较多的是日本的Yamaguchi标准和美国的Cush标准(表16-1)。

表 16-1　成人斯蒂尔病常用分类标准比较

项目	Yamaguchi 标准	美国 Cush 标准
主要条件	发热 ≥ 39℃并持续一周以上	体温 > 39℃
	关节痛持续两周以上	关节痛或关节炎
	典型皮疹	类风湿因子效价 < 1 : 80
	白细胞计数增高 ≥ 10×10^9/L，中性粒细胞百分比 ≥ 80%	抗核抗体效价 < 1 : 100
次要条件	咽痛	白细胞计数 ≥ 15×10^9/L
	淋巴结和 / 或脾大	皮疹
	肝功能异常	胸膜炎或心包炎
	类风湿因子和抗核抗体均阴性	肝或淋巴结肿大
排除	感染性疾病（尤其是败血症和传染性单核细胞增多症）	其他发热疾病，如感染、淋巴瘤、其他风湿免疫病、结核等
	恶性肿瘤（尤其是恶性淋巴瘤、白血病）	
	其他风湿免疫病（尤其是多动脉炎，伴有关节外征象的风湿性血管炎）	
诊断要求	符合 5 项或更多条件（至少含 2 项主要条件）	4 个主要条件为必备条件，另外具备任何 2 项次要条件
灵敏度与特异度	灵敏度 96.2%，特异度 92.1%	灵敏度 72.0%，特异度 87.0%

　　该患者既符合 Yamaguchi 诊断标准，又符合 Cush 诊断标准，故可以诊断为 AOSD。

　　【问题 3】AOSD 的病因和发病机制是什么？

　　思路　AOSD 的确切病因和发病机制尚未明确，与大多数风湿免疫病一样，目前认为其病因与感染、遗传、炎症和免疫异常有关。研究认为启动发病的主要机制可能是感染诱发遗传易感体质个体发生炎症风暴，导致临床上出现各种炎症反应有关的损害表现。目前的研究认为，AOSD 的发病是由于环境中多种感染因素作用于易感患者，病原体相关分子模式和损伤相关分子模式等危险信号通过巨噬细胞和中性粒细胞表面的 Toll 样受体过度激活具有遗传易感个体中的 NLRP3 炎症小体（炎症的关键环节），产生大量的 IL-1β 和 IL-18 刺激固有 / 适应性免疫细胞，导致促炎细胞因子 IL-6、IL-8、IL-17 和 TNF 过量产生，导致机体产生过度炎症和免疫反应，最终造成机体出现一系列损害。

　　【问题 4】该患者主要受累组织器官及临床意义是什么？

　　思路 1　该患者的病史、症状和体格检查结果提示其组织器官损害包括咽痛、皮疹、关节炎，都是 AOSD 诊断的重要临床依据。

　　思路 2　AOSD 属于弥漫性 CTD，患者可出现多系统损害，包括心脏、呼吸道、肝脏、血液系统、中枢神经系统等损害，全面系统的检查是正确评估患者病情严重程度的依据，有助于正确制订治疗方案。该患者存在明显的肝功能损害，所以，制订该患者的治疗方案时，急性期需尽可能避免选用肝毒性药物。

　　【问题 5】诊断该患者时需与哪些疾病鉴别？

　　思路 1　育龄期女性患者，多系统受累，应注意与其他风湿免疫病鉴别（表 16-2）。

　　思路 2　以发热为突出表现，伴随咽痛、关节痛、皮疹等，应注意鉴别发热相关的疾病，包括感染性疾病、血液病、肿瘤性疾病、医源性疾病和过敏性疾病（表 16-2）。

　　AOSD 的鉴别诊断：本病诊断是排他性的，在诊断之前应排除表 16-2 中的疾病。

表 16-2 成人斯蒂尔病的鉴别诊断

分类		疾病	相关筛查
感染性疾病	细菌	化脓性细菌性败血症、感染性心内膜炎、胆道感染、大肠或泌尿系隐性感染、结核病、布鲁氏菌病、耶尔森菌病、莱姆病、梅毒和风湿热等	血培养、降钙素原、超声心动图、CT 扫描、IGRA、细菌学和组织学活检、血清学和 PCR
	病毒	乙肝病毒、风疹、微小病毒、柯萨奇病毒、EB 病毒、巨细胞病毒、人类免疫缺陷病毒等	血清学和 PCR
	寄生虫	弓形虫病和脓肿性寄生虫病	血清学和 PCR
恶性肿瘤	实体肿瘤	肾癌、结肠癌或肺癌及副肿瘤综合征	CT、PET/CT、活检病理学检查
	血液系统疾病	霍奇金病或非霍奇金淋巴瘤、血管免疫母细胞性淋巴结病、卡斯尔曼(Castleman)病和骨髓增生性疾病	淋巴结活检、骨髓涂片或活检、流式细胞计量术、CT 和 PET/CT
系统性疾病	自身免疫病	ANA 阳性:系统性红斑狼疮、干燥综合征、多发性肌炎/皮肌炎、混合性结缔组织病等 ANA 阴性:系统性血管炎、结节性多动脉炎、肉芽肿伴多血管炎、血栓性血小板减少性紫癜、大动脉炎等	ANA、抗 ENA 抗体、免疫球蛋白、补体、影像学检查、活检病理等 ANCA、受累器官活检或血管成像检查等
	自身炎症性疾病	遗传性自身炎症综合征:家族性地中海热、甲羟戊酸激酶缺乏、肿瘤坏死因子受体相关周期综合征和冷炎素相关周期综合征	家族史、基因检测
	其他	嗜中性皮肤病、Sweet 综合征 链球菌性关节炎后、反应性关节炎、结节病、血清病、Schnitzler 综合征、菊池病和药物相关超敏反应 DRESS 综合征	皮肤活检 ASO、结节性红斑、单克隆性丙种球蛋白病、淋巴结活检、嗜酸性粒细胞增多和药物调查

注:CT,计算机体层成像;IGRA,γ 干扰素释放试验分析技术;PCR,聚合酶链反应;PET/CT,正电子发射计算机体层显像仪;ENA,可提取性核抗原;ANCA,抗中性粒细胞胞质抗体;ANA,抗核抗体;DRESS,药物反应伴嗜酸性粒细胞增多及系统症状;ASO,抗链球菌溶血素 O。

完善病原学筛查,包括血培养、免疫指标、肿瘤指标及超声、影像、骨髓等系列检查,明确 AOSD 诊断。予甲泼尼龙 60mg/d,同时予保肝等支持治疗。患者体温稳定正常,伴咽痛消失,皮疹及关节肿痛缓解,血常规、肝功能、ESR、CRP 及血清铁蛋白等实验室指标逐渐好转。肝功能恢复正常后,予甲氨蝶呤 15mg/ 周。4 周后逐渐减少激素用量,至 6 个月后,醋酸泼尼松 5mg/d,联合口服甲氨蝶呤 10mg/ 周,病情稳定。

【问题 6】AOSD 的治疗目标和基本原则是什么?

思路 治疗目标:阻止和控制炎症免疫反应,缓解由严重炎症导致的损害,保护重要组织器官功能(如关节、肝脏、心脏等),防治药物相关不良反应。

治疗基本原则:由于 AOSD 目前尚无根治方法,为达到上述治疗目标,应早诊断、早治疗,必要时联合治疗,即联合使用糖皮质激素、改善病情抗风湿药(DMARD)、生物制剂等,以提高疗效,减少治疗药物(特别是大剂量糖皮质激素长期使用)的不良反应。病情缓解后需维持治疗,预防病情复发。

【问题 7】为何 AOSD 治疗前需要评估患者的病情?

思路 不同 AOSD 患者,临床表现可不一致,病情的严重性也不一样,因此,所适宜的治疗方案也不尽相同。另外,所有治疗 AOSD 的药物,均有不良反应,也应根据患者的病情来选择。所以,对每一例 AOSD 患者,在治疗开始前,有必要对其病情进行评估,根据病情制订合适的治疗方案。

初始治疗方案取决于疾病活动度、累及组织器官的范围和程度,之后的治疗取决于初始治疗的临床效果。

病情轻的患者单用非甾体抗炎药(NSAID)有效,但大多数此类患者通常需要中等剂量的糖皮质激素来控制炎症反应、缓解症状和体征。

中度疾病患者会出现非危及生命的组织器官受累。此类患者的初始治疗需要糖皮质激素联合使用 DMARD 进行长期治疗,预防关节和其他器官损伤,有助于减少激素使用剂量。

重度疾病患者存在危及生命的组织器官损害风险,如严重的肝脏受累、心脏压塞和 / 或弥散性血管内凝血等。此类患者需要尽快给予大剂量糖皮质激素甚至冲击治疗,同时应早期联合 DMARD 或生物制剂(如 IL-1 或 IL-6 受体拮抗剂等)等,并针对危及生命的并发症对症处理。

【问题 8】治疗 AOSD 的药物有哪些?

思路 目前治疗 AOSD 的药物包括如下几类:

1. NSAID 急性发热轻病情患者首先单独使用,约 1/4 的轻度患者经 NSAID 治疗可控制症状,缓解病情。一般 NSAID 需用较大剂量,病情缓解后应继续使用 1~3 个月,再逐渐减量。

2. 糖皮质激素 对单用 NSAID 无效、症状控制不好或复发者,或有系统损害、病情较重者,应使用糖皮质激素。常用泼尼松 1~2mg/(kg·d)。待症状控制、病情稳定 1 个月以后逐渐减量,通常 6~8 个月逐渐减量至最小有效量维持剂量(如泼尼松 ≤7.5mg/d)。病情严重者可用甲泼尼龙冲击治疗后继续口服大剂量糖皮质激素。

3. 免疫抑制剂及 DMARD 经糖皮质激素治疗仍不能控制发热或糖皮质激素减量困难者,应尽早加用 DMARD。首选甲氨蝶呤(MTX),病情较轻者也可用羟氯喹(HCQ)。较顽固病例可考虑使用硫唑嘌呤(AZA)、环磷酰胺(CTX)及环孢素(CsA)。临床上还可根据病情在使用 MTX 基础上联合使用其他 DMARD。

4. 生物制剂 适用于难治、复发、重症和高度活动的 AOSD 患者。可选择 TNF-α 拮抗剂,但其对系统性炎症反应疗效常不理想。IL-1 受休拮抗剂 anakinra 对耐药和有生命威胁的 AOSD 常有效。抗 IL-6 受体抗体对耐药 AOSD 尤其有效。病情顽固者可使用抗 CD20 单克隆抗体,另有研究报道抗 IL-1β 的全人源化单克隆抗体卡那单抗(canakinumab)治疗 AOSD 具有较广阔的应用前景。

5. 其他治疗 部分植物药(如雷公藤总苷、青藤碱、白芍总苷)可与糖皮质激素等联合应用。严重的 AOSD 患者可试用大剂量丙种免疫球蛋白治疗。

上述药物治疗和调整的简易流程见图 16-3。

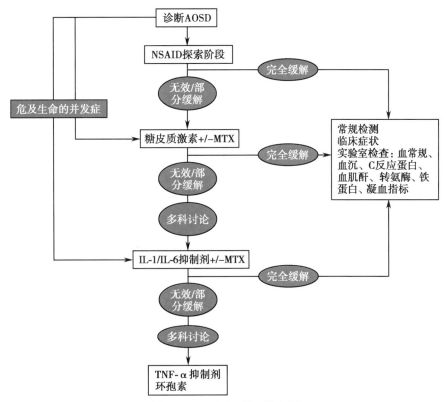

图 16-3 AOSD 治疗流程图

AOSD. 成人斯蒂尔病;NSAID. 非甾体抗炎药;MTX. 甲氨蝶呤;ESR. 血沉;
CRP. C 反应蛋白;IL. 白细胞介素;TNF. 肿瘤抑制因子。

【问题 9】治疗过程中,如何合理监测?

思路 在单独或联合使用上述药物治疗过程中,需密切观察患者的病情变化,判定药物的疗效及相关不良反应,特别是在大剂量糖皮质激素治疗之初。需注意防治长期使用糖皮质激素及各种 DMARD 的不良反应,妥善解决药物临床疗效和药物不良反应之间的矛盾,既要控制病情,又要合理处理药物不良反应。定期监测血常规、ESR、肝肾功能、铁蛋白及受损害组织器官恢复情况等。

【问题 10】AOSD 的预后如何?

思路 1/3 的 AOSD 呈自限性(6~9 个月内缓解不复发);1/3 呈反复发作(后续发作通常较初发为轻);1/3 演变为慢性持续性关节炎(全身症状少),酷似类风湿关节炎。本病总体预后较好,5 年存活率可达 90%~95%。预后不良因素包括早期多发性关节炎、髋关节和肩关节受累、糖皮质激素治疗 2 年以上;少部分患者合并嗜血综合征或继发严重感染,危及生命。

(帅宗文)

推荐阅读资料

［1］ FEIST E, MITROVIC S, FAUTREL B. Mechanisms, biomarkers and targets for adult-onset Still's disease. Nat Rev Rheumatol, 2018, 14 (10): 603-618.

［2］ GIRARD-GUYONVARC'H C, GABAY C. Biological agents in the management of adult-onset Still's disease. Joint Bone Spine, 2019, 86 (1): 5-7.

［3］ HOCHBERG M C, SLIMAN A J, SMOLEN J S, et al Rheumatology. 6th ed. Amsterdam: Elsevier, 2015.

［4］ NARVÁEZ J. Adult onset Still's disease. Med Clin (Barc), 2018, 150 (9): 348-353.

第十七章 复发性多软骨炎

复发性多软骨炎(relapsing polychondritis,RP)是一种免疫介导的、累及软骨和其他富含蛋白多糖成分软组织的坏死性炎症性疾病,常累及耳、鼻及气道软骨、眼等器官,呈现反复发作和缓解的特点。约 1/3 患者可伴发其他疾病,如系统性血管炎、骨髓异常增生综合征、其他风湿免疫病(如系统性红斑狼疮、类风湿关节炎、干燥综合征、强直性脊柱炎、原发性胆汁性胆管炎、炎性肠病、白塞综合征)、肿瘤(如淋巴瘤、白血病)等。好发于 40~60 岁,发病率无性别差异。

【临床关键点】

1. RP 是一种罕见病,常累及软骨组织,出现特征性耳和鼻软骨损害,引起菜花耳或松软耳、鞍鼻。

2. RP 是一种坏死性炎症性疾病,还可累及全身多系统器官,如气道、眼、皮肤、关节、心血管、肾脏等系统,需全面评估受累脏器,指导治疗。

3. RP 常合并其他疾病,如系统性血管炎、骨髓异常增生综合征、其他风湿免疫病及肿瘤等,需充分评估合并症,积极治疗合并症。

4. 根据诊断标准,诊断 RP,临床表现典型时无须组织活检。

5. 常用的治疗药物为糖皮质激素及免疫抑制剂,可尝试使用生物制剂。

临 床 病 例

患者,男性,50 岁。因"反复双耳郭红肿、发热、双膝关节肿痛 1 年,听力丧失、眼痛、视力下降、乏力 6 个月"就诊。患者 1 年前无明显诱因反复出现双耳郭红肿、疼痛,伴听力下降,伴夜间间断发热,体温波动于 38~39℃,无畏寒、寒战,伴双膝关节肿胀、疼痛。曾多次就诊于当地医院,给予多种抗生素、糖皮质激素治疗后病情无明显好转,仍反复发作。6 个月前上述症状加重,并出现耳郭及鼻梁塌陷,听力完全丧失,伴眼红、眼痛、视力下降,伴乏力、心悸。曾就诊于当地医院,诊为"双眼葡萄膜炎,重度贫血(血红蛋白 59g/L)",予"输血、糖皮质激素等"治疗(具体不详),症状仍无明显好转。1 周前上述症状再次加重,收入院。发病以来,无口腔溃疡、皮疹、口眼干等不适,精神、饮食欠佳,睡眠可,大小便正常,体重近 1 年来减轻 20kg。

【问题 1】该患者的主要特点是什么?

思路 患者为中年男性,慢性病程,多器官系统受累,有发热、消瘦、贫血,主要表现为反复双耳郭红肿、听力下降、耳郭及鼻骨塌陷、葡萄膜炎、视力下降、关节肿痛,累及软骨、眼、关节、血液系统。应首先考虑 RP,并评估是否合并其他疾病。

知识点

复发性多软骨炎的临床表现

1. 一般情况 可有发热、乏力、消瘦等非特异性全身症状。

2. 耳 耳郭红肿、疼痛,耳垂因无软骨因此不受累,晚期耳郭塌陷、畸形,引起菜花耳或松软耳。

3. 鼻 可有鼻塞、流涕、鼻出血等表现,也可隐匿起病,表现为鼻软骨塌陷,鞍鼻畸形。

4. 气道 喉、气管和支气管均可受累,早期表现为局限性增厚、软化,后期可发生狭窄甚至塌陷,导致咳嗽、声嘶、吸气性喘鸣、呼吸困难等,突发喉软骨塌陷可导致窒息,气道狭窄可导致分泌物不易排出,易合并感染。

---

5. 眼 可表现为结膜炎、角膜炎、巩膜炎、巩膜外层炎和葡萄膜炎,严重时可致失明。

6. 皮肤黏膜 口腔溃疡、紫癜、网状青斑、结节红斑等。

7. 关节 胸锁关节、胸肋关节及外周关节均可受累,一般为非侵蚀性关节炎。

8. 心血管系统 可发生主动脉瓣或二尖瓣病变、心脏传导阻滞、心肌炎、心包炎、动脉瘤等。

9. 其他 也可出现肾脏受累如肾小球肾炎、神经系统受累如脑神经麻痹、血液系统受累如贫血等。

合并白塞综合征时称为 MAGIC 综合征(mouth and genital ulcers with inflamed cartilage)。

【问题2】体格检查的重点是什么?

思路 本病可累及全身多系统,主要包括耳、鼻、气道等软骨,眼、皮肤、关节、心血管、肾脏、神经、血液系统等,应在全身体格检查的基础上,着重观察双侧耳郭、鼻、眼部外形,有无贫血貌,检查听力、视力,除检查关节肿胀、压痛情况外,需触诊甲状软骨、环状软骨、肋软骨等是否有压痛,听诊时着重检查是否有心脏杂音、气道狭窄导致的哮鸣音等。

除此之外,本病还有可能合并其他疾病,应评估患者是否合并其他风湿免疫病。

体 格 检 查

体温 36.5℃,脉搏 90 次/min,呼吸 22 次/min,血压 90/60mmHg,贫血貌,可见双耳郭塌陷(图 17-1)、鞍鼻(图 17-2),眼外形正常,双膝关节肿胀、压痛,听力丧失,视力下降,心律齐,未闻及病理性杂音,双肺呼吸音清、未闻及干湿啰音。

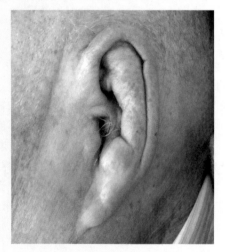

图 17-1 耳郭畸形

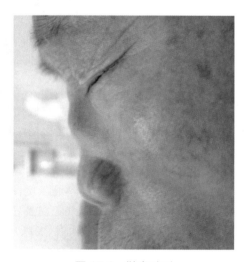

图 17-2 鞍鼻畸形

【问题3】结合体格检查,为明确诊断应完善哪些检查?

思路 患者为中年男性,出现耳、鼻、眼、关节、血液系统受累,考虑为 RP,除了完善常规检查、评估现有脏器受累外,还应评估可能的脏器受累情况及合并症。首先应完善血尿便常规、肝肾功能、炎症指标、听力检查、视力检查,还可以进行关节超声,行骨髓穿刺鉴别贫血病因等。此外,还应行肺 CT、肺功能、超声心动图评估有无心肺受累,完善 HLA-B27、ANCA 以除外其他引起葡萄膜炎的病因,检测 ANA 谱评估是否合并其他风湿免疫病,进行类风湿关节炎相关抗体检查除外其他原因所致关节炎。PET/CT 可以早期诊断 RP。

辅 助 检 查

血常规:白细胞计数 $7.82×10^9$/L,血红蛋白 86g/L,血小板计数 $571×10^9$/L。尿常规(−)、便常规(−)。

肝肾功能:碱性磷酸酶(ALP)452.8U/L,谷氨酰转移酶(GGT)124.8U/L,球蛋白(GLB)50.8g/L,白蛋白(ALB)26.7g/L,余均正常。ESR 105mm/h,CRP 90.6mg/L;IgG 30g/L。病毒性肝炎指标、梅毒抗体、抗 HIV 抗体均(−)。血清铁、叶酸、维生素 B_{12} 水平正常。类风湿因子、抗 CCP 抗体、ANCA、HLA-B27、ANA 谱均(−)。

骨髓穿刺:红细胞系统增生减少,成熟红细胞呈缗钱状排列,浆细胞比例升高,巨核细胞系统明显增生。

关节超声:双膝滑膜炎。肺CT:气管壁环形增厚、钙化,左肺下叶亚段肺不张,右肺下叶少许纤维条索影,双侧少量胸腔积液。超声心动图:(-)。腹部彩超:肝脏实质回声不均匀,余均正常。

【问题4】结合辅助检查,还需进一步完善哪些检查?

思路 患者既往重度贫血,此次为中度贫血,血清球蛋白、IgG升高,骨髓穿刺提示成熟红细胞呈缗钱状排列,浆细胞比例升高,需除外多发性骨髓瘤等浆细胞病。ALP明显升高,需鉴别胆系病变,如原发性胆汁性胆管炎或骨代谢相关疾病。应进一步完善血清蛋白电泳,血尿免疫球蛋白κ、λ轻链,头颅X线片,全身骨扫描等。此外,应完善自身免疫性肝病抗体等。

辅 助 检 查

血清蛋白电泳、血尿免疫球蛋白κ和λ轻链:多克隆免疫球蛋白增生。自身免疫性肝病抗体谱均(-)。头颅X线片:(-)。骨扫描:双侧肩、肘、腕、膝关节代谢活跃灶。

【问题5】结合该患者病史、体格检查及辅助检查结果,考虑诊断是什么?

思路 综合考虑患者RP的可能性大,应进一步明确是否符合RP的诊断标准,并除外其他引起耳软骨炎及鞍鼻症状的疾病,全面评估合并症。

该患者符合RP的诊断标准,现有证据不支持多发性骨髓瘤。诊断明确后应评估RP的疾病活动度。

知识点

复发性多软骨炎分类标准

一、1975年McAdam RP分类标准

1. 双侧耳软骨炎

2. 血清阴性、非侵蚀性多关节炎

3. 鼻软骨炎

4. 眼炎(结膜炎、角膜炎、巩膜炎、巩膜外层炎和葡萄膜炎)

5. 呼吸道软骨炎(喉和气管软骨)

6. 耳蜗和/或前庭功能障碍(听力下降、耳鸣和/或眩晕)

注:以上6条中符合3条或3条以上,可确诊,不需要活检证据。但临床症状不典型者或只有1条时,需活检进行诊断。

二、1986年Michet RP分类标准

1. 主要标准

● 明确的发作性耳软骨炎

● 明确的发作性鼻软骨炎

● 明确的发作性喉气管软骨炎

2. 次要标准

● 眼炎

● 听力下降

● 前庭功能障碍

● 血清阴性炎性关节炎

注:确诊需符合2项主要标准或1项主要标准加2项次要标准。受累软骨的组织活检非必需条件。

【问题6】诊断该患者时应与哪些疾病相鉴别?

思路 该患者存在发热、消瘦、贫血、耳郭红肿畸形、鞍鼻、葡萄膜炎、关节炎、气管壁增厚、球蛋白升高等症状,应与相关感染性、免疫性及肿瘤性疾病鉴别。

1. **耳郭病变** 应与其他可引起外耳病变的疾病鉴别,如创伤、冻疮、感染(细菌、梅毒、麻风)等。

2. **鼻软骨炎** 应与其他可引起鞍鼻的疾病鉴别,如创伤、肉芽肿性多血管炎、梅毒、麻风、结核等。

3. **眼炎** 应与其他可引起眼炎的疾病鉴别,如脊柱关节炎、肉芽肿性多血管炎、白塞综合征等。

4. **关节炎** 应与其他关节炎鉴别,如类风湿关节炎、脊柱关节炎、痛风性关节炎、骨关节炎等。

5. **发热** 应鉴别感染性、肿瘤性、免疫性、内分泌性发热及药物热。

6. **贫血、球蛋白升高** 应鉴别血液系统疾病,如多发性骨髓瘤、淋巴瘤、白血病等。

7. **气管、支气管增厚、狭窄变形** 与气管的外压性狭窄、感染性疾病、肿瘤、慢性阻塞性肺疾病、淀粉样变等疾病鉴别。

8. **其他** 主动脉病变应与梅毒、马方综合征、动脉粥样硬化等疾病鉴别。

知识点

复发性多软骨炎疾病活动指数(RPDAI)评分见表 17-1。

表 17-1 复发性多软骨炎疾病活动指数(RPDAI)评分

项目	得分/分
关节炎	1
发热	2
胸骨柄软骨炎	3
C 反应蛋白水平升高	3
紫癜	3
血尿	4
肋软骨炎	4
胸锁关节软骨炎	4
巩膜外层炎	5
蛋白尿	6
前庭功能障碍	8
心包炎	9
耳郭软骨炎	9
葡萄膜炎	9
鼻软骨炎	9
巩膜炎	9
角膜溃疡	11
感觉神经性耳聋	12
运动或感觉性神经病变	12
呼吸道软骨炎(无急性呼吸衰竭)	14
视网膜脉管炎	14
累及中到大血管	16
肾衰竭	17
心肌炎	17
急性二尖瓣或主动脉瓣关闭不全	18
脑炎	22
呼吸道软骨炎伴急性呼吸衰竭	24

注:应对患者的每个临床活动项目都进行评分,每一项临床活动的分数权重不同。所有分数的总和得出 RPDAI 分数。理论得分最高为 265。

【问题7】RP 的治疗目标和基本原则是什么？

思路 RP 的治疗目标是缓解症状,阻止疾病进展,保护脏器功能,延长生存期,改善生活质量。治疗的基本原则是根据患者病情及合并症情况,可选择糖皮质激素和免疫抑制剂治疗。

该患者存在耳和鼻软骨炎、葡萄膜炎、贫血等系统受累,目前无活动性葡萄膜炎,可予激素 1mg/(kg·d)治疗,可选择免疫抑制剂环磷酰胺。亦可尝试使用 TNF-α 抑制剂类生物制剂。

对症治疗可选择非甾体抗炎药改善耳鼻软骨肿痛、关节肿痛,若已使用激素则避免使用。

葡萄膜炎活动期可根据病情选择糖皮质激素冲击治疗、眼局部糖皮质激素治疗等方案。

患者长期使用激素,应予补充钙剂、骨化三醇等治疗预防骨质疏松,据病情选择护胃治疗。

知识点

复发性多软骨炎的治疗

轻症患者可选择非甾体抗炎药、秋水仙碱、氨苯砜。

糖皮质激素是基本治疗用药,常用剂量为 0.5~1.0mg/(kg·d)泼尼松或等效剂量。新近出现严重眼炎、感觉神经性耳聋、严重喉气管软骨炎及系统性血管炎时,可采取甲泼尼龙冲击治疗(500~1 000mg/d,连用 3~5 日),然后减至常规剂量使用,并逐渐减量。

联合使用免疫抑制剂可更好地控制病情,协助激素减量。可选择的免疫抑制剂包括甲氨蝶呤、环磷酰胺、霉酚酸酯、来氟米特、硫唑嘌呤、环孢素、羟氯喹等。

生物制剂治疗复发性多软骨炎的经验有限,常用于难治性患者,可使用 TNF-α 抑制剂(依那西普、阿达木单抗、英夫利西单抗)、IL-6 受体单抗(托珠单抗)等。目前认为利妥昔单抗没有显著的疗效。

对于气道严重狭窄、塌陷的患者,应行气管切开造瘘术或金属支架植入术。对于心脏瓣膜病变患者,可行心脏瓣膜修补术或瓣膜置换术。

【问题8】患者的治疗和随访计划是什么?

思路 患者治疗 1 个月后,应复诊,评估临床症状,复查血常规、肝肾功能、炎症指标,监测评估药物疗效及副作用。此后每 1~3 个月复诊,评估病情。

患者最常见的死亡原因是感染、喉气管或支气管受累和血管炎。

其他预后不良因素包括导致顽固性心力衰竭的心脏瓣膜病、肾脏病变、并发恶性肿瘤和贫血。

患者随访

3 个月后患者复诊,症状明显好转。血常规:血红蛋白 124g/L,血小板计数 265×10^9/L。肝肾功能:ALP 108.8U/L,GLB 33.8g/L,ALB 33.7g/L,余均正常。ESR 65mm/h,CRP 70.1mg/L;IgG 11.8g/L。

随访过程:

1. 详细询问患者病史中症状的恢复情况,检查就诊时临床体征的恢复与好转情况,并应关注有无合并症相关体征。

2. 完善相关检测,评估受累脏器改变,发现合并症。

3. 根据疾病变化调整和选择治疗方案,例如调整糖皮质激素和免疫抑制剂。

4. 评估是否存在预后不良因素,监测药物疗效及副作用。

(徐 健)

推荐阅读资料

[1] 葛均波,徐永健,王辰.内科学.9 版.北京:人民卫生出版社,2018.

[2] 中华医学会风湿病学分会.复发性多软骨炎诊断和治疗指南.中华风湿病学杂志,2011,15 (7):481-483.

[3] ARNAUD L, DEVILLIERS H, PENG S L, et al. The relapsing polychondritis disease activity index: development of a disease activity score for relapsing polychondritis. Autoimmun Rev, 2012, 12 (2): 204-209.

第十八章 骨 关 节 炎

骨关节炎(osteoarthritis,OA)是最常见的关节疾病,主要表现为关节疼痛、肿胀、功能障碍,甚至引起残疾。以往认为OA是由多种因素引起的关节软骨纤维化、皲裂、溃疡、脱水而导致的以关节疼痛为主要症状的退行性疾病。国际骨关节炎研究学会(OARSI)最新的定义认为OA是一种运动关节受累的疾病,以微观或宏观损伤引发的细胞应激及细胞外基质降解为特征,通过固有免疫的促炎通路引起不良的修复反应。首先表现为分子紊乱,包括异常的关节组织代谢,继而出现解剖学或生理学异常(以关节软骨退变、骨重建、骨赘形成、关节炎症及关节功能丧失为特征),最终导致疾病的发生。

OA的患病率与年龄、性别、民族及地理因素等有关。随着年龄增加,OA的患病率明显增加。

根据OA受累关节发病前是否存在原发关节疾病分为原发性OA和继发性OA。前者是指原因不明的OA,与遗传和体质因素有一定关系,多见于中老年人;后者是指继发于以下因素的OA:代谢性疾病(如晶体性关节炎、肢端肥大症等)、解剖学因素(如股骨头骨骺脱位、骨骺发育不良等)、创伤性疾病(如关节手术、骨折或骨坏死等)和炎症性疾病(如炎症性关节病或化脓性关节炎)等。有时很难鉴别原发性与继发性,问诊和查体可以帮助判断病因。

【临床关键点】

1. OA是最常见的关节炎,常累及膝、手、髋等关节。

2. 病因不明,可能与年龄、性别、遗传、代谢、炎症、创伤、免疫等因素有关。

3. 关节疼痛是OA最常见的症状,特点是活动或劳累后加重,老年人多见。

4. OA的关节病变体征以骨性膨大和骨摩擦音为特点。

5. OA的检查以X线为主,早期可选择MRI和/或超声,缺乏特异性的实验室指标。

6. 治疗分为非药物治疗、药物治疗和外科治疗,以非药物治疗为主。

7. 非药物治疗应依据患者情况个体化,包括减轻体重、功能锻炼、物理治疗等。

8. 药物治疗以缓解症状和改善体征为主。

9. 关节置换术有助于晚期OA患者关节疼痛缓解及功能恢复。

临 床 病 例

患者,女性,65岁,因"多关节肿痛5年余,加重1个月"门诊就诊。患者于5年前无明显诱因出现双手第2~5远端指间关节疼痛,伴轻度肿胀及晨僵,活动3分钟后缓解,同时伴双膝关节疼痛,上下楼梯时加重,休息后减轻。曾就诊于当地医院,诊断为"早期类风湿关节炎",应用布洛芬每日1.8g,治疗1个月,上述症状缓解。近2年上述病情反复发作,未予重视。1个月前登山后双膝关节疼痛加重,伴轻度肿胀,行走困难。无皮疹、口眼干燥及口腔溃疡。既往健康,无心血管疾病及胃肠道疾病病史。无药物过敏史。无吸烟饮酒史。50岁绝经。无家族遗传病史。

初步病史采集后,对于此类患者,临床上需考虑以下问题。

【问题1】此患者关节病变的特点是什么?

思路1 患者以双手多关节肿痛为主要表现,累及双手远指关节、双膝关节,考虑为多关节病变。

思路2 患者多关节病变以关节痛起病,负重关节、远端指间关节受累为主,不累及近端与掌指关节,且具有晨僵时间短、活动后加重的特点,符合OA的关节病变特点。

查体:肥胖体形,双手第2、3、4指可见Heberden结节(图18-1)及蛇样畸形,关节局部有压痛,双膝关节无肿胀,压痛阳性,可触及骨擦感。双膝关节浮髌试验阴性。其余关节无肿胀及压痛。

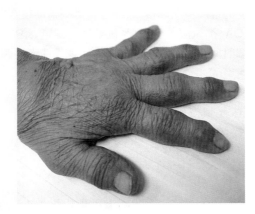

图 18-1 骨关节炎 Heberden 结节

知识点

骨关节炎的临床特点

1. 受累关节局部的疼痛和压痛。负重关节及双手最易受累。

2. 疼痛多始于活动开始后几分钟，也可在活动数小时后发作，休息后减轻。随病情进展可出现持续性疼痛，导致活动受限、功能障碍及生活质量下降。

3. 阴冷、潮湿和雨天疼痛会加重。

4. OA 疼痛程度与 X 线关节损伤程度无关。部分患者可仅有关节痛，而没有影像学改变。也有部分患者仅有影像学改变，而没有关节症状。

5. 晨僵持续时间一般为数分钟至十几分钟，很少超过半小时。各部位 OA 均可导致关节活动受限、功能障碍。

6. 体格检查时常有骨性膨大和骨摩擦音，可有关节压痛，晚期可以出现关节畸形。

知识点

不同部位骨关节炎的特点

1. 手 以远端指间关节受累最为常见，表现为关节伸侧面的两侧骨性膨大，称赫伯登（Heberden）结节，近端指间关节伸侧出现者则称为布夏尔（Bouchard）结节。可伴有结节局部的轻度肿胀、疼痛和压痛。第一腕掌关节受累时，其基底部的骨质增生可出现方形手畸形，而手指关节增生及侧向半脱位可致蛇样畸形。

2. 膝 膝关节受累在临床上最为常见。危险因素有肥胖、膝外伤和半月板切除。主要表现为膝关节疼痛，活动后加重，下楼梯更明显，休息后缓解。严重者可出现膝内翻或膝外翻畸形。关节局部有肿胀、压痛、屈伸运动受限，可有骨摩擦音（感），亦可出现关节积液，浮髌试验阳性。

3. 髋 男性髋关节受累多于女性，单侧多于双侧。多表现为局部间断性钝痛，随病情发展可呈持续性疼痛。部分患者的疼痛可放射至腹股沟、大腿内侧及臀部。髋关节内旋和外展受限，随后可出现内收、外旋和伸展受限，可出现步态异常。

4. 足 跖趾关节常受累，可出现局部疼痛、压痛和骨性肥大，还可以出现外翻等畸形。足底可出现骨刺，导致行走困难。

5. 脊柱 颈椎受累比较常见，腰椎第 3、4 椎体为多发部位。可有椎体和后突关节的增生和骨赘，引起局部的疼痛和僵硬感，压迫局部血管和神经时可出现相应的放射痛和神经症状。

【问题2】根据上述病例特点,为进一步明确诊断,应进行哪些辅助检查?

思路1 多关节痛可以见于 OA、类风湿关节炎、系统性红斑狼疮、银屑病关节炎、慢性痛风等。患者为老年女性,有多关节痛伴肿胀,晨僵时间短,活动后加重,查体发现骨性膨大和骨擦感。首先考虑为关节病变,其中 OA 的可能性最大。

思路2 由于患者有双手关节肿痛、晨僵,应注意排除类风湿关节炎的可能。为明确诊断,应完善受累关节的 X 线检查、ESR、CRP、类风湿因子、抗 CCP 抗体等检查项目。另外,患者年龄较大,已绝经,多关节疼痛,需进行有关骨质疏松的相应检查。因此,需完善常规检查,特别是应进行关节疾病的相应检查。

辅 助 检 查

血常规:白细胞计数 5.8×10^9/L,血红蛋白 121g/L,血小板计数 263×10^9/L。尿常规、便常规、肝功能、肾功能、血尿酸均正常。ESR 26mm/h,CRP 3.2mg/L。类风湿因子 26U/ml(正常值<20U/ml),抗 CCP 抗体阴性。

关节 X 线检查:双手第 2、3、4、5 远端指间关节、拇指指间关节间隙狭窄,骨端边缘骨赘形成,部分关节对线不良,侧向半脱位(图 18-2)。双膝关节间隙不均匀狭窄,骨端边缘骨赘形成(图 18-3)。

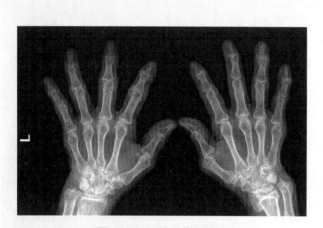

图 18-2 双手关节正位片

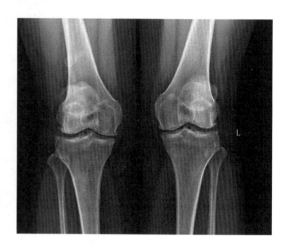

图 18-3 双膝关节正位片

知识点

骨关节炎的辅助检查

1. 放射学检查对本病诊断十分重要。

2. 典型 X 线表现为受累关节软骨下骨质硬化、囊变,关节边缘骨赘形成,受累关节间隙狭窄。

3. OA 的影像学严重程度可以用半定量评分系统来评估。

4. 关节超声和磁共振显示软骨病变,半月板、韧带等关节结构的异常及是否有关节积液、滑膜炎症等改变。

5. 功能磁共振可显示软骨成分的改变,这些检查有利于 OA 的早期诊断及病情评估。

目前 OA 尚缺乏特异的实验室检查指标。ESR、CRP 大多正常或轻度升高,类风湿因子和自身抗体阴性。关节液呈黄色,黏度正常,凝固试验阳性,白细胞计数 $<2 \times 10^6$/L,葡萄糖含量很少,低于血糖。

【问题3】该患者有无易感因素?

思路 OA 的病因并不十分清楚,本病是多因素联合作用的结果。通常与年龄、遗传、代谢、运动、创伤等综合因素有关。该患者为老年女性,体形肥胖且处于绝经期,这些都是易感因素。

知识点

OA 的病因目前尚不完全清楚,主要分为系统和局部两个方面:系统因素包括遗传因素、种族、性别、年龄、代谢、免疫、疾病、吸烟、生活习惯等;局部因素包括创伤、运动、肌肉力量减弱等,可累及关节及关节周围组织。

OA 累及关节软骨、滑膜、关节囊和软骨下骨质,亦可累及肌腱附着点、半月板等全关节。

OA 的主要病理改变是软骨变性、糜烂、脱落,关节边缘软骨过度增生并骨化形成骨赘;软骨下骨质逐渐变为致密、坚硬,骨质增生及囊性变等,可伴有轻度滑膜炎。

OA 的主要发病机制包括软骨基质合成代谢与分解代谢失调、软骨下骨质损伤使软骨缓冲作用受损、关节内局灶性炎症。骨赘的形成可能是骨损伤后,由于生长因子环境改变而造成的细胞修复反应。

【问题 4】根据该患者的临床表现特点及辅助检查结果,临床诊断是什么?

思路 1　根据临床表现、辅助检查结果,该患者符合美国风湿病学会的 OA 诊断标准,可以诊断为手 OA 和膝 OA。

思路 2　在手 OA 分类标准中,该患者符合其中的 1+2+3+4 项,故可明确诊断为手 OA。在膝 OA 分类标准中,该患者符合其中的 1+2+3+5 项,故可明确诊断为膝 OA。同时,在膝 OA 分类标准中该患者还符合临床 + 影像学标准中的 1+2 项,也符合其中的 1+4+5+6 项,可明确诊断为膝 OA。

知识点

骨关节炎的分类标准

目前临床中通常采用美国风湿病学会于 1986 年制定的膝 OA 分类、1990 年制定的手 OA 分类和 1991 年制定的髋 OA 分类(诊断)标准。手 OA 的分类标准为临床分类标准,膝 OA 的分类标准包括临床分类标准和临床 + 影像学分类标准,髋 OA 的分类标准为临床 + 影像学分类标准(表 18-1)。

表 18-1　美国风湿病学会骨关节炎临床及影像学分类标准

分类	具体内容
手:临床标准(1990 年)	1. 近 1 个月大多数时间有手关节疼痛、发酸、发僵
	2. 10 个选定的关节中,有骨性膨大的关节 ≥ 2 个
	3. 掌指关节肿胀 ≤ 3 个
	4. 远端指间关节骨性膨大 ≥ 2 个
	5. 10 个选定的关节中,畸形关节 ≥ 2 个
	满足 1+2+3+4 项或 1+2+3+5 项可诊断手骨关节炎。10 个选定的关节为双侧第 2、第 3 远端及近端指间关节,双侧第 1 腕掌关节
膝:临床标准(1986 年)	1. 近 1 个月大多数时间有膝关节疼痛
	2. 关节活动时有骨摩擦音
	3. 晨僵持续时间 ≤ 30min
	4. 检查发现膝关节有骨性膨大
	5. 年龄 ≥ 38 岁
	满足 1+2+4 项,或 1+2+3+5 项,或 1+4+5 项者可诊断膝骨关节炎

续表

分类	具体内容
膝:临床 + 影像学标准(1986 年)	1. 近 1 个月大多数时间有膝关节疼痛
	2. X 线片示关节边缘有骨赘形成
	3. 关节液检查符合骨关节炎
	4. 年龄 ≥ 40 岁
	5. 晨僵持续时间 ≤ 30min
	6. 关节活动时有骨摩擦音
	满足 1+2 项,或 1+3+5+6 项,或 1+4+5+6 项者可诊断膝骨关节炎
髋:临床 + 影像学标准(1991 年)	1. 近 1 个月大多数时间有髋痛
	2. 血沉 ≤ 20mm/h
	3. X 线片示股骨和 / 或髋臼有骨赘
	4. X 线片示髋关节间隙变窄
	满足 1+2+3 项,或 1+2+4 项,或 1+3+4 项者可诊断髋骨关节炎

【问题 5】该患者以多关节疼痛为主要表现,需与哪些疾病相鉴别?

思路 1 患者为女性,有双手关节对称性肿痛,伴有晨僵,类风湿因子水平高于正常,因此需与类风湿关节炎相鉴别。主要鉴别点:①患者虽有双手关节对称性肿痛,但晨僵时间很短。②受累关节主要为远端指间关节和膝关节,手关节肿胀主要表现为骨性膨大,膝关节疼痛活动后加重,休息可缓解;但没有手近端指间关节受累。③患者虽然类风湿因子高于正常,但效价较低,OA 患者可出现低效价类风湿因子。血沉仅轻度增高,而类风湿关节炎的特异性抗体 CCP 抗体呈阴性。④患者双手和双膝关节 X 线片显示双手远端指间关节间隙狭窄,软骨下骨硬化,膝关节边缘骨赘形成,髁间隆起变尖,为 OA 的特征性改变。⑤患者为老年女性,肥胖体形。综上所述,患者符合 OA 特点,不符合类风湿关节炎的分类标准,因此可排除类风湿关节炎诊断。

思路 2 OA 主要表现为关节疼痛,手、膝、髋、腰、颈、足等关节受累,也可出现关节骨性膨大及关节短暂晨僵,少数患者可出现关节畸形。因此,除类风湿关节炎外,尚需与以下关节疼痛为主要表现的疾病相鉴别,如强直性脊柱炎、银屑病关节炎、痛风等。患者为老年女性,无银屑病皮疹及腰痛,既往史无银屑病史及强直性脊柱炎家族史,无高尿酸血症,所以可以排除强直性脊柱炎、银屑病关节炎、痛风等。

知识点

需与骨关节炎鉴别的疾病

1. 类风湿关节炎 多为对称性小关节炎,以近端指间关节和掌指关节及腕关节受累为主,晨僵多超过 30 分钟,可有皮下结节,类风湿因子、抗 CCP 抗体阳性,X 线以关节侵蚀性改变为主。

2. 强直性脊柱炎 本病好发于青年男性,常有家族史。主要侵犯骶髂关节和脊柱,也可以累及膝、踝、髋关节,常伴有肌腱端炎,晨僵明显,患者常同时有炎性下腰痛,放射学检查显示骶髂关节炎,常有 HLA-B27 阳性。

3. 银屑病关节炎 本病好发于中年人,常有家族史。起病较缓慢,以近端指 / 趾间关节、掌指关节、跖关节及膝和腕关节等四肢关节受累为主,关节病变常不对称,可有关节畸形。病程中可有银屑病的皮肤和指 / 趾甲改变。

4. 痛风 多发于中年以上男性,常于饮酒后出现急性关节炎发作,最常累及第一跖趾关节和跗骨关节,也可侵犯膝、踝、肘、腕及手关节,表现为关节红、肿、热和剧烈疼痛,血尿酸水平多升高,滑液中可查到尿酸盐结晶,关节超声可见双轨征,双源 CT 可显示尿酸盐晶体沉积。慢性者可出现肾脏损害及痛风石。

【问题6】OA的治疗目的和治疗是什么？

思路1　目前OA仍是一种无法治愈的疾病,大多数治疗为减轻疼痛的治疗。治疗目的在于缓解疼痛、阻止和延缓疾病的进展、保护关节功能、改善生活质量。

思路2　治疗原则应以非药物治疗为主,联合药物治疗,必要时手术治疗。

治疗方案应个体化,充分考虑患者的患病危险因素、受累关节的部位、关节结构改变、炎症情况、疼痛程度、伴发病等具体情况及病情。

【问题7】该患者应选择何种治疗方案?

思路　该患者由于是老年女性,体形肥胖,需要选择非药物治疗方法包括减轻体重、改善饮食和运动方式等,同时给予药物治疗。首选外用非甾体抗炎药,如氟比洛芬贴剂、洛索洛芬贴剂、双氯芬酸软膏等,如果疗效欠佳,可以考虑口服非甾体抗炎药,如双氯芬酸、洛索洛芬、依托考昔、塞来昔布等,必要时可以加用阿片类镇痛药。给予氨基葡萄糖和硫酸软骨素口服,3~6个月无效则停用。

知识点

骨关节炎的治疗

OA的治疗包括非药物治疗、药物治疗和外科治疗,但不同于其他风湿病,以非药物治疗为核心,药物治疗为症状性治疗,外科治疗是治疗晚期OA的手段。

1. 非药物治疗　包括患者教育、运动和生活指导及物理治疗等。根据患者情况,针对性地制订个体化治疗计划。

(1)患者教育:①心理干预,让患者了解本病是一种慢性病,多数预后良好,消除其思想负担,配合治疗;②建立合理的生活方式,避免对本病治疗不利的各种因素,如长久站立、跪位和蹲位、爬楼梯、不良姿势,保护受累的关节等;③在医师指导下规范用药。

(2)制订个体化运动计划:①在非负重状态下进行关节活动,保持关节活动度,增强股四头肌的力量以增加关节的稳定性;②受累关节的锻炼,如手关节可做抓、握锻炼,膝关节在非负重情况下做屈伸活动,颈椎和腰椎关节进行轻柔的不同方向活动;③有氧运动,步行、游泳、骑自行车等有助于保持关节功能。

(3)生活方式干预:包括减轻体重和饮食调整。超重会增加关节负担,应保持标准体重。遵循结构餐计划,减少热量摄入,减少脂肪和糖摄入,限盐,增加水果和蔬菜,确保足量维生素和矿物质。

(4)保护关节:可戴护膝等;穿舒适的鞋,用适合的鞋垫。

(5)矫形器、支具和助行工具的使用:目的是减轻受累关节的负荷。膝关节的支具可以使内侧间室膝关节OA患者疼痛减轻,增加日常活动量。可使用手杖、助步器等,以减少关节疼痛;增加椅子、车座椅、床的高度,易于上下。

(6)物理治疗:急性期治疗的主要目的是镇痛、消肿和改善关节功能。慢性期治疗的目的以增强局部血液循环和改善关节功能为主,包括针灸、按摩、推拿、热疗、水疗等。热疗具有缓解疼痛和僵硬、缓解肌肉痉挛和预防挛缩的作用。温泉疗法适用于后背部疼痛和下肢OA患者。

2. 药物治疗

(1)非甾体抗炎药(NSAID):目前国际上推荐治疗OA的首选药物是外用NSAID,如外用药效果欠佳,可给予NSAID口服。NSAID既有镇痛作用又有抗炎作用,是最常用的治疗OA的药物。常用的NSAID外用药物有双氯芬酸乳凝胶、氟比洛芬贴膏、洛索洛芬贴剂等。口服NSAID包括双氯芬酸、萘普生、洛索洛芬、塞来昔布、依托考昔等。用药时应使用最低有效剂量、短疗程;有胃肠道危险因素者选用COX-2选择性抑制剂或非选择性NSAID+米索前列醇或质子泵抑制剂。老年患者应注意心血管和胃肠道的双重风险。

(2)对乙酰氨基酚:近期荟萃分析提示其减轻疼痛作用非常微弱,且容易出现胃肠道症状和肝毒性等不良反应,因此,不推荐首先使用对乙酰氨基酚治疗OA。

(3)阿片类镇痛剂:当 NSAID 不能充分缓解疼痛或有禁忌时,可考虑用弱阿片类药物,如口服可待因或曲马多等。近来有研究报道使用阿片类药物治疗 OA 可能有增加全因死亡率的风险。

(4)关节腔内注射糖皮质激素:关节腔注射长效糖皮质激素可缓解疼痛、减少渗出,适用于具有炎症或同时伴有渗出的 OA 患者,但远期疗效尚存争议。

(5)度洛西汀:已获批用于治疗 OA 患者的慢性疼痛。

(6)有争议的治疗药物

1)透明质酸衍生物:非药物疗法和单纯镇痛药疗效不佳的膝 OA 可试用关节腔内注射透明质酸类制剂,对减轻关节疼痛、增加关节活动度有一定效果。对轻、中度的 OA 具有良好疗效。曾批准用于膝 OA 的治疗。但近年来的荟萃分析表明其疗效尚不确切。

2)氨基葡萄糖与硫酸软骨素:氨基葡萄糖是人体关节软骨基质中合成蛋白聚糖所需的成分。硫酸软骨素是由糖分子组成的氨基葡聚糖,可竞争性抑制降解酶活性,减少软骨基质破坏。有研究表明氨基葡萄糖和 / 或软骨素,可改善关节软骨的代谢,同时缓解 OA 的疼痛。但也有荟萃分析显示两者治疗无效。目前多推荐可以使用 3~6 个月,无效则停用。

3. 外科治疗　经内科治疗无明显疗效、关节痛严重及关节功能明显障碍的患者,可以考虑外科治疗,以减轻疼痛、矫正畸形和改善关节功能。外科治疗有关节镜手术和开放手术,目前多数研究表明关节镜手术与保守治疗效果相当。关节置换术是晚期 OA 伴有疼痛患者的有效治疗方法,多数患者可以减轻疼痛、恢复关节功能。

4. 其他治疗　有临床试验表明干细胞治疗和富血小板血浆(PRP),能有效缓解膝 OA 患者的症状,改善功能等,但也有研究表明治疗无效。

【问题 8】患者下一步的治疗计划是什么?

思路　控制饮食,适当运动,逐渐将体重减至标准体重并保持,进行适当的非负重运动。关节肿痛缓解后停用 NSAID。如果超过 3 个月疼痛无缓解,可口服度洛西汀。可试用氨基葡萄糖和硫酸软骨素治疗 3~6 个月,如无效则停用。

【问题 9】患者开始治疗后,如何做好随访工作? 如何观察患者的临床疗效和用药安全性?

思路 1　用药之初,要求患者 2~4 周内进行首次随访,之后根据病情和用药安全性,延长随访间隔时间至 1~3 个月一次。

随访过程中注意观察患者病情控制情况,同时监测药物不良反应。

思路 2　疗效观察,应注意观察患者关节肿痛、晨僵时间的变化,关节活动情况,以及对日常生活的影响。帮助患者调整非药物和药物治疗。

用药安全性监测,因为患者应用了 NSAID 等,应注意询问是否有胃肠道和心脏不适症状等。需定期复查血常规、肝肾功能等。

(梅轶芳)

推荐阅读资料

［1］葛俊波,徐永健,王辰.内科学.9 版.北京:人民卫生出版社,2018: 857-861.

［2］中华医学会骨科学分会骨关节炎外科学组.骨关节炎诊治指南(2018 版).中华骨科杂志,2018, 38 (12): 705-715.

［3］IRESTEIN G S, BUDD R C, GABRIEL S E, et al., Kelley & Firestein's textbook of rheumatology. 10th ed. Philadelphia: Elsevier Saunders, 2017: 1685-1729.

［4］MOBASHERI A, BAY-JENSEN A C, VAN SPIL W E, et al. Osteoarthritis year in review 2016: biomarkers (biochemical markers). Osteoarthritis Cartilage, 2017, 25 (2): 199-208.

第十九章　痛风与高尿酸血症

痛风（gout）是由单钠尿酸盐（MSU）沉积所致的晶体相关性关节病，与嘌呤代谢紊乱和 / 或尿酸排泄减少导致的高尿酸血症（hyperuricemia）直接相关。健康人体内血尿酸的生理溶解度在 37℃时为 7.0mg/dl（420μmol/L），超过此溶解度达到饱和时易形成针状或不定形的结晶析出，沉积于骨关节、肾脏和皮下等部位，激活固有免疫系统，释放多种促炎因子，导致痛风性关节炎、痛风性肾病和痛风石。

高尿酸血症是痛风最重要的生化基础。根据发病原因可分为原发性和继发性两类。

原发性高尿酸血症与先天性嘌呤代谢紊乱和 / 或尿酸排泄障碍有关。其中，尿酸排泄障碍是引起高尿酸血症的主要原因，包括肾小管滤过减少、肾小管重吸收增多、肾小管分泌减少及尿酸盐结晶沉积。先天性酶缺陷导致尿酸生成增多，主要为磷酸核糖焦磷酸（PRPP）合成酶和磷酸核糖焦磷酸酰基转移酶活性增高、次黄嘌呤 - 鸟嘌呤磷酸核糖转移酶（HGPRT）部分缺乏和黄嘌呤氧化酶（XO）活性增加。

继发性高尿酸血症主要见于各种核酸代谢亢进及红细胞增殖或破坏加速性疾病，如白血病、淋巴瘤、多发性骨髓瘤、真性红细胞增多症、溶血性贫血和恶性肿瘤的放化疗后等导致尿酸生成过多，以及某些肾脏疾病如慢性肾小球肾炎、肾动脉硬化、肾盂肾炎、多囊肾、铅中毒等引起尿酸排泄减少。一些药物如噻嗪类利尿剂、呋塞米、乙胺丁醇、吡嗪酰胺、小剂量阿司匹林、烟酸等，可竞争性抑制肾小管排泄尿酸而引起高尿酸血症。

近年来，高尿酸血症和痛风的发病率逐年升高，并出现年轻化趋势。流行病学资料显示，我国高尿酸血症的患病率男性为 21.6%，女性为 8.6%。痛风的患病率为 1%~3%，已成为一种常见病、多发病。因常伴腹型肥胖、高脂血症、高血压、2 型糖尿病及心脑血管病等，因此必须给予足够重视，进行早期干预和早期诊治。

【临床关键点】

1. 高尿酸血症不等同于痛风，5%~18.8% 的高尿酸血症会发展为痛风。

2. 原发性痛风多见于中年男性，女性多在绝经后发病。

3. 诊断痛风的主要依据为临床表现、实验室检查和影像学检查。

4. 痛风急性发作时血尿酸可能正常，诊断痛风不能只依靠高尿酸血症。

5. 发生于下肢的急性单关节炎，如伴有剧烈疼痛、红肿、拒按，且炎症反应 6~12 小时达到高峰，高度提示晶体性关节炎。

6. 当怀疑有感染性关节炎时，即使证实积液中存在尿酸盐结晶，仍需进行关节液细菌培养和革兰氏染色。

7. 非甾体抗炎药是痛风急性发作期的首选治疗药物，使用越早，效果越好。

8. 双源 CT 和关节超声对不典型的痛风有诊断价值。

9. 应根据患者尿酸排泄类型、不同时期、有无合并症、伴发疾病等情况综合选择治疗方案。

临 床 病 例

患者，男性，48 岁，因"突发右足第一跖趾关节红肿痛 1 日"就诊。患者于发病前一日凌晨 3 时睡眠中突发右足第一跖趾关节撕裂样剧痛，不能入睡；渐加重，2 小时后出现局部皮肤发红、皮温升高和活动受限，拒按，伴疲乏及周身不适。患者发病前一晚曾大量饮啤酒，无外伤史。既往曾有多次类似发作史。

初步采集病史后，患者为中年男性，发病前有饮啤酒史，急性起病，以右足第一跖趾关节肿痛伴活动受限为首发表现，无外伤史，临床诊断首先考虑痛风性关节炎。但临床上还需要考虑以下相关问题。

【问题1】痛风有哪些临床特点？痛风发作有哪些特点？

思路1 痛风性关节炎多见于中年男性，40~50岁年龄段发病率最高，女性约占5%，且多为绝经后妇女，提示尿酸代谢与雌激素水平密切相关。

思路2 痛风性关节炎多急性起病，常为寡关节或单关节炎，以单侧第一跖趾关节受累最为常见，持续数日后自发缓解，而类风湿关节炎、骨关节炎、银屑病关节炎等多为慢性病程，关节肿胀、疼痛进行性加重，迁延不愈最终可导致关节畸形。

【问题2】痛风发作有哪些诱因？

思路 血尿酸水平的波动会诱发痛风急性发作，饮食与痛风发作的关系最密切，如大量饮酒、进食海鲜、肉汤等高嘌呤食物等，因此在询问病史的过程中，要注意询问这些发作诱因，有助于与其他炎症性关节炎性疾病鉴别。此外，关节局部损伤、受寒、过度疲劳、行走多、感染及外科手术等，关节局部微环境变化也可诱发本病；应激、情绪压抑及服用某些药物等在一些患者也可诱发痛风急性发作。

【问题3】既往类似发作史与此次发作之间有无关系？

思路 急性痛风性关节炎的发作多有自限性，轻微发作一般经过数小时至数日即可缓解，严重者可持续7~14日或更久。缓解后症状全部消失，关节活动恢复正常。应用秋水仙碱后炎症反应在48小时内明显缓解，是痛风性关节炎区别其他关节炎的特点之一。患者多为反复发作，了解既往发作情况有助于诊断。

知识点

1. 痛风多见于中年男性，40~50岁为发病高峰。
2. 通常起病急骤，常于夜间或清晨突然发病，症状一般在数小时内发展至高峰。
3. 以第一跖趾关节受累最常见，其余依次为踝、足跟、膝、腕和肘。
4. 受累关节疼痛剧烈，难以忍受，数小时后出现受累关节红、肿、热、痛和功能障碍。
5. 急性发作期首选非甾体抗炎药，使用越早，效果越好。
6. 发作常呈自限性，不经治疗，炎症多在1周内自行缓解，之后可反复发作，间歇期关节可完全恢复正常。

【问题4】既往史、个人史、家族史方面，需要着重询问什么？

思路1 痛风和高尿酸血症属于代谢综合征。高尿酸血症是心脑血管疾病的独立危险因素，因此需询问患者有无高血压、糖尿病、血脂代谢紊乱、腹型肥胖、动脉粥样硬化及相关心脑血管疾病史。

思路2 长期用药史。一些药物通过影响尿酸在肾的转运，减少尿酸的排泄，进而诱发痛风。①排钾利尿药：氢氯噻嗪、呋塞米；②某些降压药：复方降压片、复方利血平氨苯蝶啶片、尼莫地平、普萘洛尔等；③抗结核药：吡嗪酰胺、乙胺丁醇、利福平等；④降糖药：胰岛素、格列本脲、格列齐特等；⑤降脂药：洛伐他汀；⑥抗生素：所有喹诺酮类、青霉素类和头孢菌素类抗生素；⑦抗凝药：小剂量阿司匹林（剂量≤2g/d）；⑧其他：大剂量维生素C、左旋多巴、静脉注射硝酸甘油。

思路3 大量饮酒史。痛风的发病风险与酒精的摄入量呈正相关，尤其与啤酒的相关性最强，白酒弱于啤酒，而少量红酒不增加痛风发作的风险。

思路4 原发性痛风具有家族聚集性，可能与一个家族具有相同的生活习惯或遗传背景相关。青少年发作的痛风，尤其需关注家族史。

【问题5】结合痛风性关节炎发作特点，下一步查体的重点有哪些？

思路1 由于痛风与体重和心血管疾病有一定的相关性，因此，在查体时需重点关注患者的体形、营养状态、身高、体重、血压、心率等。此外，需了解有无心血管疾病、肾脏疾病。由于慢性痛风性关节炎可伴有肾脏损害，因而需重点关注水肿等情况。

思路2 由于痛风患者有特征性的受累关节病变，因此还需关注：①受累关节的部位与个数；②是否存在肿胀、压痛、皮温升高、局部皮肤发红、活动受限等；③受累关节是否对称；④关节、耳郭、皮下是否存在痛风石。

体格检查

体温36.8℃,呼吸21次/min,脉搏88次/min,血压145/80mmHg,体重78kg,身高173cm,营养良好,肥胖体形,未见痛风石形成。双肺呼吸音清,未闻及干、湿啰音,心率88次/min,律齐,各瓣膜区未闻及病理性杂音。左足第一跖趾关节暗红色,明显肿胀,局部皮温高,触痛(图19-1)。双下肢无水肿。

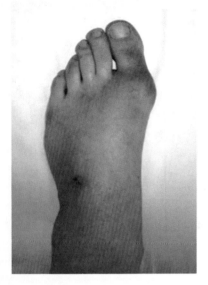

图 19-1　痛风急性发作

知识点

痛风石是痛风的特征性体征之一,是慢性痛风的标志,是由单核细胞和多核巨细胞包裹尿酸盐结晶所形成的肉芽肿样物质。皮肤表面菲薄透亮,可破溃排出豆腐渣样物质。多见于受压或易摩擦部位,如手、足、肘、踝及膝关节等皮温较低的部位,耳郭痛风石较为典型(图19-2)。

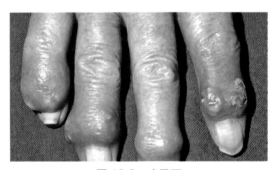

图 19-2　痛风石

【问题6】结合上述体格检查结果,为明确诊断应进一步实施哪些检查?

思路1　结合患者发病年龄、性别、诱发因素、关节炎发作特点及体格检查结果,考虑诊断为痛风性关节炎。为进一步明确诊断,应该进行血尿酸检测及足X线检查。

思路2　约1/3患者急性发作时血尿酸可在正常水平,且病程早期X线可无阳性表现,为减少误诊、漏诊,在有条件的情况下可行关节超声或双源CT检查。

辅助检查结果

血尿酸517μmol/L。X线见图19-3。

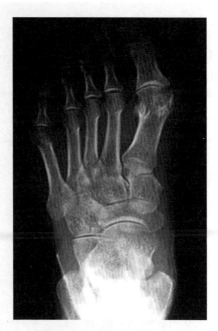

图 19-3　痛风性关节炎骨破坏,左足第一跖趾关节处
呈虫蚀样、穿凿样缺损,边界较清

知识点

痛风性关节炎的 X 线表现

早期急性关节炎时仅有软组织肿胀,慢性痛风性关节炎中晚期可见到以下特征性改变:①软组织肿块或骨内肿块;②骨质破坏,呈偏心性圆形或卵圆形囊性变,甚至呈穿凿样、虫蚀样缺损,边缘锐利呈半圆形或连续弧形;③关节间隙变窄或消失;④关节周围骨质吸收;⑤关节纤维强直、骨性强直畸形或关节脱位、半脱位。

【问题 7】如果患者血尿酸水平正常,需进行哪些检查来确定痛风的诊断?

思路　临床诊断痛风性关节炎,但急性发作时检测血尿酸水平正常,此时,可抽取关节液在偏振光显微镜下查找尿酸盐结晶,如能发现典型的尿酸盐结晶,则可明确痛风的诊断,因为在发作关节内找到尿酸盐结晶是诊断痛风的"金标准"。也可采用无创检查,如双源 CT、关节超声,更易被患者接受,且具有较高的灵敏度。

知识点

痛风性关节炎的特异关节超声表现包括双轨征、暴风雪征、痛风石及痛风性滑膜肉芽肿;非特异性表现有滑膜增生、骨质破坏、关节积液和软骨退行性变。

【问题 8】结合该患者的发病特点,如何与其他关节炎鉴别?

思路 1　该患者为中年男性,下肢单关节炎急性发作,鉴别诊断需考虑以下疾病:

①假性痛风:指焦磷酸钙双水化合物沉积于关节软骨,患者的血尿酸水平不高,通过 X 线、超声检查可鉴别;②创伤性关节炎:持续时间长,与创伤相关,且无血尿酸升高;③化脓性关节炎:由化脓性细菌直接感染并引起关节破坏,多见于儿童、老年体弱及慢性关节疾病患者,伴寒战、高热等全身中毒表现,有原发感染病的症状和体征,关节积液细菌培养阳性。

思路 2　如患者处于间歇期或发作症状、部位不典型,需与类风湿关节炎、脊柱关节炎、感染性关节炎鉴别,可行抗核抗体、抗 CCP 抗体、HLA-B27 检测,必要时可行关节 MRI、骶髂关节 CT、关节液病原学培养等检查。

思路3 结合该患者发病特点、体格检查及实验室检查,诊断痛风性关节炎急性发作期明确。

知识点

美国风湿病学会(ACR)痛风分类标准

1. 滑液检出尿酸结晶。
2. 经化学检测证实的痛风石。
3. 有以下 12 条中的 6 条者,即:①急性关节炎发作≥1 次;②关节炎症在 1 日内达到最高峰;③单关节炎;④关节发红;⑤跖趾关节痛或肿;⑥单侧跖趾关节;⑦单侧跗骨关节;⑧可疑痛风石;⑨血尿酸高;⑩一个关节非对称性肿(X 线片);⑪ 无破坏的骨皮质下囊肿(X 线片);⑫ 关节炎发作时滑液病原学培养阴性。

符合以上 1、2、3 三项中的任何一项者可作出痛风性关节炎诊断。

知识点

痛风的自然病程

痛风的自然病程包括 3 个阶段:①无症状高尿酸血症期;②急性痛风性关节炎期;③慢性痛风性关节炎期。

【问题9】该患者应该如何治疗?

思路1 该患者目前处于急性发作期,该期的治疗目标是尽快终止急性发作,预防关节炎迁延反复。治疗开始的时机,比药物选择更重要,越早开始使用这些药物,起效越迅速。临床常用的抗炎镇痛药物有:

(1)秋水仙碱:痛风急性发作期一线用药,也是预防痛风发作的首选药物,发病 24 小时内应用效果最明显。常见不良反应包括:胃肠道反应,如食欲下降、恶心、呕吐、腹泻等;骨髓抑制,如白细胞、血小板、血红蛋白减少等;肝细胞坏死及神经系统毒性。骨髓功能低下、肝肾功能不全及肾小球滤过率(GFR)<30ml/min 禁用。

(2)非甾体抗炎药(NSAID):与秋水仙碱同为急性期一线用药,首选起效快、胃肠道不良反应小的药物,如依托考昔。NSAID 治疗强调足量、足疗程,通常需要数日至 2 周时间。对活动性消化性溃疡和近期有胃肠道出血者、严重肝肾功能不全、严重高血压和充血性心力衰竭者,禁用或慎用。

(3)糖皮质激素:常用于不能耐受 NSAID、秋水仙碱或严重肾功能不全患者。对于多关节或严重的急性发作可全身应用(口服、肌内注射、静脉途径)中小剂量的糖皮质激素,也可局部关节腔注射长效糖皮质激素。但应注意糖皮质激素使用的禁忌证和不良反应,不宜长期使用。为避免停药后"反跳",可同时和秋水仙碱联合使用,但需尽量避免与 NSAID 联用,以免加重对胃黏膜的损伤。

(4)其他:对难治性痛风或常规治疗无效或存在禁忌的患者,可选用白细胞介素 -1β(IL-1β)受体拮抗剂,如阿那白滞素,但其价格昂贵,安全性尚有待观察。

思路2 传统观点认为急性发作期暂不降尿酸治疗,目前观点为急性发作前已经服用降尿酸药物者不需停药,以免引起血尿酸波动,延长发作时间。急性发作期,给予恰当抗炎治疗后,可以开始降尿酸治疗,尤其对于慢性痛风性关节炎反复发作,甚至没有间歇期者,应在抗炎镇痛基础上,积极给予降尿酸治疗,而不应待炎症缓解后再开始。

【问题10】该患者急性发作控制后,应如何降尿酸治疗?

思路1 痛风的间歇期治疗以非药物治疗为基础,但应贯彻于痛风治疗的全程。非药物治疗包括以下几个方面:

①低嘌呤饮食:避免摄入动物内脏、含果糖浆高的甜化饮料;限制红肉(牛肉、羊肉、猪肉)、海鲜(沙丁鱼、凤尾鱼、贝壳类等)的摄入;戒酒,尤其是啤酒,适量饮用红酒不增加痛风发病率;鼓励摄入低脂/脱脂奶制品、蔬菜、豆类和豆制品等;②适量运动:以低强度有氧运动为主;③控制体重,保持理想体重;④戒烟;⑤大量饮

水:每日 2 000ml 以上;⑥规律饮食和作息;⑦避免诱因:防止关节损伤或局部受凉、受潮。

思路 2　碱化尿液。尿酸在碱性环境中可转化为溶解度更高的尿酸盐,有利于尿酸的溶解和从尿液排泄,但尿 pH 过高(>7.0),反而容易形成草酸钙或其他类型肾结石,故碱化尿液应适度,定期检测尿 pH,使其维持在 6.2~6.9。在服用促进尿酸排泄药物时,更应强调碱化尿液。常用碱化尿液药物有碳酸氢钠片、枸橼酸氢钾钠颗粒。

思路 3　降尿酸治疗是痛风性关节炎患者治疗的根本,血尿酸持续达标可降低痛风急性发作的频率,促进痛风石的溶解,减慢肾功能不全的进展。该患者如何选择降尿酸药物,需结合其肝肾功能、泌尿系统超声、24 小时尿尿酸情况综合分析,因此,为了实现精准治疗需完善上述检查。

辅 助 检 查

尿常规:未见异常。**肝肾功能:**未见异常。**泌尿系统超声:**未见异常。**24 小时尿尿酸 860mg。**

综合目前的检查,该患者肝肾功能正常,未发现泌尿系统结石,24 小时尿酸排泄>600mg,故应选择抑制尿酸生成药物,如别嘌醇、非布司他,但需注意别嘌醇超敏反应,有条件时应筛查 *HLA-B*5801*,阳性时不推荐使用。所有降尿酸药物均应从小剂量开始,在数月内逐渐增加剂量,使血尿酸达标,然后以达标的最小剂量长期终身维持。

知识点

临床常用降尿酸药物种类

1. 抑制尿酸合成的药物　主要为黄嘌呤氧化酶抑制药,广泛用于原发性或继发性高尿酸血症患者,尤其是尿酸产生过多型或不宜使用促尿酸排泄药物者。国内常用有别嘌醇、非布司他,其他包括托洛司他、奥昔嘌醇。

2. 促进尿酸排泄的药物　抑制肾小管对尿酸的重吸收,促进尿酸从肾脏排泄,主要用于原发性高尿酸血症、尿酸排泄减少型痛风及对别嘌醇过敏或疗效不佳者。临床常用有苯溴马隆、丙磺舒。但需注意严重肾功能不全、尿路结石等情况应权衡利弊后慎用,且在用药过程中应大量饮水并碱化尿液,以防止尿酸盐形成结晶和结石。

3. 促进尿酸分解的药物　补充尿酸氧化酶以达到降尿酸目的,主要用于其他药物治疗无效的顽固性痛风和关节破坏严重的患者,如拉布立海、普瑞凯希,但国内尚未上市。

4. 兼有降尿酸作用的其他药物　如氯沙坦、非诺贝特、阿托伐他汀钙、二甲双胍,尤其适用于合并高血压、血脂异常、糖代谢异常、心脑血管疾病等。

思路 4　降尿酸治疗同时应给予预防急性发作的药物,可选用小剂量秋水仙碱或 NSAID,以减少急性发作,提高患者依从性和尿酸达标率。关于持续时间,中国指南推荐至少 1 个月,欧州抗风湿病联盟(EULAR)指南推荐 6~12 个月,而 ACR 指南更加强调了预防治疗的重要性,推荐对于存在痛风症状者至少服用 3 个月,存在痛风石或慢性痛风性关节炎者应持续预防治疗。

【问题 11】针对反复发作的痛风患者,如何早期发现有无肾损害?

思路　肾损害是高尿酸血症最常见的并发症,慢性痛风性关节炎需警惕肾损害。①痛风性肾病:早期表现为尿浓缩功能下降,出现夜尿增多、泡沫尿;晚期可出现水肿、低蛋白血症和高血压。尿液检查可见低比重尿、蛋白尿、白细胞尿、轻度血尿和管型尿,晚期可出现血尿素氮、肌酐持续升高,超声显示肾脏缩小、皮质变薄。②尿酸性肾结石病:临床表现为肾区或上腹部疼痛,可伴肉眼血尿或镜下血尿,尿中可见沙砾状小结石。泌尿系统超声可见尿路结石,及由于结石导致的肾盂扩张、积水。

【问题 12】如果患者长期处于高尿酸血症期,无痛风性关节炎发作,应如何治疗?

思路　针对这一问题,各国见解不一。我国专家共识认为,以下情况需要即刻开始降尿酸治疗:①血尿酸 ≥540μmol/L;②如果合并心脑血管疾病或代谢性疾病或心脑血管疾病危险因素时,同时男性血尿酸>420μmol/L,女性血尿酸>360μmol/L,应即刻启动生活指导＋降尿酸药物治疗;③如果无心血管疾病及代谢性疾病及其危险因素,但男性血尿酸 ≥ 420μmol 且 < 540μmol,女性血尿酸 ≥ 360μmol/L 且 < 540μmol/L,生活指导 3~6 个月后,如果血尿酸仍 ≥ 360μmol/L,应启动降尿酸药物治疗。

【诊治流程图】(图 19-4)

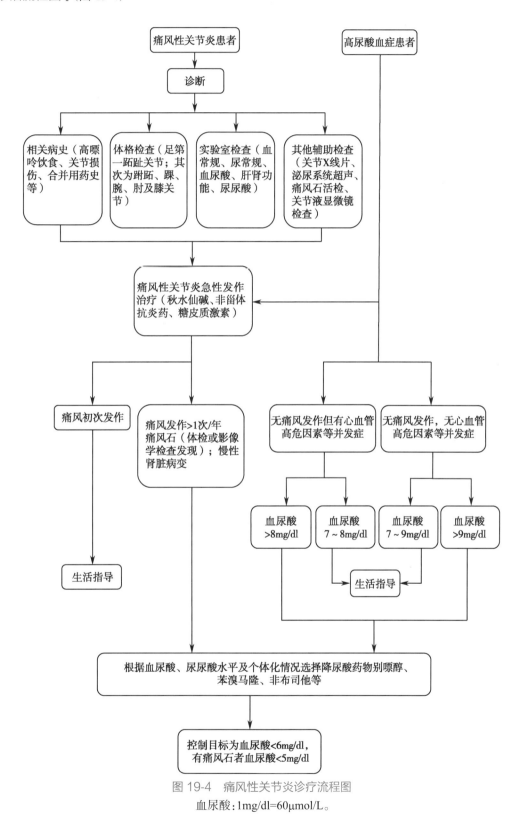

图 19-4 痛风性关节炎诊疗流程图

血尿酸:1mg/dl=60μmol/L。

(武丽君)

推荐阅读资料

［1］KHANNA D, FITZGERALD J D, KHANNA P P, et al. 2012 American College of Rheumatology guidelines for management of gout. Part 1: systematic nonpharmacologic and pharmacologic therapeutic approaches to hyperuricemia. Arthritis Care Res (Hoboken), 2012, 64 (10): 1431-1446.

［2］KHANNA D, KHANNA P P, FITZGERALD J D, et al. 2012 American College of Rheumatology guidelines for management of gout. Part 2: therapy and antiinflammatory prophylaxis of acute gouty arthritis. Arthritis Care Res (Hoboken), 2012, 64 (10): 1447-1461.

［3］SIVERA F, ANDRÉS M, CARMONA L, et al. Multinational evidence-based recommendations for the diagnosis and management of gout: intergrating systematic literature review and expert opinion of a broad panel of rheumatologists in the 3e initiative. Ann Rheum Dis, 2014, 73 (2): 328-335.

第二十章 IgG4 相关性疾病

IgG4 相关性疾病（IgG4-related disease，IgG4-RD）是一类原因不明的自身免疫病。其主要临床表现为一个或多个脏器肿大、纤维化，伴 IgG4+ 浆细胞浸润，患者还可出现血清 IgG4 水平升高。其临床表现缺乏特异性，受累部位广泛，全身近乎所有部位均可累及。由于该病常表现为肿块性病变，易误诊为恶性肿瘤。该病好发于中老年男性。

【临床关键点】

1. IgG4-RD 的三大临床特征为脏器肿大、包块；病变部位 IgG4+ 浆细胞浸润；血清 IgG4 水平升高。

2. IgG4-RD 累及脏器广泛，包括泪腺、唾液腺、甲状腺、肺、纵隔、肝脏、胆管、胰腺、肾脏、大动脉、腹膜后组织、前列腺、淋巴结、皮肤及神经系统等。其临床表现因受累脏器不同而差异较大。

3. 治疗以糖皮质激素为主，可联合免疫抑制剂治疗，部分复发性或难治性患者可使用生物制剂治疗，利妥昔单抗治疗有效。

临 床 病 例

患者，男性，65 岁。因"双侧眼睑肿胀 1 年，右侧腰痛 3 个月"入院。1 年前无明显诱因出现双侧眼睑对称性肿胀，无视力下降，无疼痛、畏光、流泪，未予系统诊治。此后双侧眼睑肿胀进行性加重，3 个月前无明显诱因出现右侧腰痛伴乏力，无尿频、尿急、尿痛，无尿色改变及尿量减少。病程中无发热、头痛、食欲减退、咳嗽、咳痰、心悸、气短、恶心、呕吐、口干、眼干、下肢水肿。体重减轻约 2kg。既往健康，否认心脏病、肝病、肾病等慢性疾病或传染病史，否认特殊药物服用史。

查体：体温 36.8℃，脉搏 72 次 /min，呼吸 18 次 /min，血压 135/70mmHg。神志清楚。全身皮肤无黄染，全身浅表淋巴结未触及肿大，双侧眼睑对称性水肿，无皮疹，局部皮温无升高，无压痛。巩膜无黄染、眼球无突出、双瞳孔等大等圆、对光反射灵敏。无颈项强直，甲状腺未触及肿大，心肺无异常，腹软，无压痛及反跳痛。双肾未扪及，双肾区无压痛及叩击痛，沿双侧输尿管走行区无压痛。双手无震颤，双下肢无水肿。

【问题 1】为明确诊断，应进行哪些辅助检查？

思路 1 患者为中老年男性，以双侧眼睑进行性无痛性肿胀为首发表现，无双下肢等其他部位水肿。需首先考虑肿瘤性疾病、炎症性疾病及甲状腺疾病。综上，应完善血常规、炎症指标、免疫球蛋白、免疫固定电泳、甲状腺功能、肿瘤标志物、头颅影像学检查和病理学检查。

思路 2 患者同时表现为右侧腰痛，需考虑是否存在右肾及输尿管疾病，同时需除外心脏、肝胆胰腺疾病所致疼痛。综上，应完善尿常规、肝功能、肾功能、血和尿淀粉酶、心电图、腰腹部影像学检查和病理检查。

辅 助 检 查

血常规：白细胞计数 9.57×10^9/L，中性粒细胞占比 78%，血红蛋白 137g/L，血小板计数 195×10^9/L，嗜酸性粒细胞计数 0.68×10^9/L，嗜酸性粒细胞百分比 7.11%。炎症指标：超敏 C 反应蛋白 7.39mg/L，血沉 39mm/h。免疫球蛋白：IgG 33.14g/L，IgA 3.37g/L，IgM 1.01g/L，IgG4 5 280mg/L。肾功能：肌酐 129.8μmol/L，其余指标正常。免疫学指标：类风湿因子阴性，抗核抗体 1∶100（颗粒型），其余抗体均阴性。

免疫固定电泳、肿瘤标志物、甲状腺功能、肝功能、血和尿淀粉酶，均未见异常。尿脱落细胞镜检未找到癌细胞。泪液分泌物细菌学培养阴性，涂片未见真菌。

肺 CT：双肺及纵隔未见异常改变。

眼眶 CT：双侧泪腺弥漫性增大，双眼外肌肌腹肿胀增粗，球后脂肪增多。

肾及输尿管 CT：右肾及右侧上段输尿管积水，右侧输尿管局部软组织影。建议进一步检查。

PET/CT：双侧泪腺肿胀伴代谢性增高，考虑良性病变的可能性大。右侧输尿管走行至第 5 腰椎椎体水平管壁局限性增厚伴代谢稍高，不除外输尿管癌。余全身 PET/CT 显像未见明显异常。

眼部占位病变活检病理：镜下见大量淋巴细胞，并见淋巴滤泡，呈结节状分布，增生淋巴组织中可见散在少量腺上皮组织，增生淋巴组织中可见大量浆细胞及少量增生纤维组织。免疫组化结果示：IgG$^+$ 浆细胞约 65 个 /HP；IgG4$^+$ 浆细胞约 29 个 /HP；余未见明显异常。

右侧输尿管及输尿管旁组织活检病理：输尿管组织被覆尿路上皮未见异型性，上皮下重度水肿。输尿管周围及输尿管旁组织内见纤维组织增生及大量淋巴细胞及浆细胞浸润。免疫组化结果示：IgG$^+$ 浆细胞约 70 个 /HP；IgG4$^+$ 浆细胞约 35 个 /HP；余未见明显异常。

【问题 2】该患者的临床诊断是什么？

思路 1 该患具备 IgG4-RD 的三大临床特征：脏器肿大、包块；IgG4 阳性浆细胞浸润于病变部位；血清 IgG4 水平升高。应明确是否可诊断为 IgG4-RD（目前多采用 2011 年公布的 IgG4-RD 诊断标准）。

思路 2 诊断 IgG4-RD 时，应评估患者由于该病所导致的脏器受累情况。常用的评估方法包括细致的问诊、查体及各脏器影像学检查。在诊断过程中，仍需进一步排除淋巴瘤、各类实体肿瘤等恶性肿瘤，其他自身免疫病及感染性疾病，PET/CT 及病理在诊断过程中尤为重要。

知识点

IgG4 相关性疾病的分类标准

2011 年公布的 IgG4-RD 分类标准如下：

1. 临床表现 1 个或多个脏器的局限性 / 弥漫性肿大、肿块、结节或增厚性病变。
2. 血清学 IgG4 升高（>1 350mg/L）。
3. 病理学 ①淋巴及浆细胞浸润，无中性粒细胞浸润；②大量 IgG4$^+$ 浆细胞浸润（>10 个 /HP）和 / 或 IgG4$^+$/IgG$^+$ 浆细胞 >40%；③席纹状纤维化形成；④闭塞性静脉炎。

注：IgG4-RD 诊断前，需除外恶性肿瘤、干燥综合征、原发性硬化性胆管炎、支气管哮喘、血管滤泡性淋巴结增生症（Castleman disease）等疾病的诊断。

同时符合以上 3 条标准者可明确诊断，符合 1+3 两条为可能，符合 1+2 两条为可疑。

该例患者临床表现为双侧眼睑无痛性肿胀伴腰痛，伴血清 IgG4 水平显著升高，同时左侧眼部组织活检病理示大量 IgG4$^+$ 浆细胞浸润（29 个 /HP），IgG4$^+$/IgG$^+$ 浆细胞为 44.6%。输尿管肿物病理示未见明显肿瘤细胞，且免疫组化示 IgG4$^+$ 浆细胞浸润（35 个 /HP），IgG4$^+$/IgG$^+$ 浆细胞为 50%。患者肿瘤标志物阴性，抗核抗体检查无明显异常，无确切感染依据；患者组织学检查排除了淋巴瘤等恶性肿瘤，可明确诊断为 IgG4-RD。

【问题 3】IgG4-RD 诊断过程中，需与哪些疾病鉴别？

思路

1. 组织病理示 IgG4$^+$ 浆细胞浸润的疾病 这些疾病包括胰腺癌、血管滤泡性淋巴结增生症、肉芽肿性血管炎、结节病、各种感染和淋巴瘤等。这些需鉴别的疾病在组织病理上均有特异性病变，临床及病理医生应仔细鉴别。

2. 能够导致血清中 IgG4 水平升高的疾病 胰腺癌、淋巴瘤、抗中性粒细胞胞质抗体相关血管炎、哮喘、过敏状态、血管滤泡性淋巴结增生症、浆细胞病等。这些疾病无论在临床表现还是组织病理改变上都与 IgG4-RD 存在明显的差异，有助于这些疾病间的鉴别。

【问题 4】IgG4-RD 的发病机制是什么？

思路 目前，IgG4-RD 的发病机制及免疫学改变仍不明确。有研究者推测血清 IgG4 的升高与其在组织中的高表达提示 IgG4 可能起了重要作用。IgG4 是 IgG 所有 4 个亚型中最少见的，正常情况下仅占血清全部 IgG 的 3%~6%。定位于 CH2 结构域的几个氨基酸使其区别于其他亚型，Fc 受体与 C1q 结合后无法激活经典的补体途径。IgG4 的两条重链在铰链区极易形成二硫键，但是该二硫键是不稳定的。在外力作用下，

IgG4 的 2 条重链分开并随机结合,存在不同抗原结合位点的 IgG4 分子无法交联抗原从而失去形成免疫复合物的能力。IgG4 是一个 Th2 细胞依赖的亚型,在各种抗原的触发下,Th2 细胞因子 IL-4、IL-10、IL-12、IL-13、TGF-β 等刺激 IgE、IgG4 产生及导致组织纤维化,并最终导致 IgG4-RD 的形成。

最新研究发现,功能失调的滤泡辅助性 T 细胞和细胞毒性 T 细胞可通过诱导分泌促纤维化细胞因子、诱导 IgG4 表达和促进自身抗体产生等机制参与 IgG4-RD 的发病。另有研究发现,天然免疫细胞(如浆细胞样树突状细胞和单核细胞)可促进 IgG4 产生,证实天然免疫在 IgG4-RD 发病过程中也起到了至关重要的作用。

【问题 5】该患者应如何治疗?

思路 对于 IgG4-RD 患者的规范化治疗目前仍缺乏循证医学证据,现用于 IgG4-RD 治疗的有效药物主要有以下几类:

1. **糖皮质激素** 糖皮质激素是 IgG4-RD 治疗的首选药物。97%~100% 的 IgG4-RD 患者糖皮质激素治疗有效。目前国际 IgG4-RD 治疗指南推荐,对于 IgG4-RD,糖皮质激素起始治疗剂量应为泼尼松 0.6mg/(kg·d)或 30mg/d,需使用 2~4 周。病情稳定后,糖皮质激素可逐渐减量,最后以 2.5~5mg/d 维持治疗。糖皮质激素减量过程中,IgG4-RD 易复发。

2. **免疫抑制剂** 对于糖皮质激素减量复发的病例,可加用免疫抑制剂巩固治疗。但免疫抑制剂治疗 IgG4-RD 的有效性尚缺乏前瞻性研究证据。最近的一项荟萃分析结果显示,常用于 IgG4-RD 治疗的免疫抑制剂依次为:硫唑嘌呤、霉酚酸酯、甲氨蝶呤、他克莫司、来氟米特和环磷酰胺。目前,尚无关于哪种免疫抑制剂治疗 IgG4-RD 更有效的研究报道。

3. **生物制剂** 已有多项研究表明利妥昔单抗能够去除 B 细胞,靶向抑制 IgG4 表达,从而有效缓解 IgG4-RD 病情。目前,针对糖皮质激素减停过程中复发的 IgG4-RD,一些国家已将利妥昔单抗作为首选的联合治疗药物。也有少数研究报道证实硼替佐米(bortezomib)、阿巴西普、英夫利西单抗可能是 IgG4-RD 的有效治疗药物,但均缺少大样本的前瞻性研究证据予以证实。

【问题 6】IgG4-RD 的预后如何?

思路 目前,医学界对 IgG4-RD 预后还缺乏全面、深入的了解。有病例报道显示,部分 IgG4-RD 未经特异性治疗病情可自然缓解,但绝大部分 IgG4-RD 需积极有效治疗后方可获得疾病的控制。大部分学者认为,该病的预后主要取决于受累脏器的数量、脏器病变严重程度及是否得到积极有效的治疗。患者存在 IgG4 相关性糖尿病、胆管梗阻、主动脉瘤、肝硬化、门静脉高压和腹膜后纤维化是预后不良的因素。

(毕黎琦)

推荐阅读资料

[1] 蒋明. 图解风湿病学. 北京:中国协和医科大学出版社,2017.
[2] AL-MUJAINI A, AL-KHABORI M, SHENOY K, et al. Immunoglobulin G4-related disease: an update. Oman Med J, 2018, 33 (2): 97-103.
[3] ABRAHAM M, KHOSROSHAHI A. Diagnostic and treatment workup for IgG4-related disease. Expert Rev Clin Immunol, 2017, 13 (9): 867-875.
[4] OKAZAKI K, UCHIDA K, MIYOSHI H, et al. Recent concepts of autoimmune pancreatitis and IgG4-related disease. Clin Rev Allergy Immunol, 2011, 41 (2): 126-138.
[5] STONE J H, ZEN Y, DESHPANDE V. IgG4-related disease. N Engl J Med, 2012, 366 (6): 539-551.

第二十一章 纤维肌痛综合征

纤维肌痛综合征(fibromyalgia,FM)是一种慢性非炎性痛性疾病,当患者肢体受到低度压力刺激时会产生疼痛的感觉,同时大脑疼痛处理区域功能活跃,难以用心理因素解释。慢性广泛性疼痛是FM的核心症状,大部分患者可伴疲劳、睡眠障碍、头痛、记忆力减退、尿频和肠易激综合征等临床表现,其特点是症状重于体征。

【临床关键点】

1. FM的特有症状是慢性广泛性疼痛,并伴有疲劳、睡眠障碍、认知异常等全身性躯体症状。

2. FM唯一可靠的体征是全身对称分布的压痛点,缺乏特异性的病理生理改变和生物学功能异常证据。

3. 完善而全面的病史采集、体格检查和辅助检查有助于FM的鉴别诊断,可以与其他疾病伴发,如类风湿关节炎、系统性红斑狼疮、骨关节炎和丙型肝炎等。

4. FM的治疗原则为全面评估患者疼痛、功能、心理及社会背景,逐步渐进式调整诊治方案。初始治疗首选非药物治疗,后续可联合药物治疗。

临 床 病 例

患者,女性,42岁,公司职员。全身关节肌肉酸痛1年,近1个月疼痛反复发作,遍布全身,包括颈、背部、双上臂及双下肢,伴乏力、失眠多梦、记忆力下降,伴食欲减退、腹胀、尿频,近来以上症状逐渐加重,遂就诊。

【问题1】结合该病例特点,诊断应如何考虑?病史采集和体格检查中应注意哪些方面?

思路1 患者为中年女性,病程较长,以关节肌肉的慢性疼痛为主要表现,不排除风湿免疫病的可能,首先需排除类风湿关节炎、炎性肌病、风湿性多肌痛和血清阴性脊柱关节炎,体格检查时需注意受累关节的位置,是否有红肿、压痛、畸形、活动障碍及是否对称等;同时还要注意肌肉疼痛的分布区域,有无肌肉压痛及肿胀,有无皮损,四肢肌力情况;有无肌腱端红肿、压痛,有无脊柱、脊柱周围关节疼痛及活动受限。

思路2 患者为中年女性,慢性起病,病程中伴随乏力、食欲减退、腹胀和尿频等症状。病史采集和体格检查中应注意排查有无慢性感染或肿瘤性疾病的特征,有无合并内分泌异常或电解质紊乱、四肢麻木、抽搐等。有无低热、盗汗、体重变化、贫血的体征,体格检查时需关注是否在体表可触及肿块,浅表淋巴结是否肿大及性质如何,是否有肢体无力、胫前水肿。

【问题2】FM患者的疼痛性质和部位是什么?

思路 FM患者的疼痛多隐袭起病,多为钝痛,也可由区域性疼痛逐渐发展至全身。FM的疼痛往往分布广泛,边界不清,疼痛强度会发生变化并游走不定。疼痛部位可遍布全身各处,如左上肢区(左上颌、左肩胛带、左上臂、左下臂)、右上肢区(右上颌、右肩胛带、右上臂、右下臂)、左下肢区(左臀部粗隆、左大腿、左小腿)、右下肢区(右臀部粗隆、右大腿、右小腿)和中轴区(颈部、背部、胸部、腹部)。

体 格 检 查

体温36.6℃,脉搏76次/min,呼吸18次/min,血压120/67mmHg,慢性病容,浅表淋巴结无肿大,心肺腹检查未见明显异常。无关节红肿,四肢肌力正常。颈部、背部及四肢多处压痛(手指按压相当于4kg的压力)。压痛点部位是:枕骨下肌附着处,斜方肌上缘中点,第5~7颈椎横突间隙的前面;冈上肌起始部,肩胛棘上方近内侧缘;肱骨外上髁远端2cm处;第2肋骨与肋软骨交界处,恰在交界处外侧上缘;臀部外上象限,臀前皱襞处;大转子后方;膝内侧脂肪垫关节皱褶线的近侧。

【问题3】根据该患者病史采集结束和检查结果,应进一步进行哪些检查?

思路1 从诊断与鉴别诊断的角度出发,应进行常规实验室检查,包括血常规,肝肾功能,电解质,甲状腺功能,血清肿瘤标志物,血清肌酸激酶,炎症指标如血沉、C反应蛋白、铁蛋白等,明确有无合并甲状腺功能减退、电解质紊乱、炎性肌病、慢性感染及肿瘤性疾病。还应完善抗核抗体(ANA)、抗中性粒细胞胞质抗体(ANCA)、类风湿关节炎相关抗体及HLA-B27等实验室检查,以了解有无合并存在的自身免疫及炎症性疾病。

　　思路2　可进一步进行脊柱、四肢关节等部位的影像学检查(如放射影像、肌骨超声、MRI和骨密度检查等),伴有反复头痛、失眠和认知障碍的患者可进行脑电图、头颅MRI等检查,以排除其他器质性疾病,必要时进行抑郁、焦虑自评量表的评估。

辅 助 检 查

　　血常规:白细胞计数$5.6×10^9$/L,血红蛋白125g/L,血小板计数$125×10^9$/L。血沉8mm/h,C反应蛋白3.2mg/L,肝肾功能、电解质、甲状腺功能、血清肿瘤标志物、血清肌酸激酶均正常,ANA、ANCA、类风湿关节炎相关抗体、HLA-B27等实验室检查结果均在正常范围内。脊柱X线正侧位片和双手X线正位片正常,脑电图、肌电图检查正常。头颅MRI检查正常。

　　【问题4】根据以上检查,是否可对该患者作出明确诊断?

　　思路1　基于目前的症状、体征及辅助检查结果,未能指向具体器质性病变。依据1990年、2010年、2016年美国风湿病学会(ACR)FM诊断标准,患者广泛性疼痛>3个月(表21-1)。FM 18个压痛点中有16个压痛点明显压痛。因此首先考虑FM。

表21-1　1990年美国风湿病学会纤维肌痛综合征分类标准

标准	具体描述
1. 广泛性疼痛的病史(≥3个月)	广泛性疼痛的定义:包含左侧躯干疼痛、右侧躯干疼痛、腰部以上躯干疼痛和腰部以下躯干疼痛。此外,必须包含中轴部位(颈椎、前胸、胸椎或下腰部)疼痛。在本定义中,肩部和臀部疼痛包含在对应躯干部位疼痛中。下腰部疼痛可认为是下躯干疼痛
2. 18个压痛点中至少有11个点压痛阳性[①]	枕部:枕骨下肌肉附着点两侧 低颈部:第5~7颈椎横突前两侧 斜方肌:两侧斜方肌上缘中点 冈上肌:两侧肩胛棘上方近内侧缘起始部 第二肋骨:两侧第二肋骨与肋软骨交界处的外上缘 外上髁:两侧肱骨外上髁远端2cm处 臀部:两侧臀部外上象限的臀肌前皱襞处 大转子:两侧大转子后方 膝部:两侧膝脂肪垫关节皱褶线内侧

　　注:同时满足标准1和2即可诊断;合并其他临床疾病不能除外此诊断。

　　①手指按压相当于4kg的压力;压痛阳性是指按压部位疼痛,而非触痛。

　　思路2　由于疼痛是风湿免疫病患者最常见的临床症状,FM应与多种能够引起肌肉、骨关节疼痛的疾病鉴别,其中包括类风湿关节炎、骨关节炎、炎性肌病、风湿性多肌痛、慢性疲劳综合征等。

　　1. 器质性疾病

　　(1)类风湿关节炎:表现为对称性多关节肿胀疼痛,手关节炎多见;实验室检查类风湿因子、抗环瓜氨酸肽抗体升高、炎症指标升高;影像学检查可有滑膜炎、骨关节侵蚀性改变。

　　(2)风湿热及风湿性关节炎:风湿热和风湿性关节炎见于青少年,疾病活动与上呼吸道溶血性链球菌感染有关,伴有游走性关节疼痛,可伴有皮肤及脏器受累。

　　(3)炎性肌病:多发性肌炎/皮肌炎以近端肌痛、肌无力为主要表现,可伴有肌酶升高或肌电图异常。

　　(4)风湿性多肌痛:风湿性多肌痛表现为肩带肌和髋带肌疼痛伴活动受限,多发于50岁以上的人群,血沉>50mm/h。

　　(5)内分泌及代谢异常:甲状腺功能减退可导致乏力、食欲减退,可继发于自身免疫病,甲状腺功能及自身抗体检测有助于鉴别;甲状旁腺功能亢进、代谢性骨病、低磷血症等均可引起广泛的肌肉骨骼疼痛、肌无力表现,但相关病史及实验室检查有助于鉴别。

(6)自身免疫病:如系统性红斑狼疮、干燥综合征等,可有皮肤、黏膜、关节受累表现,常累及多器官。自身抗体等免疫相关检查有助于鉴别。

(7)肿瘤性疾病:如骨肿瘤、恶性肿瘤骨转移或副肿瘤综合征等。

2. 慢性疼痛综合征

(1)躯体化形式障碍:患者疼痛呈刀割样、火烧样剧痛,或描述为麻木、发紧、针扎样疼痛,这些症状常定位模糊,变化多端,无解剖学基础,且不受天气和活动的影响,患者常有精神或情感紊乱。

(2)慢性疲劳综合征:包括慢性活动性 EB 病毒感染和特发性慢性疲劳综合征,表现为疲劳、乏力,但缺少基础病因。可根据患者有无低热、颈或腋下淋巴结肿大和抗 EB 病毒抗包膜抗原抗体 IgM 的测定进行鉴别,但有时 FM 与本病重叠存在,难以鉴别。

(3)肌筋膜痛综合征:又称局限性纤维炎,有局部压痛点,易与 FM 相混淆,肌筋膜痛综合征压痛常是局部的,可有 1 个或数个源于肌肉的激发点,压痛可向其他部位放射,但没有广泛的疼痛、僵硬感或疲乏等症状。

(4)神经症:是一组主要表现为精神活动能力下降、烦恼、紧张、焦虑、抑郁、恐惧、强迫、疑病症状、分离症状、转换症状或神经衰弱症状的精神障碍。症状复杂多样,症状的出现和变化与精神因素有关。

2016 年 ACR 采用权重积分的方式对 FM 的分类标准进行了更新,更方便基层医务工作者掌握(表 21-2)。

表 21-2　2016 年美国风湿病学会纤维肌痛综合征诊断及评分标准

1. 同时满足如下三条标准即可诊断

(1)广泛性疼痛指数(WPI)≥7 且症状严重性指数(SSS)评分 ≥5,或 WPI 4~6 且 SSS 评分 ≥9

(2)全身性疼痛,定义为 5 个部位中至少 4 个部位有疼痛,不包括颌、胸、腹痛

(3)类似症状及相应严重程度持续至少 3 个月

2. 评估

(1)WPI:患者过去 1 周的疼痛区域和数量(0~19)

左上肢区域(区域 1)	右上肢区域(区域 2)	中轴区域(区域 5)
左下颌	右下颌	颈部
左肩胛带	右肩胛带	上背部
左上臂	右上臂	下背部
左下臂	右下臂	胸部
		腹部

左下肢区域(区域 3)	右下肢区域(区域 4)	
左臀部粗隆	右臀部粗隆	
左大腿	右大腿	
左小腿	右小腿	

(2)SSS 评分(0~12):① + ②

①患者过去一周内疲劳、醒来萎靡不振和认知异常严重程度评分(0~9)

0	无	
1	轻度	轻微或间歇出现
2	中等	经常出现、中等程度
3	严重	普遍、持续、影响生活

②过去的 6 个月出现以下症状的严重程度评分(0~3)

头痛	(0~1)
下腹痛或痛性痉挛	(0~1)
抑郁	(0~1)

纤维肌痛综合征严重度评分:WPI+SSS

【问题 5】该患者应如何治疗?

思路 1　FM 的治疗目的是缓解疼痛症状、提高患者的生活质量。由于 FM 的发病机制为中枢神经系统敏感化,并非炎症或免疫反应异常所致,因此 FM 与其他风湿免疫病的治疗不同,非药物治疗为基础,结合药

物治疗为其治疗原则。

目前针对中枢神经系统敏感化尚无有效治疗,在临床上可以按照国际上给出的FM诊治推荐来进行。

知识点

纤维肌痛综合征治疗的总原则

1. 及时诊断;全面评估患者疼痛、功能、心理及社会背景;逐步渐进式调整诊治方案。
2. 平衡利弊,着眼于改善患者生活质量。
3. 综合评估患者疼痛强度、功能、心理、睡眠状态、患者偏好及共患病来制订治疗方案。
4. 初始治疗首选非药物治疗,可采取非药物治疗结合药物治疗。

思路2　FM的治疗中非药物治疗占有重要位置,尤其对于FM这样一种慢性疼痛性疾病,多数患者在慢性病程中会伴有精神心理障碍,需要进行相应的心理与行为治疗。由于其中相当一部分非药物治疗需要相应的专业知识,建议将患者转诊到相关专业医师处进行治疗。

知识点

纤维肌痛综合征的非药物治疗

1. 有氧运动和力量训练。
2. 认知行为疗法。
3. 联合疗法(多种、非药物)。
4. 特殊物理疗法,如针灸、水疗。
5. 冥想运动疗法(气功、瑜伽、太极)和意念减压疗法。

思路3　为了缓解患者疼痛症状、降低中枢神经系统的疼痛阈值,需要采用一些药物治疗。目前在临床上采用的多为抗抑郁药物。这类药物不仅可以缓解患者的疼痛,还能改善患者共存的心理精神障碍与睡眠障碍。目前获批用于治疗FM的药物有度洛西汀、米那普仑、普瑞巴林,其他可用于治疗FM的药物有阿米替林、环苯扎林和曲马多等。

【问题6】FM的疾病转归及预后如何?

思路　FM为非进展性疾病,尚未发现FM可导致长期的器官损害,但FM很少能获得临床缓解。因此,要求临床医师及时诊断,全面评估患者的疾病、社会、心理背景,平衡利弊,并逐步调整治疗方案,才能有效控制疾病,改善患者生活质量。

【诊治流程图】(图21-1)

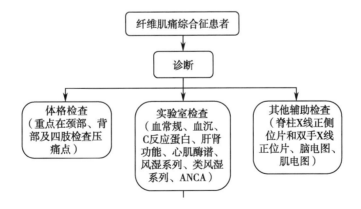

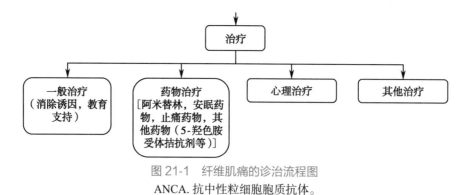

图 21-1　纤维肌痛的诊治流程图

ANCA. 抗中性粒细胞胞质抗体。

（林　进）

推荐阅读资料

［1］NÜESCH E, HÄUSER W, BERNARDY K, et al. Comparative efficacy of pharmacological and non-pharmacological interventions in fibromyalgia syndrome: network meta-analysis. Ann Rheum Dis, 2013, 72 (6): 955-962.

［2］PERROT S, RUSSELL I J. More ubiquitous effects from non-pharmacologic than from pharmacologic treatments for fibromyalgia syndrome: a meta-analysis examining six core symptoms. Eur J Pain, 2014, 18 (8): 1067-1080.

［3］WOLFE F, CLAUW D J, FITZCHARLES M A, et al. 2016 Revisions to the 2010/2011 fibromyalgia diagnostic criteria. Semin Arthritis Rheum, 2016, 46 (3): 319-329.

［4］MACFARLANE G J, KRONISCH C, DEAN L E, et al. EULAR revised recommendations for the management of fibromyalgia. Ann Rheum Dis, 2017, 76 (2): 318-328.

第二十二章　自身免疫性肝病

　　自身免疫性肝病(autoimmune liver disease)是以肝脏为特异性免疫病理损伤器官的一类自身免疫病,主要包括自身免疫性肝炎(autoimmune hepatitis,AIH)、原发性胆汁性胆管炎(primary biliary cholangitis,PBC)和原发性硬化性胆管炎(primary sclerosing cholangitis,PSC)及这三种疾病中任何两者的重叠综合征。自身免疫性肝病常合并肝外免疫性疾病。自身免疫性肝病诊断主要依据特异性血生化异常、自身抗体及肝组织病理学特征。本章主要讲述 AIH 及 PBC。

第一节　自身免疫性肝炎

　　AIH 是一种自身免疫反应介导的肝脏实质性炎症,临床上以血清转氨酶水平增高、高免疫球蛋白 G(IgG)和/或高丙种球蛋白血症、自身抗体阳性为特点,肝组织学病理上以界面炎、汇管和汇管周围区淋巴细胞特别是浆细胞浸润为特点。AIH 通常表现为慢性病程、隐匿起病,如不治疗可导致肝硬化、肝衰竭;少数也可急性起病,并导致急性肝衰竭。AIH 病因不明,女性多发,常伴发其他肝外自身免疫病,随着自身抗体和肝脏活检病理学检查广泛开展检出率增加,已成为我国非病毒性肝病的重要组成部分。

临 床 病 例

　　患者,女性,36 岁,职员。因"食欲缺乏、厌油 7 个月,尿黄 2 个月"门诊就诊。7 个月前,患者逐渐出现食欲减退、厌油,食量减少约 1/2。2 个月前尿色明显变黄。就诊社区医院,肝功能检查:ALT 345U/L,AST 309U/L,总胆红素 31.0μmol/L,直接胆红素 10.7μmol/L。诊断为"肝功能异常",予保肝治疗后肝功能恢复不明显。病程中无畏寒、发热、腹痛、腹泻、反酸、呕吐、皮疹、关节肿痛、口腔溃疡等表现。既往体健,否认肝炎病史,否认特殊药物使用史。否认化学、毒物等接触史,不吸烟、不饮酒,否认输血史,否认家族史。

　　【问题 1】肝功能异常的可能原因有哪些?
　　思路　血清转氨酶升高是非特异性的肝功能生化指标,需要结合病史、症状和体征、其他肝功能指标和实验室指标等,考虑可能的原因。血清转氨酶升高的病因,包括感染、药物、饮酒等常见因素,其次需要考虑自身免疫、肿瘤、血吸虫、代谢、中毒等疾病的可能。
　　【问题 2】根据可能的病因,重点询问哪些病史?
　　思路　问诊时,应重点询问是否有感染性疾病史、药物使用史、饮酒史,是否有肝外系统表现及结缔组织疾病家族史、疫区接触史、化学毒物接触史、输血史、遗传疾病史等。
　　【问题 3】为明确诊断,应进行哪些必要的检查?
　　思路 1　体格检查是诊断疾病的重要环节,AIH 诊治也不例外。体格检查时要重点关注与肝脏疾病和肝外疾病相关的体征,如关节肌肉、心肺、肝脾、皮肤黏膜等异常体征。

体 格 检 查

　　神清,慢性病容,全身皮肤轻度黄染,未见皮疹,无肝掌、蜘蛛痣。巩膜轻度黄染,未见 K-F 环,心界不大,各瓣膜区未及病理性杂音,两肺呼吸音清,未及干湿啰音。腹部平软,无压痛及反跳痛,肝脾肋下未触及,肝区无叩痛,移动性浊音(-),双下肢无水肿。四肢关节无肿大,神经系统体格检查(-)。

　　思路 2　实验室检查可以为疾病的诊断和鉴别诊断提供重要的线索,尤其是与肝脏病变相关的全身疾病的诊断与鉴别诊断。建议的相关实验室检查包括:①血常规;②肝功能;③病毒标志物;④自身抗体;⑤免疫相关指标;⑥肝胆彩超。

实验室检查

血常规:白细胞计数 $4.2 \times 10^9/L$,血红蛋白 123g/L,血小板计数 $284 \times 10^9/L$。

肝功能:ALT 482U/L,AST 352U/L,ALP、GGT 正常,总胆红素 42.2μmol/L,直接胆红素 11.7μmol/L,间接胆红素 30.5μmol/L,球蛋白 44g/L。

病毒标志物:甲、乙、丙、戊型肝炎病毒学指标阴性,HIV(−),快速血浆反应素试验(−),呼吸道病毒抗体(−)。

铜代谢:$α_1$-抗胰蛋白酶、血清铜、铜蓝蛋白正常。

肝胆彩超未见明显异常。

思路3 患者丙氨酸转氨酸(ALT)、天冬氨酸转氨酶(AST)显著增高,总胆红素轻度增高,谷氨酰转移酶(GGT)、碱性磷酸酶(ALP)正常,提示以肝细胞损伤为主。结合病史,无病毒性肝炎、药物性肝炎、酒精性肝炎、遗传性代谢疾病等的临床依据。接下来需重点排查有无自身免疫病,需完善自身抗体及免疫球蛋白、补体等检测。

【问题4】自身抗体:抗核抗体(ANA)1∶320,抗平滑肌(SMA)抗体 1∶80,抗线粒体抗体(AMA)、抗肝肾微粒体-1(LKM-1)抗体、抗肝细胞胞质1型抗原(LC1)抗体、抗可溶性肝抗原/肝-胰(SLA/LP)抗体阴性,抗可提取性核抗原抗体阴性。免疫相关指标:IgG 26g/L,IgA 3.6g/L,IgM 2.2g/L,IgE 68g/L,IgG4 1.0g/L,C3、C4 正常。该患者的诊断是什么?

思路1 结合患者的病史及辅助检查,可以排除药物性肝炎、病毒性肝炎、酒精性肝病、肝血吸虫病、中毒性肝病、$α_1$-抗胰蛋白酶缺乏症、肝豆状核变性等疾病。患者为中青年女性,需考虑自身免疫相关性疾病的可能性。病史及辅助检查均提示肝脏受累,暂无其余器官受累依据,结合特异性自身抗体,因此考虑诊断为AIH。

AIH 慢性起病,血清转氨酶水平显著增高、高丙种球蛋白血症突出,胆红素和 ALP 轻到中度升高,伴有ANA、抗 SMA、抗 LKM-1 抗体和抗 SLA/LP 抗体等自身抗体阳性,病理学主要表现为界面性肝炎,无胆管损伤。

思路2 在考虑到 AIH 的诊断后,还需要参照 AIH 的诊断标准来确诊。

目前常用的是 2008 年 Hennes 等提出的 AIH 诊断标准(表 22-1)。

表 22-1 自身免疫性肝炎的简化诊断标准(2008,Hennes 等)

项目	标准	得分/分
ANA 或抗 SMA 抗体	≥1∶40	1
ANA 或抗 SMA 抗体	≥1∶80	
或抗 LKM-1 抗体	≥1∶40	2[①]
或抗 SLA/LP 抗体	阳性	
IgG	>正常值上限	1
	≥1.10 倍正常值上限	2
肝组织学	符合自身免疫性肝炎	1
	典型自身免疫性肝炎[②]	2
排除病毒性肝炎	是	2

注:ANA,抗核抗体;SMA,平滑肌;LKM-1,肝肾微粒体-1;SLA/LP,可溶性肝抗原/肝-胰。

确诊,≥7分;疑诊,≥6分。

①自身抗体多项同时出现时最多得2分。

②典型自身免疫性肝炎指同时存在:A.界面性肝炎;B.汇管区和小叶内淋巴细胞浸润;C.肝细胞玫瑰花样改变(图 22-1)。

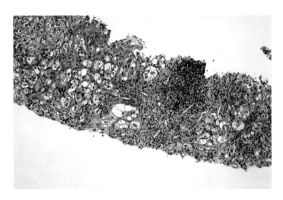

图 22-1　自身免疫性肝炎患者肝穿刺活检示严重的炎症病变,伴有几乎全部汇管区结构的破坏及桥接性炎症和玫瑰花结形成(HE 染色,×40)

思路 3　在诊断 AIH 的同时,还需要鉴别诊断。AIH 需要与 PBC、PSC 进行鉴别。PBC 以胆管慢性炎症为特征,体现在 ALP、GGT 显著增高,高于 ALT、AST,且 IgM 增高,AMA(主要是 AMA-M2)、ANA 常阳性;PSC 为慢性弥漫性进行性胆管炎症,病变主要位于肝外胆管,临床表现为进行性阻塞性黄疸,自身抗体多阴性。

思路 4　在 AIH 的诊断标准中提到肝脏病理活检,在临床实践中,要考虑是否需要对所有疑诊 AIH 的患者进行肝活检。肝活检对于诊断 AIH、判断预后及排除其余疾病引起的肝脏损害都有非常重要的意义。在排除禁忌、征得患者同意的前提下,建议尽可能进行肝活检。

思路 5　在确诊 AIH 后,还需要对其进行分型,因为不同的亚型对治疗的反应不同。AIH 的分型如下:

1 型:以 ANA 和 / 或抗 SMA 阳性为特征,最常见,约占 80%,大部分为 40 岁以下女性,多数患者对糖皮质激素和免疫抑制剂的治疗效果好。

2 型:抗 LKM-1 抗体和 / 或抗 LC1 抗体阳性,仅 4% 可检出 ANA 和 / 或抗 SMA,儿童多见,此型约占 4%,可快速发展为肝硬化,对糖皮质激素治疗效果差。

3 型:抗 SLA/LP 抗体阳性,对糖皮质激素的治疗反应与 1 型相似。

【问题 5】该患者如何治疗及随访?

思路　AIH 的治疗需要结合患者症状、疾病进展及潜在的药物不良反应,实施个体化治疗。单独应用糖皮质激素或小剂量联合硫唑嘌呤是目前 AIH 的标准治疗方案。两种方案在疗效上没有差别,但是联合治疗方案可减少糖皮质激素的不良反应,一般优先推荐。

1. 泼尼松联合硫唑嘌呤治疗　其中泼尼松初始剂量常为 30mg/d,4 周内逐渐减量至 10mg/d;硫唑嘌呤为 50mg/d。硫唑嘌呤在以下患者中禁用:治疗前存在严重的血细胞减少(白细胞计数<2.5×10^9/L 或血小板计数<50×10^9/L),或已知有巯基嘌呤甲基转移酶缺乏者。

2. 大剂量泼尼松单用　初始剂量常为 40~60mg/d,4 周内逐渐减量至 20mg/d。单药治疗适用于并发血细胞减少、巯基嘌呤甲基转移酶缺乏、妊娠、恶性肿瘤及疗程短于 6 个月的 AIH 患者。

【问题 6】AIH 的预后如何?

思路　AIH 是一种严重的进行性疾病,其病程及预后变异较大。绝大多数 AIH 未经治疗,可缓慢进展为肝硬化或发展为急性、亚急性、暴发性肝病,最终因各种并发症而死亡。无症状者、携带 *HLA-DR3* 者预后相对较好。早期诊断并给予适当的治疗是改善预后的重要手段。

由于 AIH 治疗后组织学改善和恢复晚于临床症状及生化指标的改善,故一般应治疗 2~4 年,以减少停药后的复发。泼尼松可继续缓慢减量直至停用。在随访过程中需要评估肝纤维化的进程及并发症情况。

该患者给予泼尼松 30mg/d 联合硫唑嘌呤 50mg/d 治疗,1 个月后泼尼松逐渐减量至 15mg/d,3 个月后症状消失,血清转氨酶、胆红素、IgG 恢复正常。门诊随访中。

【诊治流程图】(图 22-2)

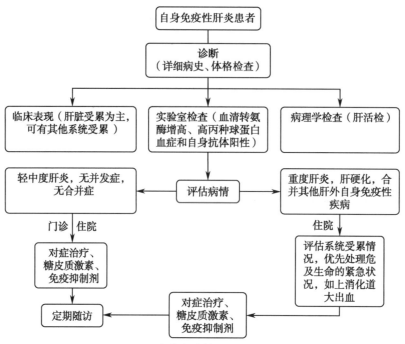

图 22-2 自身免疫性肝炎诊疗流程图

第二节 原发性胆汁性胆管炎

原发性胆汁性胆管炎(primary biliary cholangitis,PBC)是一种慢性、进行性、非化脓性的肝内中、小胆管的炎症性疾病,以肝内胆汁淤积为主要特征,最终可发展至肝硬化。PBC 发病机制尚未完全阐明,可能与异常自身免疫反应相关。PBC 好发于中老年女性,慢性病程、缓慢进展,最常见的临床表现为乏力和皮肤瘙痒,伴有血清抗线粒体抗体(AMA)尤其是 AMA-M2 亚型阳性,病理以进行性、非化脓性、破坏性肝内小胆管炎为典型特征。PBC 呈全球性分布,年发病率为 0.33/10 万 ~5.8/10 万,患病率为 1.91/10 万 ~40.2/10 万,北美及北欧国家高发。随着自身抗体检测的普及及对疾病认识的加深,我国 PBC 检出率逐年增加,2010 年报道患病率为 49.2/10 万。

临 床 病 例

患者,女性,50 岁,农民。因"食欲缺乏 1 年,全身瘙痒 6 个月,皮肤黄染 1 个月"就诊。1 年前,出现乏力不适,时轻时重,伴食欲减退,间断恶心,进食油腻食物时明显,无呕吐。6 个月前,全身皮肤瘙痒明显,无皮疹。1 个月前,瘙痒加重、皮肤黄染伴尿色深黄。病程中,无腹痛腹泻,无畏寒发热,无反酸嗳气,无口干眼干,无黑便和陶土样粪便,消瘦明显,近 1 年体重减轻约 3kg。既往有高血压病史 2 年,长期口服苯磺酸左旋氨氯地平片,血压控制尚可,余无特殊。不吸烟、不饮酒。家族史:否认肝炎、结核等传染病史。

【问题 1】根据上述病史,考虑该患者的诊断有哪些?

思路 该患者的突出临床表现是黄疸,因此诊断与鉴别诊断都需要围绕黄疸的诊断和鉴别诊断来进行。

根据病史,该患者的黄疸考虑为胆汁淤积性黄疸可能,根据胆汁阻塞部位考虑的诊断与鉴别诊断有:

1. 肝内胆汁淤积 又可分为肝内阻塞性胆汁淤积和肝内胆汁淤积。前者由肝内泥沙样结石、癌栓、寄生虫病梗阻导致,后者见于病毒性肝炎、药物性胆汁淤积、PBC 等。

2. 肝外胆汁淤积 主要是肝外胆管病变,由结石、狭窄、水肿、肿瘤、蛔虫等导致阻塞引起。

该患者瘙痒症状突出,并且病程明显长于黄疸,伴长期的乏力、食欲缺乏,因此考虑 PBC 可能性大。其他原因导致的梗阻性黄疸,如急性胆囊炎、胆石症、胆道蛔虫、胆管细胞癌等,瘙痒往往出现在严重黄疸时。由于 PBC 容易合并其他自身免疫病,如干燥综合征等,因此病史询问时还应了解有无其他系统受累的表现。

体 格 检 查

全身皮肤轻度黄染,无皮疹,浅表淋巴结未扪及肿大,巩膜轻度黄染,双肺呼吸音清,未闻及干湿啰音,心界不大,各瓣膜区未闻及杂音;腹平软,无压痛、反跳痛,肝脾肋下未及,肝区无叩压痛,移动性浊音阴性,肠鸣音 4~6 次 /min,双下肢不肿,各关节未见肿胀压痛,神经系统体格检查阴性。

【问题2】为明确诊断,还需要进行哪些检查?

思路 为明确诊断与进行必要的鉴别诊断,需要进行下述辅助检查:

1. 实验室检查 ①肝功能;②肝炎病毒标志物;③免疫学指标:ANA 谱、自身免疫性肝病相关抗体谱、免疫球蛋白等;④肿瘤标志物。

2. 明确胆汁淤积并探寻淤积发生部位 ①肝胆系统彩超;②肝胆系统 CT;③必要时需行胆管成像。

辅 助 检 查

肝 功 能:ALT 60U/L,AST 40U/L,ALP 678U/L,GGT 320U/L,总胆红素 48.2μmol/L,直接胆红素 30.1μmol/L,间接胆红素 18.1μmol/L,球蛋白 43g/L。

免疫学指标:ANA 1:320,AMA-M2(++),抗 SMA、抗 LKM-1 抗体、抗 LC1 抗体、抗 SLA/LP 抗体阴性,抗 ENA 抗体谱阴性;IgM 4.8g/L,IgG 正常,补体未见异常。

肝炎病毒标志物:甲、乙、丙、戊型肝炎病毒学指标阴性。

肿瘤标志物:甲胎蛋白、癌胚抗原、糖类抗原 19-9、癌抗原 12-5、癌抗原 15-3 阴性。

肝胆彩超:肝内外胆管未见明显异常。

【问题3】该患者的诊断是什么?

思路 患者为中年女性、慢性起病,有乏力、瘙痒伴黄疸症状,生化检查示 ALP、GGT 明显升高伴胆红素升高,血清转氨酶轻度增高,伴 AMA-M2 及 ANA 阳性、球蛋白 IgM 增高,彩超未提示肝外胆管梗阻,因此临床考虑 PBC。

知识点

原发性胆汁性胆管炎的分类标准。

符合下列三条标准中的两条,则 PBC 的诊断可成立:①胆汁淤积的生物化学证据(主要基于 ALP 升高);②存在 AMA;③非化脓性破坏性胆管炎、小叶间胆管破坏的组织学证据(图 22-3)。

对早期 PBC 的诊断,更多地需要依据实验室生化和自身抗体检测(血清转氨酶、转肽酶、IgM 和 AMA)来确定诊断,肝穿刺组织病理检查对确诊本病具有重要作用。对于较晚期的患者,则需结合临床表现和实验室检查结果,多数患者可以确诊,少数患者还需肝组织病理学检查来帮助。

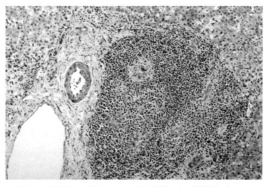

图 22-3 原发性胆汁性胆管炎,小胆管受累,部分消失(HE 染色,×200)

【问题4】该患者是否需行肝穿刺活检?

思路　对 AMA 阳性并具有 PBC 典型临床表现和生化异常的患者,肝穿刺活检对诊断并非必须。然而在 AMA 阴性患者,肝穿刺活检具有诊断价值,并可用于排除其他并发症,如 AIH 和非酒精性脂肪性肝炎等。对该患者而言则不是必需的检查项目。

【问题5】PBC 需与哪些疾病鉴别?

思路　首先,需鉴别由药物和胆道系统结石、梗阻、寄生虫感染等易引起胆汁淤积的常见疾病;其次,需要与其他自身免疫相关肝胆疾病进行鉴别,如 PSC、AIH 等。具体如下:

1. PSC　男性为主,以非化脓性肝内外胆管慢性炎症、增生为主要特征,常可伴溃疡性结肠炎。经内镜逆行胰胆管造影成像(ERCP)具有重要诊断价值,肝穿刺活检病理检查显示肝内胆管周围纤维化有助于明确诊断。

2. AIH　女性为主,可伴有乏力、黄疸,但以血清 ALT 显著增高、IgG 增高为主,ANA 和 / 或抗 SMA、抗 LKM-1 抗体、抗 LC1 抗体、抗 SLA/LP 抗体为特征性自身抗体,以界面性肝炎伴或不伴小叶性肝炎或中央 - 汇管区桥接样坏死为特征性病例改变。

【问题6】PBC 易合并哪些疾病?

思路　PBC 常同时伴有其他自身免疫病,包括干燥综合征、系统性硬化、类风湿关节炎、系统性红斑狼疮、多发性肌炎、混合性结缔组织病、甲状腺炎等。其他常见合并疾病还包括骨质疏松、高胆固醇血症、皮肤黄色瘤等。

【问题7】该患者的治疗及预后如何?

思路　PBC 的治疗分为特异性治疗和对症治疗两类。

1. **特异性治疗**　唯一获美国食品药品监督管理局(FDA)批准的方案为熊脱氧胆酸(ursodeoxycholic acid,UDCA)13~15mg/(kg·d)。该方案可以明显改善胆汁淤积的生化指标,延缓门静脉高压的发生。其余如糖皮质激素、免疫抑制剂的确切疗效尚不肯定。

2. **对症治疗**　考来烯胺是治疗皮肤瘙痒的一线药物。对合并高脂血症者,一般不需要降脂药物治疗,UDCA 可降低血清胆固醇水平,考来烯胺在治疗初期也可能会降低胆固醇。对于所有围绝经期和绝经期妇女,如没有肾脏结石的病史,建议每日补充钙(1 000~1 500mg/d)和维生素 D(600~1 000U/d)。对口、眼干明显的患者,可使用人工唾液 / 泪液。

该患者经 UDCA 750mg/d 联合考来烯胺 4g/d 治疗 2 个月后,乏力、瘙痒明显改善,黄疸消退,ALP 下降至 190U/L,GGT 下降至 80U/L,ALT、AST 正常,总胆红素正常。

【问题8】PBC 的预后及随访如何?

思路　约 1/3 的 PBC 患者可多年无症状,但 40% 的患者可在 5~7 年内出现症状。大部分 PBC 患者病情呈进展性,无症状 PBC 患者的预后优于有症状者。血清胆红素水平和 Mayo 危险度评分对判断 PBC 预后有很好的价值。未经治疗的 PBC 患者可存活 15~20 年,但一旦血清胆红素>10mg/dl(171μmol/L),平均预期生存期将减少到 2 年。早期即开始应用标准剂量 UDCA 可明显改善 PBC 患者的生存率。

PBC 患者应长期随访监测,每 3~6 个月监测肝脏生化指标,每 1 年监测一次甲状腺状况。对于已存在肝硬化,而 Mayo 危险度评分>4.1 的患者,应每隔 2~3 年进行一次胃镜检查来评估血管曲张情况。根据基线骨密度值及胆汁淤积的严重程度,每隔 2~4 年评估一次骨密度。黄疸患者每年监测一次脂溶性维生素水平。肝硬化及老年 PBC 患者每隔 6~12 个月进行一次针对肝细胞癌的筛查。

【诊疗流程图】(图 22-4)

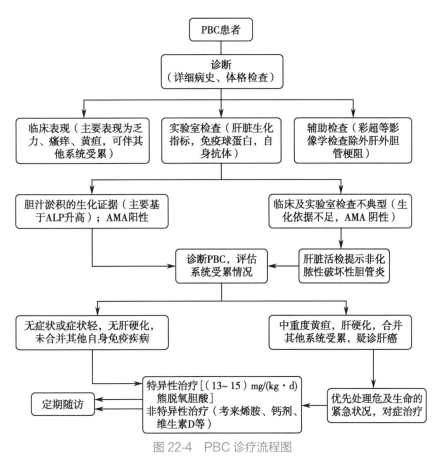

图 22-4　PBC 诊疗流程图

PBC. 原发性胆汁性胆管炎；ALP. 碱性磷酸酶；AMA. 抗线粒体抗体。

（姜林娣）

推荐阅读资料

［1］栗占国，张奉春，曾小峰．风湿免疫学高级教程．北京：人民军医出版社，2013: 239-256.

［2］中华医学会肝病学分会，中华医学会消化病学分会，中华医学会感染病学分会．原发性胆汁性肝硬化（又名原发性胆汁性胆管炎）诊断和治疗共识 (2015). 临床肝胆杂志，2015, 31 (12): 1980-1986.

［3］中华医学会肝病学分会，中华医学会消化病学分会，中华医学会感染病学分会．自身免疫性肝炎诊断和治疗共识．中华肝脏病杂志，2016, 24 (1): 23-33.

［4］FELDMAN M. Sleisenger and Fordtran's gastrointestinal and liver disease. 9th ed. New York: Saunders, 2010: 1477-1488.

［5］MANNS M P, CZAJA A J, GORHAM J D, et al. Diagnosis and management of autoimmune hepatitis. Hepatology, 2010, 51 (6): 2193-2213.

第二十三章 糖皮质激素诱导的骨质疏松

糖皮质激素（glucocorticoid，GC）由于其强大的抗炎和免疫抑制作用而被广泛应用于治疗多种疾病，然而 GC 可致多种不良反应，如胰岛素抵抗、高血压、青光眼和骨质疏松。糖皮质激素诱导的骨质疏松（glucocorticoid induced osteoporosis，GIOP）是继发性骨质疏松的最常见原因，其发生率仅次于绝经后、老年性骨质疏松，占第 3 位。GIOP 被认为是 GC 最严重的不良反应，发生率达 30%~50%，可增加椎体和非椎体骨折风险（为正常人的 2~5 倍），极大地影响患者的生活质量。GIOP 重在早期治疗与预防，已受到风湿免疫专科医师的广泛关注。

【临床关键点】

1. 明确原发疾病治疗中 GC 的用量及疗程。

2. 重视原发病治疗过程中出现的肌肉骨骼疼痛，及时行影像学检查，定期进行骨密度及骨代谢指标检查。

3. 及时给予相应的指导和治疗。

4. 掌握目前新的 GIOP 诊疗原则，尽早预防 GIOP 发生。

临床病例

患者，女性，44 岁。因"发热、皮疹、脱发 6 年，腰背疼痛半年"就诊。6 年前因发热、颜面皮疹、脱发、贫血、血白细胞计数降低、蛋白尿及多项自身抗体阳性，曾被诊断为"系统性红斑狼疮（SLE）"（累及皮肤、血液、肾脏），近半年自觉腰背部疼痛明显，活动时加重，就诊。

体格检查：身高 160cm（6 年前 162cm），体重 45kg，体重指数（BMI）17.58kg/m²。颜面皮肤遗留有色素沉着，心、肺、腹体格检查未见明显异常。脊柱弯曲度存在，各方向活动如常，腰椎有轻度叩击痛，双骶髂关节无压痛，四肢活动正常。

目前治疗：醋酸泼尼松 10mg，每日 1 次，硫酸羟氯喹 0.2g，每日 2 次，霉酚酸酯 0.75g，每日 2 次。

从病史得知，患者为中年女性，慢性病程，系统性红斑狼疮（SLE）诊断明确，近半年出现腰背痛，需要进一步考虑以下几个问题。

【问题 1】结合该病例特点，为进一步明确诊断，应行哪些检查？

思路 1 患者为中年女性，既往有明确的 SLE 病史，累及血液、肾脏系统。应完善常规检查及免疫学相关指标，明确 SLE 的疾病活动情况。

思路 2 患者有连续 6 年服用 GC 及免疫抑制剂治疗的病史，此次患者以腰背部疼痛为主诉，应考虑到 GIOP 所致的疼痛及有无新的临床疾病发生。

知识点

糖皮质激素诱导的骨质疏松的特点

1. GC 对骨密度的影响与使用时间相关　GC 使用最初的 3 个月内骨密度下降迅速，6 个月达高峰，骨量丢失在治疗第 1 年最明显（骨量丢失率 12%~20%），以后每年丢失约 3%。

2. GC 对骨密度的影响与使用剂量相关　剂量越大骨量丢失越多，无论每日大剂量还是累积剂量大都可增加骨折风险；同时需注意 GC 无安全剂量阈值，即使小剂量 GC 也可导致骨量丢失。

---

3. GIOP 骨折风险增高的部位　GC 对松质骨的影响大于皮质骨,因此椎骨更易发生骨折。研究表明 GC 治疗 6 个月的患者中,37% 至少有一个椎体压缩性骨折,其椎体、髋关节及非椎体骨折的风险分别是对照组的 2.60 倍、1.61 倍和 1.33 倍。

4. 停用 GC 后骨量可部分恢复　当 GC 停用 6 个月后,骨密度可部分恢复,骨折风险下降,但已发生 GIOP 相关性骨折则不可逆。

5. 骨折风险与骨密度不呈线性关系　GC 不仅影响骨密度,更导致骨质量下降,所以 GIOP 患者即使在双能 X 射线吸收法(DXA)检测中未出现骨质疏松,也可能发生脆性骨折。

辅 助 检 查

血常规:血红蛋白 115g/L,白细胞计数 5.3×10^9/L,血小板计数 220×10^9/L。

尿常规:未见异常。24 小时尿蛋白定量 0.069g,尿微量白蛋白 4.60mg/L(<19mg/L)。

血 IgG 16g/L,IgA 3.5g/L,IgM 1.52g/L,补体 C3 0.8g/L,补体 C4 0.20g/L,CRP 3.95mg/L;ANA 1:1 000(颗粒型),抗 dsDNA 抗体(−);抗 ENA 抗体:抗 Sm 抗体(+),抗 SSA 抗体(+),抗 Ro52 抗体(+)。

血钙 2.07mmol/L,血磷 1.01mmol/L,甲状旁腺激素 67ng/L,25-羟基维生素 D 19μg/L,β-CTX 0.234μg/L,碱性磷酸酶 136U/L,骨钙素 12 μg/L。

骨密度(BMD):腰椎 $L_1 \sim L_4$ T 值 $=-2.5s$,股骨颈 T 值 $=-2.7s$

腰椎 X 线检查见图 23-1。肺 CT 检查:双肺平扫未见明显异常。心脏彩超检查:心内结构及血流动力学检测未见明显异常。

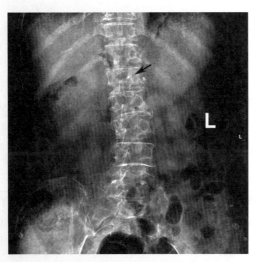

图 23-1　第 1 腰椎压缩性骨折(箭头)X 线正位片

【问题 2】结合该患者病史特点及辅助检查,考虑诊断是什么?

思路 1　根据 1997 年美国风湿病学会(ACR)推荐的 SLE 分类标准的 11 项及系统性红斑狼疮国际协作组(SLICC)2012 年分类标准,患者 SLE 诊断明确。根据 SLE 的疾病活动度 SLEDAI 评分准则评估,SLEDAI 评分为 0 分,该患者处于稳定期。

思路 2　GIOP 诊断依据:①原发病为 SLE,糖皮质激素治疗 6 年;②目前出现腰背部疼痛;③骨密度(BMD):腰椎 T 值 $=-2.5s$,股骨颈 T 值 $=-2.7s$;④影像学腰椎压缩性骨折。最终诊断:① SLE 稳定期;② GIOP,第 1 腰椎压缩性骨折。

【问题 3】SLE 患者稳定期出现骨质疏松的病因是什么?

思路 1　SLE 与骨质疏松:SLE 患者骨质疏松的发病是多因素的,除传统的长期大量 GC 使用外,还有许多因素与骨质疏松有关。例如:

①维生素 D 缺乏:许多研究证实 SLE 患者血清维生素 D 水平降低,提示维生素 D 缺乏是 SLE 相关骨质疏松的一个重要危险因素;② SLE 患者肾脏受累导致维生素 D 的生物转化过程受到抑制;③当 SLE 患者

出现肾功能不全时,会通过诱导继发性甲状旁腺功能亢进而影响骨代谢;④因光敏而避免光照也可导致维生素 D 合成与代谢障碍;⑤ SLE 疾病过程中多种炎性细胞因子升高,可诱导破骨细胞生成,促进破骨细胞前体细胞分化或活化已分化的破骨细胞,影响骨代谢;⑥血管炎和炎症细胞因子产生白细胞栓子,血栓导致微循环障碍,引起骨的矿物质丢失,骨小梁变细导致骨质疏松。

思路 2 GIOP 的发病机制很复杂,主要包括:

①影响钙稳态:GC 通过下调钙离子受体表达,抑制小肠对钙磷的吸收及减少肾小管对尿钙的重吸收,引起继发性甲状旁腺功能亢进;②抑制骨形成:长期使用 GC 可通过 wnt 通路抑制成骨细胞的增殖分化、诱导骨髓间充质干细胞分化为脂肪细胞而非成骨细胞、激活 caspase3 促进成骨细胞和骨细胞的凋亡、通过 RANKL-OPG 通路刺激破骨细胞活化,导致 I 型胶原和非胶原蛋白质减少、骨强度下降;③对性激素的影响:GC 通过负反馈抑制下丘脑 - 垂体 - 肾上腺轴,减少雌激素及睾酮的合成引起骨质疏松;④其他:GC 通过泛素蛋白酶和溶酶体系统促进肌蛋白分解,抑制胰岛素样生长因子、刺激肌肉生长抑制素的表达,引起肌萎缩及肌力下降,使跌倒风险大大增加,是导致患者骨折的危险因素。

【问题 4】该患者 GIOP 给我们的启示是什么?

思路 ①患者初发 SLE 时即得到正确的诊断,长期口服 GC 及免疫抑制剂治疗,疗效满意;②早期诊疗 SLE 过程中未关注到 GIOP 的问题,也无相对应的防治措施。近年来随着对 GIOP 认识的加深,认为相对于骨质疏松来说 GC 没有安全剂量,即使是生理剂量的 GC 也可引起骨丢失,在应用 GC 治疗原发病的同时,应关注 GIOP 的预防和治疗。

知识点

使用糖皮质激素患者临床骨折风险的评估与再评估

长期使用 GC 治疗的患者,在使用 GC 前及治疗过程中,建议定期行 BMD 检测及骨质疏松和骨折的风险评估,积极防治。评估骨折风险[可参考骨折风险预测简易工具(FRAX)]是诊治 GIOP 重要的一步,是近年来诊治 GIOP 最大的进展之一。2017 年美国风湿病学会建议,骨折风险的初始评估至少应在 GC 治疗开始后的 6 个月进行。年龄≥40 岁的成人患者,应使用校正激素剂量的 FRAX 及 BMD 检查(如果有条件进行);年龄<40 岁的成人患者,若存在高危骨折风险、既往有骨质疏松性骨折或其他有意义的骨质疏松风险因素,应每 12 个月进行一次临床骨折风险再评估,不同年龄层、不同治疗阶段,再评估的频率也不同(表 23-1)。

表 23-1 糖皮质激素治疗患者骨折风险分层

风险分层	年龄≥40 岁	年龄<40 岁
高度骨折风险	1. 既往有骨质疏松性骨折病史 2. 髋或椎体 BMD T 值≤−2.5s(年龄≥50 岁男性和绝经后女性) 3. FRAX(根据糖皮质激素调整)10 年的主要骨质疏松性骨折风险≥20% 4. FRAX(根据糖皮质激素调整)10 年的髋部骨折风险≥3%	既往有骨质疏松性骨折病史
中度骨折风险	1. FRAX(根据糖皮质激素调整)10 年的主要骨质疏松性骨折风险 10%~19% 2. FRAX(根据糖皮质激素调整)10 年的髋部骨折风险>1% 和<3%	髋或椎体 BMD 的 Z 值<−3s 或快速骨量丢失(1 年内髋部或椎体骨量丢失≥10%) 和糖皮质激素用量≥7.5mg/d 使用≥6 个月
低度骨折风险	1. FRAX(根据糖皮质激素调整)10 年的主要骨质疏松性骨折风险<10% 2. FRAX(根据糖皮质激素调整)10 年的髋部骨折风险≤1%	除使用糖皮质激素外未有任何以上风险因素

注:BMD,骨密度;FRAX,骨折风险预测简易工具。若糖皮质激素治疗>7.5mg/d,应将 FRAX 生成的骨折风险增加到 1.15 倍,以得到常见骨质疏松性骨折风险;增加到 1.2 倍,以得到髋骨骨折风险。

【问题 5】GIOP 如何鉴别诊断？

思路

1. 首先需要鉴别患者出现的腰背痛或其他提示骨质疏松的症状与体征是否为原发疾病复发或进展所致，这需要借助原发疾病本身的疾病活动性评估标准来鉴别。

2. 除与原发疾病本身进展或复发鉴别外，还要注意区分是否为原发疾病长期迁延造成的累积脏器损伤相鉴别。

3. 原发病病程较长的患者，还应该考虑到是否发生了一些恶性疾病造成的全身骨质疏松，加以鉴别。

4. SLE 合并关节炎　SLE 在疾病活动期，关节受累时常常会有外周关节肿胀、疼痛。但关节炎属于非侵蚀性、非致畸性关节炎。多累及外周关节，而中轴关节少见，可随 SLE 病情缓解而减轻。

5. AS　主要侵犯骶髂关节、脊柱骨突、脊柱旁软组织及外周关节，并且可有关节外表现。AS 有明显家族聚集发病现象，与 HLA-B27 密切相关，常引起纤维性和骨性强直。影像学检查可见骶髂关节炎。

6. 骨肿瘤　骨肿瘤有良性和恶性两大类。临床表现可以有病变处的疼痛、毗邻病变的关节受限、压迫神经症状等。影像学可发现溶骨等病灶，病理检查可以确诊。

7. 骨转移肿瘤　骨转移肿瘤是指原发于骨外器官或组织的恶性肿瘤。约 40% 患者有原发恶性肿瘤的病史及体征。多数患者的首发症状为转移的症状。疼痛约占 70%。典型 X 线特征是骨内外呈现不规则的不伴有反应性骨形成的溶骨影像。多发生部分或完全的病理骨折。

知识点

糖皮质激素诱导的骨质疏松的鉴别诊断

SLE 患者继发 GIOP 时，多为脆性骨折，常见部位为脊柱与髋关节，会引起腰背痛与髋关节痛的症状。当 SLE 患者出现腰背痛时，除考虑 SLE 本身所致外，GIOP 应该作为一个重要的鉴别诊断来考虑。一些会引起腰背痛的疾病如脊柱关节炎、恶性肿瘤等也需要加以鉴别。

【问题 6】风湿免疫病合并 GIOP 的治疗目标和基本原则是什么？

思路　风湿病的治疗不但要使原发病处于稳定状态，而且要及早预防诊疗过程中出现的 GIOP，使患者延长生存期的同时保持良好生活质量。通过下列措施尽可能减低 GIOP 风险：①避免滥用 GC；②必须使用时选择最佳疗效的最低剂量，注意用法和疗程；③尽可能同时采用免疫抑制剂，以减少 GC 累积用量；④疾病得到控制即停用或使用最低有效维持剂量；⑤定期测定 BMD，计划使用 GC 时即采取措施预防，包括改善生活方式、补充钙剂和维生素 D；⑥具有循证依据的二膦酸盐为首选药物，其他药物有降钙素、特立帕肽、狄诺塞麦、雷洛昔芬（仅绝经后女性）等，可用于治疗和预防 GIOP。

【问题 7】针对该患者下一步治疗方案该如何选择？

思路 1　治疗方案分为原发病的治疗和 GIOP 的治疗两个方面。

1. 原发病的治疗　免疫抑制剂霉酚酸酯、硫酸羟氯喹片继续应用，密切病情观察的基础上做剂量调整，GC 在疾病稳定的基础上逐渐减量，争取达到 SLE 无 GC 治疗疾病稳定状态。

2. GIOP 的治疗　①指导：生活习惯；②目标：纠正骨质量，避免再骨折；③钙剂 + 维生素 D+ 阿仑膦酸钠；④监测 BMD：注意股骨颈及腰椎骨密度；⑤监测身高；⑥监测骨代谢指标。

该患者在治疗 1 年后随访，糖皮质激素减量至 5mg/d，腰背疼痛缓解。BMD 上升：腰椎 T 值 =-2.0s，股骨颈 T 值 =-2.4s，血钙 2.2mmol/L，血磷 1.05mmol/L，甲状旁腺激素 55ng/L，25- 羟基维生素 D 25μg/L，β-CTX 0.234μg/L，碱性磷酸酶 125U/L，骨钙素 18μg/L。

思路 2　GIOP 防治是关键，需要结合一般治疗措施与骨质疏松的药物治疗，同时还要针对每位患者的相关危险因素进行分析、防控。

1. 一般治疗　对于预期使用 GC 超过 3 个月的患者，无论 GC 使用剂量多少，建议给予生活方式的干预，包括戒烟、避免过量饮酒、适当接受阳光照射、适量运动和防止跌倒。

2. 药物治疗

(1) 钙剂和普通或活性维生素 D：对于预期使用 GC 超过 3 个月的患者，无论使用 GC 量多少，建议开始同时给予补充钙剂和普通或活性维生素 D。每日摄入钙元素和维生素 D 总量(包括食物来源)分别为 1 000~1 200mg 和 600~800U。与普通维生素 D 相比，活性维生素 D 可能更适于老年人、肾功能不全及 1α-羟化酶缺乏者，并有免疫调节和抗跌倒作用(增加肌力和平衡能力)。活性维生素 D 包括 1,25 双羟维生素 D_3(骨化三醇)和 1α 羟基维生素 D_3(α-骨化醇)，前者不需经肝脏和肾脏羟化酶即有活性，推荐剂量为 0.25~0.5μg/d，后者经 25-羟化酶羟化为 1,25 双羟维生素 D 后，即具生物活性，推荐剂量为 0.5~1.0μg/d。钙剂的主要不良反应是胃肠道反应和便秘等。当出现这些不良反应时，可改换为其他剂型。长期用活性维生素 D 及其类似物应定期监测血钙和尿钙水平。

(2) 双膦酸盐：双膦酸盐是目前 GIOP 治疗的一线用药。使用 GC 前已有骨量减少、骨质疏松和/或脆性骨折的患者，在排除继发因素后，建议按原发性骨质疏松的治疗原则进行规范治疗。对于服用 GC 前无骨质疏松但具有中高度骨折风险的患者，应在补钙和维生素 D 的基础上，加用双膦酸盐。双膦酸盐总体安全性较好，但应监测胃肠道反应，一过性发热、骨痛和肌痛等类流感样症状，肾功能特别是静脉双膦酸盐者，关注颌骨坏死，对有严重牙周病或需行多次牙科手术者不建议新加用双膦酸盐或至少停用双膦酸盐 3 个月。

(3) 其他治疗：除双膦酸盐类药物(阿仑膦酸钠、利塞膦酸钠、静脉用唑来膦酸)，2017 年美国风湿病学会指南还推荐特立帕肽、狄诺塞麦、雷洛昔芬(仅绝经后女性)治疗和预防 GIOP。

1) 特立帕肽：属于甲状旁腺素类似物(PTHa)，是当前促骨形成的代表性药物。间断使用小剂量 PTHa 能刺激成骨细胞活性，促进骨形成，增加骨密度，改善骨质量，降低椎体和非椎体骨折的发生风险。一般认为需治疗 1.5~2 年，停药后应序贯使用抗骨吸收药物以维持或增加骨密度。

2) 迪诺塞麦(denosumab)：为 NF-κB 受体激活蛋白配体(RANKL)抑制剂，为特异性 RANKL 的完全人源化单克隆抗体，能够抑制 RANKL 与其受体 NF-κB 受体激活蛋白(RANK)的结合，减少破骨细胞形成、降低其功能和减少存活，从而降低骨吸收、增加骨量、改善皮质骨或松质骨的强度。但是目前尚缺乏使用免疫抑制剂治疗患者使用的安全性数据，因此在这类患者中需谨慎使用。

3) 雷洛昔芬：选择性雌激素受体调节剂类(selective estrogenreceptor modulators，SERMs)，其总体安全性良好，有静脉栓塞病史及有血栓倾向者，如长期卧床和久坐者禁用。对心血管疾病高风险的绝经后女性的研究显示，雷洛昔芬并不增加冠状动脉疾病和卒中风险。雷洛昔芬不适用于男性骨质疏松患者。

知识点

糖皮质激素诱导的骨质疏松的防控

1. GIOP 的防控非常重要。对于 GIOP 来说，没有安全的 GC 剂量，无论口服 GC 剂量多少，都会造成骨质疏松。

2. GIOP 的防控包括一般治疗和药物治疗。一般治疗措施包括生活方式调整、戒烟、去除骨质疏松的相关危险因素；药物治疗包括补充维生素 D 和钙剂及使用双膦酸盐。

【问题 8】在 GIOP 患者的随访中应关注什么？

思路 ①关注原发病的随访；②关注 GIOP 的进展，及早采取防治措施，避免发生骨折，保证患者生存质量；③关注药物副作用及潜在的感染。

【诊疗流程图】(图 23-2)

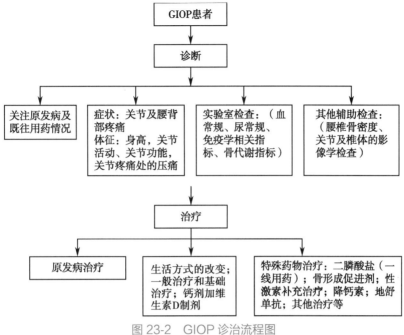

图 23-2 GIOP 诊治流程图

GIOP. 糖皮质激素诱导的骨质疏松。

（赵东宝）

推荐阅读资料

［1］中华医学会风湿病学分会. 糖皮质激素诱导的骨质疏松诊治的专家共识. 中华风湿病学杂志, 2013, 17 (6): 363-368.

［2］BUCKLEY L, GUYATT G, FINK H A, et al. 2017 American College of Rheumatology guideline for the prevention and treatment of glucocorticoid-induced osteoporosis. Arthritis Care Res (Hoboken), 2017, 69 (8): 1095-1110.

［3］GROSSMAN J M, GORDON R, RANGANATH V K, et al. American College of Rheumatology 2010 recommendations for the prevention and treatment of glucocorticoid-induced osteoporosis. Arthritis Care Res (Hoboken), 2010, 62 (11): 1515-1526.

索 引